ABHANDLUNGEN
AUS DEM BUNDESGESUNDHEITSAMT

HEFT 2

GUTACHTEN DES BUNDESGESUNDHEITSAMTES ÜBER DIE DURCHFÜHRUNG DES IMPFGESETZES

UNTER BERÜCKSICHTIGUNG DER BISHERIGEN ERFAHRUNGEN UND NEUER WISSENSCHAFTLICHER ERKENNTNISSE

MIT 6 ABBILDUNGEN
UND 20 TABELLEN

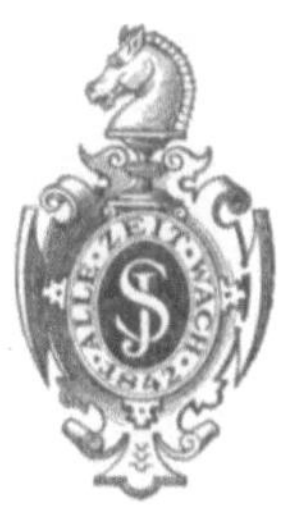

Springer-Verlag Berlin Heidelberg GmbH
1959

Ursprünglich erschienen bei Springer-Verlag OHG Berlin Gottigen Heidelberg 1959.

ISBN 978-3-540-02359-3 ISBN 978-3-662-11934-1 (eBook)
DOI 10.1007/978-3-662-11934-1

Vorwort

Mit Erlaß vom 5. Juni 1953 ersuchte der Bundesminister des Innern den Präsidenten des Bundesgesundheitsamtes, die von dem früheren Reichsminister des Innern erlassenen Ausführungsbestimmungen zum Impfgesetz entsprechend den neuen wissenschaftlichen Erkenntnissen zu überprüfen und Vorschläge für eine Neufassung dieser Bestimmungen vorzulegen. Veranlaßt war dieser Auftrag durch die Arbeitsgemeinschaft der Leitenden Medizinalbeamten der Länder, die den Bundesminister des Innern gebeten hatte, Ausführungsbestimmungen zum Impfgesetz zu erlassen, um die in den letzten Jahren auf diesem Gebiet ergangenen Vorschriften zu vereinheitlichen.

In Erfüllung dieses Auftrages lud der Präsident des Bundesgesundheitsamtes mit Schreiben vom 27. August 1953 die obersten Gesundheitsbehörden der Länder zu einer informatorischen Besprechung ein, die am 3. Oktober 1953 in München stattfand. Bei dieser Besprechung waren neben den Vertretern der Länderregierungen die Leiter der deutschen Impfanstalten und weitere wissenschaftliche Sachverständige zugegen. Auf Vorschlag des Präsidenten des Bundesgesundheitsamtes wurde im gegenseitigen Einvernehmen die Bildung einer Kommission beschlossen. Anschließend wurden die von dieser zu behandelnden Probleme erörtert.

Auf der 1. Sitzung dieser Kommission für Fragen der Pockenschutzimpfung am 23. Oktober 1953 in Koblenz wurden 7 Arbeitsausschüsse gebildet. Die Geschäftsführung wurde dem Direktor und Professor beim Bundesgesundheitsamt Dr. Kunert (Robert Koch-Institut) übertragen. Für jeden Ausschuß wurde aus der Zahl der Kommissionsmitglieder ein Leiter bestellt, der geeignete Mitarbeiter zur Berufung in seinen Ausschuß dem Präsidenten des Bundesgesundheitsamtes vorschlug.

Auf diese Weise wurden folgende Ausschüsse gebildet:

1. Organisations- und Finanzausschuß

Leiter: Prof. Dr. Kunert, Berlin,

Mitglieder: Prof. Dr. Dr. h. c. Kleinschmidt, Bad Honnef,
Prof. Dr. Seiffert, München.

2. Ausschuß für Vereinheitlichung der Berichterstattung über die Pocken- und Impflage

Leiter: Prof. Dr. Seiffert, München,

Mitglieder: Oberreg.- u. Med.-Rat Dr. Hein, München,
Reg.Med.Dir. Prof. Dr. Trüb, Düsseldorf,
Obermed.-Rat Dr. Wohlrab, Hannover.

3. Ausschuß für statistische Fragen und Forschung

Leiter:	Prof. Dr. WEBER, München,
Mitglieder:	Prof. Dr. FREUDENBERG, Berlin, Prof. Dr. HEITE, Marburg, (Prof. Dr. KIKUTH, Düsseldorf)*, Reg.Dir. Dr. KRIEGER, München, Obermed.-Rat Dr. SAUER, Düsseldorf.

4. Ausschuß für Impfschäden und Impfschädenverhütung

Leiter:	Prof. Dr. KLEINSCHMIDT, Bad Honnef,
Mitglieder:	Prof. Dr. GINS, Berlin, Prof. Dr. HERRLICH, München, Prof. Dr. HERZBERG, Marburg, Prof. Dr. KRÜCKE, Frankfurt/M., Prof. Dr. MÜLLER, Bethel b. Bielefeld, Prof. Dr. PETTE, Hamburg, Prof. Dr. SCHLEUSSING, München, Prof. Dr. WEBER, München.

5. Ausschuß für Pockenimpfstoffe

Leiter:	Prof. Dr. HERZBERG, Marburg,
Mitglieder:	Prof. Dr. GINS, Berlin, Prof. Dr. HABS, Heidelberg, Prof. Dr. HERRLICH, München, Obermed.-Rat Dr. KALIES, Darmstadt, (Prof. Dr. KIKUTH, Düsseldorf)*, Prof. Dr. Dr. h. c. KLEINSCHMIDT, Bad Honnef, Prof. Dr. KUNERT, Berlin, Prof. Dr. SCHLEUSSING, München, Prof. Dr. SCHLOSSBERGER, Frankfurt/M.

6. Ausschuß für die praktische Durchführung der Pockenschutzimpfung

Leiter:	Prof. Dr. HERRLICH, München,
Mitglieder:	Prof. Dr. HANSEN, Düsseldorf, Reg.-Med.-Dir. Dr. PÜRCKHAUER, Regensburg, Obermed.Rat Dr. WOHLRAB, Hannover, Prof. Dr. WEBER, München.

7. Ausschuß für Rechtsfragen

Leiter:	Oberreg.- u. Med.-Rat Dr. PETZELT, Hannover,
Mitglieder:	Reg.-Dir. Dr. DOMABYL, Kiel, (Min.-Rat HOPFNER, München)*, später: Oberreg.-Rat MANN, München, Oberreg.-Rat KLOESEL, Stuttgart, (Oberreg.-Rat NEUMANN, Wiesbaden)*, später: Oberreg.-Rat SEEGER, Wiesbaden, (Oberreg.-Rat ZENKE, Düsseldorf)*, später: Oberreg.-Rat EBERHARD, Düsseldorf.

---

* Vor Abschluß der Arbeiten aus der Kommission ausgeschieden.

Neben den zuständigen Mitarbeitern des Bundesgesundheitsamtes wirkten an der Erarbeitung des Gutachtens mit:

Med.-Rat Dr. AXMANN, Sulzbach-Rosenberg,
Dr. BLENCKE, Facharzt für Kinderkrankheiten, Elze,
Med.-Rätin Dr. GILS, Städt. Gesundheitsamt Hannover,
Dr. JANSEN, Gesundheitsamt Göttingen,
Med.-Rat Dr. JÜNGLING, Gesundheitsamt Alfeld,
Dr. MAIER, Städt. Gesundheitsamt Hannover,
Obermed.-Rat Dr. RUFF, Direktor des Gesundheitsamtes Augsburg-Stadt,
Dr. SCHUSTER, Facharzt für Kinderkrankheiten, Kinderheilanstalt Hannover,
Med.-Rätin Dr. SENFT, Mainburg,
Prof. Dr. STENGER, Univ.-Kinderklinik Göttingen,
Med.-Rat Dr. ZEITLER, Cham,
Oberreg.- u. Med.-Rat Dr. ZIMMERMANN, Regierung Hildesheim.

Inhaltsverzeichnis

I.

1. Vorgeschichte des Reichsimpfgesetzes vom 8. April 1874

Die Zahl der im 18. Jahrhundert in der ganzen Welt an Pocken erkrankten Menschen wird auf fünf Sechstel aller Lebenden geschätzt [*11*]. Die jährliche Zahl der Todesfälle an Pocken in Europa wird für das Ende des 18. Jahrhunderts mit 400000 angenommen. In diesem ganzen Jahrhundert wurde Europa laufend von schweren Epidemien heimgesucht. So betrug die Zahl der Pockentodesfälle in den Jahren 1711 bis 1740 allein in England 65000. In Rußland wurden die Pockenverluste auf jährlich 2 Millionen geschätzt [*114*]. Im Jahre 1796 starben in Preußen 26646 Menschen [*41*], in Schweden in den Jahren 1782 bis 1791 durchschnittlich jährlich 221,9 und 1792 bis 1801 191,4 Menschen je 100000 Einwohner an Pocken.

Die Einführung der Kuhpockenimpfung (Vakzination) nach JENNER im Anfang des 19. Jahrhunderts hat überall dort zu einem überraschenden Rückgang der Pocken geführt, wo diese Schutzimpfung größere Verbreitung gefunden hatte. Der Einfluß auf das Seuchengeschehen war so erheblich, daß größere Landesteile 15 Jahre und länger pockenfrei blieben. Dies ist nur dadurch zu erklären, daß ein großer Teil der Bevölkerung während der Pockenepidemien des 18. Jahrhunderts durchseucht und dadurch immun geworden und die Immunität der Bevölkerung durch die Impfung vervollständigt worden war. Außer der Abnahme der Pockenhäufigkeit und dem Verschwinden der Pocken wurde festgestellt, daß das bis dahin beobachtete Wiederaufflackern der Seuche nach wenigen Jahren ausblieb.

Nach einer Pause von etwa zwei Jahrzehnten nahm die Zahl der Pockenfälle auch in den Ländern, in denen die Kuhpockenimpfung eingeführt worden war, wieder zu. So bildeten sich neue Pockenherde in England, Schottland, Schweden, Dänemark, Südfrankreich, der Schweiz und Deutschland. Im dritten Jahrzehnt des 19. Jahrhunderts waren fast sämtliche Staaten Europas wieder verseucht. Der klinische Verlauf der Pocken hatte sich jedoch gemildert. Neben den echten Pocken trat eine milde Form auf. Sie betraf fast ausschließlich Personen, welche die Pocken vor längerer Zeit überstanden hatten oder unzureichend geimpft worden waren. Dieses Krankheitsbild (Variolois) blieb mehrere Jahrzehnte hindurch stabil. Mit Beginn des siebenten Jahrzehnts machte sich aber bei verschiedenen Pockenausbrüchen in Europa wieder ein Überwiegen der schwereren Verlaufsformen bemerkbar sowie eine augenscheinliche Zunahme der Pockentodesfälle. Die stetig wachsende Zahl der Ungeimpften und die Tatsache, daß noch nicht überall die Wiederimpfung eingeführt worden war, führten zu einer ständig steigenden Vermehrung des Pockenvirus in der Bevölkerung und damit zu einer Zunahme der Pockenfälle. Bekannt sind die Epidemien der sechziger Jahre in Chemnitz, Stuttgart und Danzig wie auch in Frankreich, Holland, Belgien und Österreich. Über die Nachlässigkeit, mit der die Kuhpockenimpfungen, vor allem bei Kindern, durchgeführt wurden, geben einige Zahlen Aufschluß [*11*]: In Frankreich (1. Impfgesetz 1809) wurden von den 1860 bis 1869 geborenen Kindern schätzungsweise nur 59% geimpft; in Österreich blieben von den 1819 bis 1837 geborenen 770000 Kindern nahezu zwei Fünftel ungeimpft. Nach amtlichen Angaben wurden in Berlin nur 66% der Kinder der Geburtsjahrgänge 1844 bis 1854 und 1860 bis 1863 geimpft. Für die dazwischenliegenden Jahre fehlen die Angaben.

Der Ausbruch des deutsch-französischen Krieges im Jahre 1870 mit der Verschleppung massiver Mengen von Pockenvirus durch Gefangene nach Deutschland und durch Flüchtlinge nach Belgien, Holland und der Schweiz führte zur Entstehung zunächst örtlicher Pockenepidemien, aus denen sich in den Jahren 1870 bis 1872 die verheerendste Pandemie des Jahrhunderts entwickelte, die außer Deutschland und Frankreich auch am Kriege nicht beteiligte Länder, wie Italien, Österreich und Rußland, heimsuchte. Nach amtlichen Angaben [*11*] starben in Deutschland in den Jahren 1870 bis 1873 181000 Menschen an Pocken. Die Zahl der Pockenkranken in dieser Zeit lag über 400000 [*87*]. In Preußen allein betrug die Zahl der Sterbefälle 1870 bis 1872 129000. In Bayern, das durch Königliche Verordnung vom 26. August 1807 die Zwangsimpfung unter Androhung von Geldstrafen einführte, betrug die Zahl der Pockentodesfälle im gleichen Zeitraum 8000. Morbidität und Letalität der Pocken lassen sich aus der deutschen Statistik vor 1896 nicht errechnen, weil Erkrankungszahlen für Preußen erst ab 1896 vorliegen. Man kann daher nur die Mortalität berechnen. In Frankreich betrug die Zahl der Pockentodesfälle in 42 Departements (1870) 13674, in allen 90 Departements (1871) 58236. In Österreich starben in den Jahren 1872 bis 1874 141000, in England in den Jahren 1870 bis 1872 44800 und in Schweden in den Jahren 1873 bis 1875 7200 Menschen an Pocken. Die Länder, in denen die Kuhpockenimpfung gesetzlich eingeführt worden war, wurden weit weniger heimgesucht, so Bayern, England (Impfgesetz 1853) und Schweden (Impfgesetz 1816) [*11*].

Über die Mortalität in den damaligen deutschen Bundesländern und einigen europäischen Staaten gibt Tab. 1 Aufschluß [*120*]:

Tabelle 1. *Pockenmortalität in einigen deutschen und außerdeutschen Ländern 1870 bis 1873*

in	Auf 100 000 Lebende kamen Sterbefälle an Pocken			
	1870	1871	1872	1873
Preußen	17	243	249	36
Sachsen	?	388	228	69
Bayern	8	104	61	18
Württemberg	29	113	64	3
Hessen	30	121	20	0,3
Hamburg	36	1079	95	1
Ganz Deutschland (Schätzung)	?	217	197	?
Österreich	30	39	190	312
Niederlande	20	436	102	10
Belgien	82	417	168	33
England	12	101	83	10
Schottland	3	43	72	33
Irland	1	12	62	9
Dänemark	10	6	22	3

Die französische Feldarmee hatte in den Jahren 1870 bis 1871 unter 600000 Einberufenen 125000 Pockenkranke mit 23400 Todesfällen [*87*], die deutsche Feldarmee zur gleichen Zeit 4835 Pockenkranke mit 278 Todesfällen [*11*].

Die Ursachen für die geringeren Erkrankungs- und Sterbeziffern der deutschen Truppen gegenüber der französischen Armee und auch der unterschiedliche Verlauf der Pockenepidemien in Preußen und Bayern bedürfen noch einer kurzen Erörterung, da sie für die Beurteilung der Erfolge des Impfgesetzes von Bedeutung sind. Es hatte mehrere Jahrzehnte gedauert, bis man sich allgemein davon überzeugt hatte, daß es sich bei dem Auftreten der Variolois nicht um eine pockenähnliche neue Erkrankung, sondern um die Variola vera gehandelt hat, deren Verlauf je nach den vorhandenen Resten des Schutzes durch die Kuhpockenimpfung abgemildert worden war.

Die ursprüngliche Annahme von JENNER, daß die Impfung lebenslängliche Immunität verursache, war nicht mehr aufrechtzuerhalten. Aus dem zeitlich verschiedenen Auftreten der neuen Epidemien ergab sich, daß der Impfschutz bis zu zwei Jahrzehnten vorgehalten hatte. Infolgedessen suchten die Pocken, die früher vorwiegend eine Erkrankung des frühesten Kindesalters gewesen waren, nun weit häufiger als sonst auch ältere Menschen heim. Der durch die Impfung erlangte Schutz erwies sich also als zeitlich begrenzt. Die Kuhpockenimpfung konnte meist nach Ablauf von 10 Jahren eine Neuinfektion nicht mehr mit Sicherheit verhüten. Der Impfschutz reichte jedoch aus, um den klinischen Verlauf der Pocken zu mildern.

Indessen wurde auch der Verdacht immer dringender, daß die wiederholte Passage des Impfstoffes durch den Menschen (humanisierte Vakzine), wie sie JENNER lehrte, zu einer Änderung der Antigenität geführt hatte, die allerdings nicht immer in einer Änderung des klinischen Bildes der Impfreaktion zum Ausdruck kam. Diese Beobachtung veranlaßte die Einführung der Wiederimpfung, die vom vierten Jahrzehnt des 19. Jahrhunderts ab größere Verbreitung fand. Sie wurde anfangs nur in den Armeen, und zwar zuerst in der württembergischen (1833), dann in der preußischen (1834) und schließlich (1843) in der bayerischen allgemein durchgeführt. Für die Wiederimpfung der Zivilbevölkerung hatten in Württemberg (1829) und in Bayern (1836) „die Behörden zu sorgen". Die Zweckmäßigkeit der Wiederimpfung wurde während des Krieges 1870/71 evident.

Jede Regeneration durch Zurückgreifen auf natürliche Kuhpocken führte vorübergehend zu einer Aktivierung des Impfstoffes, die durch Annäherung der klinischen Impfreaktion an die Form der ersten Vakzinationsreaktion erkenntlich wurde. Aber auch solche regenerierten Impfstoffe verfielen nach mehr oder weniger langer Zeit aus technischen Gründen der Degeneration. Daher wurde trotz gelegentlicher Regeneration der Lymphe und trotz Einführung der Wiederimpfung die Verbreitung der Pocken nicht eingedämmt. Dies ist auch einer der Gründe, daß die Pocken in den deutschen Ländern um die Mitte des 19. Jahrhunderts immer noch endemisch waren.

Die relativ beste Impflage wies Bayern auf, wo seit ungefähr 1840 mehrere Jahre hindurch die Frühjahrsimpfungen regelmäßig mit einem am Rind regenerierten Impfstoff vorgenommen wurden. In Preußen muß die Impflage nach 1860, dem Bericht von LION [*96*] zufolge, geradezu trostlos gewsene sein. Normale Impfreaktionen, wie sie JENNER und seine unmittelbaren Nachfolger regelmäßig gesehen hatten, kamen fast nicht mehr vor. Unter diesen Umständen brach 1870 die Pockenpandemie in die deutsche Bevölkerung ein. Sie verursachte Verluste, wie sie zuletzt nur im 18. Jahrhundert bei schweren Epidemien zu beobachten gewesen waren. Diese Katastrophe veranlaßte den deutschen Bundesrat, einer Wiederholung dieses Seuchenganges mit allen zu Gebote stehenden Mitteln vorzubeugen. Er faßte am 23. April 1873 den Beschluß, den Reichskanzler zu ersuchen, „für eine baldige einheitliche gesetzliche Regelung des Impfwesens für das Deutsche Reich auf Grund des Vakzinations- und Revakzinationszwanges Sorge zu tragen“. Schon im folgenden Jahr, am 5. Februar 1874, legte der Reichskanzler dem Reichstag den „Entwurf eines Gesetzes über den Impfzwang“ zur Beschlußfassung vor. Das Reichsimpfgesetz trat am 8. April 1874 in Kraft.

Seit diesem Jahr wurden nun regelmäßig die durch das Impfgesetz erfaßten Jahrgänge durchgeimpft. Die nicht erfaßten älteren Jahrgänge wurden nur auf freiwilliger Basis geimpft. So ist es erklärlich, daß es eine gewisse Zeit dauerte, ehe sich der Impfschutz auswirkte. Eine Durchimmunisierung durch Pockenepidemien fand nicht mehr statt.

2. Ergebnisse des Impfgesetzes

Nach der Pandemie der Jahre 1870 bis 1872 und der Massenimpfung aus Anlaß dieser Pandemie war der größte Teil der deutschen Bevölkerung vorübergehend pockenfrei. Die deutliche Zunahme der Pockentodesfälle in den Jahren 1880 bis 1882 weist noch einmal auf den in den früheren Jahrzehnten des 19. Jahr-

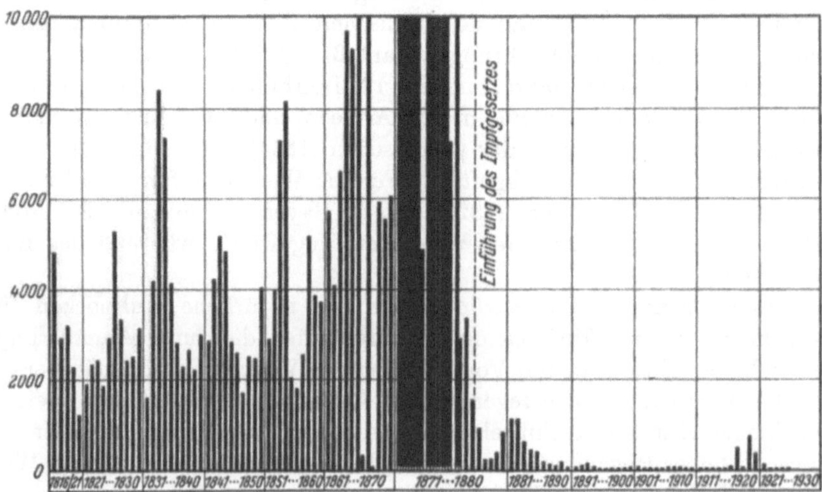

Abb. 1. Pockentodesfälle im Deutschen Reich. Absolute Zahlen

hunderts beobachteten periodischen Verlauf der Pocken hin (Abb. 1). Maßgebend für den weiteren Verlauf des Seuchengeschehens waren aber die strenge Durchführung des Impfgesetzes sowie die schnell zunehmende Verbreitung virulenter animaler Pockenschutzimpfstoffe. Die Erfolge, die durch das Impfgesetz vom Jahre 1874 erzielt worden sind, wurden deutlich, als die Erstimpflinge der Jahrgänge 1874 und 1875 auch der Wiederimpfung unterzogen wurden. Die Impfstatistik zeigt einwandfrei, daß die bis dahin etwa alle 6 bis 8 Jahre auftretende periodische Zunahme der Pockenerkrankungen von nun an ausblieb (Abb. 1 u. Tab. 2). Obwohl in jedem Jahr Pockenfälle in das deutsche Reichsgebiet eingeschleppt worden waren, konnte die Verbreitung der Seuche mit Sicherheit verhindert werden, da das Pockenvirus an der im allgemeinen über guten Impfschutz verfügenden Bevölkerung sowie infolge allgemeiner seuchenhygienischer Maßnahmen nur wenig Angriffspunkte fand.

Trotzdem ereignete sich 1893/94 ein örtlicher Pockenausbruch im Kreise Ratibor (Oberschlesien). Von 75 Toten standen 50 in den ersten beiden Lebensjahren, 15 im dritten bis zehnten Lebensjahr. Da es sich um pockenschutzgeimpfte Kinder gehandelt hatte, wurde der Ursache dieses auffälligen Ereignisses nachgegangen. Es konnte ermittelt werden, daß 1892 ein ungenügend wirksamer Impfstoff verwendet worden und daher die Impfung bei einer größeren Zahl von Geimpften erfolglos geblieben war [*11*]. Ein weiterer größerer Pockenausbruch trat im Winter 1906/07 in Metz mit 163 Erkrankungs- und 38 Todesfällen auf [*102*]. Das Pockenvirus war von Frankreich über Luxemburg eingeschleppt worden.

Während sich von 1896 bis 1910 im Deutschen Reich nur 3584 Pockenfälle ereigneten, von denen 488 = 13,62% tödlich verliefen [*104*] (Tab. 2), kam es im Laufe des ersten Weltkrieges wieder zu einer erheblichen Steigerung der Erkrankungs- und Todesfälle an Pocken. Im Sommer 1916 wurden die Pocken aus dem schwer verseuchten Polen und auch von Rückwanderern aus Wolhynien nach Ostpreußen und von dort nach Schleswig-Holstein eingeschleppt. 1917 kam es zu einem Pockenausbruch in Norddeutschland, dem weitere Ausbrüche in Dresden 1919 und in Oberschlesien 1920/21 folgten. Im Laufe von 5 Jahren, von 1916 bis 1921, sind 11951 Erkrankungen mit 1768 Todesfällen gemeldet worden, eine Zahl, die weit über das hinausging, was seit dem Inkrafttreten des Impfgesetzes beobachtet worden war [*17*] (Tab. 2). Die Verteilung der Erkrankungs- und Todesfälle auf die verschiedenen Altersstufen zeigt aber, daß ungefähr 80% der Erkrankungs- und etwa 90% der Todesfälle auf Personen über 40 Jahre entfielen [*46*]. Diese Verlagerung der Erkrankungs- und Todesfälle auf die höheren Altersgruppen zeigt, daß die Pocken in Deutschland seit dem Wirksamwerden der Schutzimpfung keine Kinderkrankheit mehr waren. Bei über 40 Jahre alten Personen hatte der Impfschutz nicht mehr ausgereicht.

Während die Pocken unter der deutschen Zivilbevölkerung in den Kriegs- und Nachkriegsjahren vorübergehend häufiger geworden waren, blieb das deutsche Heer während des ersten Weltkrieges praktisch verschont, weil die Soldaten einer dritten Impfung unterzogen worden waren. Trotz der Ansteckungsgefahr auf den östlichen Kriegsschauplätzen wurden bei einer durchschnittlichen Iststärke des Feld- und Besatzungsheeres von 6300000 Mann nur 442 Pockenerkrankungen mit 21 Todesfällen gezählt [*11*]. Wieweit es sich bei diesen Pockenfällen um ungeimpfte Personen gehandelt hat, geht aus dem Schrifttum nicht hervor. Wie aus den Tab. 2 und 3 ersichtlich ist, blieb die deutsche Bevölkerung durch die im Impfgesetz verankerte Pflicht zur Erst- und Wiederimpfung ab 1926, dem ersten Jahr seit Einführung des Impfgesetzes, in dem sich in Deutschland kein Pockentodesfall mehr ereignete, bis zum Ende des zweiten Weltkrieges, von vereinzelten Fällen abgesehen, pockenfrei. Dieser Pockenschutz erwies sich bei der deutschen Wehrmacht auch unter den erschwerten Verhältnissen des zweiten Weltkrieges als wirksam. Während des Pockenausbruchs in Paris im Frühjahr 1942 blieben die deutschen Truppen einschließlich des damals zahlreichen Wehrmachtgefolges vollkommen verschont. Die französische Bevölkerung hatte 57 Erkrankungs- und 2 Todesfälle [*36*]. Eine schwere Epidemie, die im Juni 1943 in Dimotika (Provinz Thrazien, Griechenland) ausbrach und von der Zivilbevölkerung 1219 Erkrankungs- und 242 Todesfälle forderte, verursachte bei der deutschen Truppe 8 Fälle von Variolois und einen Todesfall an Variola vera. In Saloniki erkrankten 6 weitere Soldaten, von denen zwei an Pocken starben. Alle gehörten den älteren Jahrgängen an [*53,62*]. Dieser Erfolg ist außer auf die strenge Durchführung der Pockenschutzimpfung auch auf die ausgezeichnete Immunisierungswirkung der Kälberlymphe zurückzuführen.

Zum richtigen Verständnis der Pockenausbrüche in der Zeit des ersten Weltkrieges und der Nachkriegsjahre ist es erforderlich, auch die Qualität der damals benutzten Impfstoffe in Betracht zu ziehen. Die vor dem Kriege üblichen Glyzerin-Vakzinen waren mitunter an der Grenze der zulässigen Mindestvirulenz angelangt. Einen Beweis hierfür bot der Pockenausbruch in Dresden im Jahre 1919, bei dem eine größere Zahl von Kindern unter 12 Jahren leicht an Pocken erkrankten. Die Ursache dürfte das Bestreben des damaligen Leiters der Impf-

Tabelle 2. *Pocken-Statistik* [*17*]

Jahr	Erkrankungen[1] auf 100 000 Einwohner		Todesfälle[2] auf 100 000 Einwohner		Jahr	Erkrankungen[1] auf 100 000 Einwohner		Todesfälle[2] auf 100 000 Einwohner	
1886	—	—	197	0,42	1907	345	0,56	63	0,10
1887	—	—	168	0,35	1908	434	0,69	65	0,10
1888	—	—	112	0,23	1909	247	0,39	26	0,04
1889	—	—	200	0,41	1910	236	0,37	34	0,05
1890	—	—	58	0,12	1911	288	0,44	35	0,05
1891	—	—	49	0,10	1912	340	0,51	35	0,05
1892	—	—	108	0,21	1913	90	0,13	12	0,02
1893	—	—	157	0,31	1914	138	0,20	18	0,03
1894	—	—	88	0,17	1915	187	0,27	28	0,04
1895	—	—	27	0,05	1916	685	0,98	93	0,13
1896	92	0,17	10	0,02	1917	3 028	4,50	456	0,68
1897	45	0,08	5	0,01	1918	413	0,64	58	0,09
1898	129	0,24	15	0,03	1919	5 021	7,98	707	1,12
1899	346	0,63	28	0,05	1920	2 115	3,47	354	0,58
1900	392	0,70	49	0,09	1921	689	1,12	100	0,16
1901	375	0,66	56	0,10	1922	215	0,35	28	0,05
1902	114	0,20	15	0,03	1923	17	0,03	2	0,003
1903	172	0,29	20	0,03	1924	16	0,03	2	0,003
1904	189	0,32	25	0,04	1925	23	0,04	9	0,01
1905	212	0,35	30	0,05	1926	7	0,01	—	—
1906	256	0,42	47	0,08					

[1] Statistik der Pockenerkrankungen für das gesamte Reichsgebiet erst seit 1896.

[2] Meldekarten über Pockentodesfälle aus sämtlichen deutschen Ländern seit 1886. Die Zahlen bis 1885 sind nicht vollständig, sie beziehen sich von 1816 bis 1855 auf 68 bis 90% des Reichsgebietes, von 1856 bis 1885 auf 90 bis 97% des Reichsgebietes (Reichsgrenzen von 1871) [*103*].

anstalt Dresden gewesen sein, durch künstliche Abschwächung des Impfstoffes milde Impfreaktionen, d. h. Pustelbildung ohne Fieber und ohne Randrötung, zu erzeugen. Die Tatsache dieses Pockenausbruches war Veranlassung, die Impfstoffe sowie ihre Herstellungsweise und Konservierung zu überprüfen und auf eine Verstärkung ihrer antigenen Wirkung hinzuwirken. Durch die Vermeidung längerer Glyzerin-Konservierung, durch Aufbewahrung des Pustelmaterials vom Kalb (= Rohimpfstoff, s. Anhang 2, Anlage 7, Abs. 25 bis 27) bei Temperaturen von $-18°$ C und durch Verwendung sehr junger Vakzinen sowie dreitägiger Lapine zur Anzucht auf dem Kalb wurde eine erhebliche Verstärkung der Viru-

Tabelle 3. *Pockenverbreitung in Deutschland 1927 bis 1955 [62]*

Jahr	Erkrankungen	Todesfälle	Jahr	Erkrankungen	Todesfälle	Jahr	Erkrankungen	Todesfälle
1927	4	3	1937	—	—	1947	11	—
1928	2	—	1938	—	—	1948	3	—
1929	2	—	1939	—	—	1949	1	1
1930	2	—	1940	—	—	1950	—	—
1931	—	—	1941	—	—	1951	—	—
1932	3	—	1942	1	—	1952	—	—
1933	—	—	1943	1	1	1953	—	—
1934	—	—	1944	—	—	1954	—	—
1935	1	—	1945	9	—	1955	—	—
1936	—	—	1946	7	—			

Die Angaben für 1944 bis 1946 unsicher. Ab 1946 beziehen sich die Zahlen auf das Bundesgebiet. Die Angaben von 1946 bis 1955 stammen aus: Organisation mondiale de la Santé, Rapp. épidém. démogr., Vol. 8, S. 57 (Sterbefälle), S. 422 (Erkrankungen).

Tabelle 4a. *Pockenverbreitung in Europa 1919 bis 1929 [62]*

		1920	1921	1922	1923	1924	1925	1926	1927	1928	1929
Schweiz*	E	2	596	1153	2145	1234	329	54	—	1	1
	T	—	7	3	2	2	1	1	—	—	—
Frankreich (I)	E	392	341	172	195	210	456	565	410	153	84
	T	113	96	.	.	.	113	115	119	16	22
Niederlande (G)	E	50	1	—	2	3	2	15	—	—	700
	T	3	—	—	—	—	—	1	—	—	21
England (KI)	E	280	336	973	2504	3797	5365	10143	14767	12420	10987
	T	30	5	27	7	13	9	18	47	53	39
Italien (I)	E	26453	4644	534	495	432	195	112	60	98	6
	T	11037	1360	37	16	46	13	10	5	21	3
Griechenland (I)	E	.	.	.	2101	250	16	27	102	24	7
	T	.	250	292	687	118	34	9	36	2	17
Portugal (I)	E										800
	T	1209	267	425	660	751	468	394	385	.	115
Türkei** (I)	E	6	.	253	2492	1615	483	487	63	47	570
	T	—	—	132	750	391	69	17	1	7	139

I = gesetzliche Impfpflicht
KI = keine gesetzliche Impfpflicht
G = Gewissensklausel
* = kantonal verschiedene gesetzliche Regelungen
** = einschließlich des asiatischen Teiles

E = Erkrankungsfälle
T = Todesfälle

lenz und des Vakzinationstiters erreicht. Das Ergebnis war nach einer Reihe von Jahren an den Wiederimpflingen in Form der zahlenmäßigen Zunahme von Immunitätsreaktionen deutlich abzulesen. Während im Jahre 1916 bei rund 30% der Wiederimpflinge Pustelreaktionen mit beschleunigtem Verlauf beobachtet wurden, sank die Zahl bei einer anderen großen Untersuchungsreihe im Jahre 1926 auf etwa 20%. Von 1936 an konnte laufend festgestellt werden, daß nur noch etwa 10% der Wiederimpflinge Pustelreaktionen aufwiesen. Die Kinder dieser Jahrgänge waren schon mit den virulenteren Impfstoffen nach 1920 erstgeimpft und erwiesen ihre volle Immunität auch gegenüber den gegenwärtig in

Tabelle 4b. *Pockenverbreitung in Europa 1930 bis 1939* [62]

		1930	1931	1932	1933	1934	1935	1936	1937	1938	1939
Schweiz	E	1	—	2	—	—	—	—	—	—	1
	T	—	—	—	—	—	—	—	—	—	—
Frankreich	E	217	162	134	180	199	428	312	5	2	5
	T	19	14	24	27	19	15	10	.	.	—
Niederlande	E	2	1	—	—	—	—	—	—	—	—
	T	—	—	—	—	—	—	—	1	—	—
England	E	11839	5665	2359	631	184	1	12	5	18	1
	T	28	9	3	2	6	—	—	—	3	—
Italien	E	2	2		5			2			4
	T	2	4	2	2	3	1	1	1	—	1
Griechenland	E	27	12	8	9	10	9	2	3	—	—
	T	9	11	14	13	20	9	10	7	8	—
Portugal	E	815	2210	4246	1800	1016	762	836	623	706	1367
	T	135	580	1031	529	221	212	157	105	172	266
Türkei*	E	839	333	189	188	88	106	69	36	642	431
	T	160	28	20	40	17	—	2	2	178	74

E = Erkrankungsfälle T = Todesfälle * = einschließlich des asiatischen Teiles

Tabelle 4c. *Pockenverbreitung in Europa 1940 bis 1948* [62]*

		1940	1941	1942	1943	1944	1945	1946	1947	1948
Schweiz	E	—	—	—	—	—	—	—	1	—
	T	—	—	—	—	—	—	—	—	—
Frankreich	E	5	8	63	5	4	5	10	47	3
	T	1	1	6	1	4	1	3	6	.
Niederlande	E	—	—	—	—	2	—	.	—	—
	T	—	—	—	—	1	3	1	2	—
England	E	2	—	7	—	16	4	56	78	—
	T	—	—	—	—	3	—	11	15	—
Italien	E	.	.	.	—	2878	3116	766	42	9
	T	.	1	.	3	81	190	25	1	1
Griechenland	E	4	—	—	831	329	—	2	—	—
	T	—	—	—	187	61	—	—	—	—
Portugal	E	880	478	431	277	332	444	895	832	334
	T	92	85	119	45	75	46	100	52	22
Türkei**	E	987	7	1871	12395	6093	309	8	2	39
	T	129	2	174	1380	678	34	1	1	7

E = Erkrankungsfälle * = weitere Angaben vgl. Anhang 1
T = Todesfälle ** = einschließlich des asiatischen Teiles.

Gebrauch befindlichen Impfstoffen, die mindestens zwanzigmal so virulent sind wie die früheren [*46*]. Die Impfungen der zur Wehrmacht eingezogenen Soldaten im Jahre 1939 zeigten, daß noch nicht 2% aller geimpften Rekruten eine Pustelreaktion hatten; fast alle besaßen also die volle Vakzine-Immunität, die gleichbedeutend mit Pockenschutz ist [*46*].

Gegenüber dieser durch die Auswirkungen des Impfgesetzes bedingten Pockenfreiheit des deutschen Volkes sind aber die Pocken im dritten und vierten Jahrzehnt des 20. Jahrhunderts in einigen Deutschland benachbarten Ländern wie auch im übrigen Europa mehrfach aufgetreten.

Erinnert sei hier an die Pockenepidemie der Jahre 1921 bis 1924 in der *Schweiz* mit 5128 Erkrankungs- und 14 Todesfällen [*62*]. Die Verteilung dieser Fälle auf die Kantone mit obligatorischer Erstimpfung und solche ohne Impfzwang zeigt, daß in der ersten Gruppe nur 9,85 Fälle auf 100000 Einwohner und in der zweiten Gruppe 183 Fälle auf 100000 Einwohner vorgekommen sind [*11*].

In *Frankreich* [*62*] ereignete sich im Département L'Hérault (Mittelmeerküste) 1925/26 ein Pockenausbruch mit 52 Erkrankungs- und 19 Todesfällen, in Paris 1926 ein Pockenausbruch mit 109 Erkrankungs- und 22 Todesfällen. Von diesen Erkrankten und Toten waren ungefähr 90% ungeimpfte Algerier. Ferner ereignete sich Anfang 1955 eine Pockenepidemie in der Bretagne, die von einem französischen Fronturlauber aus Indochina ausging. Dabei erkrankten 23 männliche und 44 weibliche Personen, darunter 15 Kinder von 0 bis 7 Jahren, 15 Erwachsene zwischen 20 und 40 Jahren, 11 zwischen 40 und 60 Jahren, 6 über 60 Jahre und 21 unbekannten Alters. 14 Personen starben, darunter 10 an haemorrhagischen Pocken und 4 an Komplikationen. Sämtliche 15 Kinder waren ungeimpft; 12 erkrankten schwer. Von den 8 schwerkranken Erwachsenen waren 3 ungeimpft, bei den restlichen 5 lag die letzte Impfung 11 bis 45 Jahre zurück. Die übrigen Patienten erkrankten nur leicht. Unter den Verstorbenen befanden sich eine Krankenschwester und ein Arzt [*68*]. Obwohl in Frankreich das erste Impfgesetz aus dem Jahre 1809 durch ein zweites vom Jahre 1902 ergänzt worden war, das die Impfung im 1., 11. und 21. Lebensjahr vorschreibt [*125*], wurden die Impfungen jahrzehntelang lässig und örtlich recht verschieden durchgeführt.

In den *Niederlanden* sind die Pockenausbrüche von 1929 in Rotterdam-Delft mit 194 Erkrankungs- und 15 Todesfällen und in den Haag mit 62 Erkrankungsfällen (Variola minor) zu nennen [*62*]. Die Variola minor oder Alastrim hat im allgemeinen eine Letalität von 0 bis 0,6%, während die Variola major eine Letalität von 16 bis 40% aufweist. Die geringere Letalität bei Variola minor-Epidemien geht auch aus den nachfolgend genannten Zahlen für England hervor. Wie die Erfahrung zeigt, können Major-Epidemien überall dort auftreten, wo Alastrim vorkommt (über die Verwandtschaft beider Virustypen s. S. 13). Der Sachverständigenausschuß der WHO hat im übrigen erst kürzlich wieder festgestellt: „Du point de vue de l'épidémiologie internationale, il n'y a pas lieu d'établir de distinction entre la variole et l'alastrim“ [*25*]. Im Mai 1951 ereignete sich in Tilburg (Nord-Brabant) ein weiterer Pockenausbruch. Die Niederlande hatten in diesem Jahr 52 Erkrankungs- und 2 Sterbefälle an Pocken (Variola minor); auf Tilburg entfielen 46 Fälle, die übrigen 6 gehören wohl auch zur gleichen Epidemie [*124*, *136*, *153*]. Dieses Ereignis war die Veranlassung,

57000 Personen gegen Pocken zu impfen. In den Niederlanden bestand seit 1872 eine Pflicht zu einmaliger Impfung [*11*]. Eine Auflockerung des Impfzwanges trat im Jahre 1911 ein; im Jahre 1940 wurde die Gewissensklausel eingeführt (Anhang 1, S. 95).

Wiederholte Pockenausbrüche in *England* [*62*], wo Epidemien von Variola major und Variola minor (= Alastrim) nebeneinander herliefen, seien hier aufgeführt: London 1922 mit 78 Erkrankungs- und 4 Todesfällen (Variola minor); Durham 1926 mit 5095 Erkrankungs- und 11 Todesfällen (Variola minor); Blackburn 1934 mit 25 Erkrankungs- und 4 Todesfällen (Variola major); Middlesex 1944 mit 11 Erkrankungs- und 3 Todesfällen (Variola major); weiterhin Merseyside 1946 mit 31 Erkrankungs- und 9 Todesfällen (Variola major); Grimsby 1947 mit 15 Erkrankungs- und 6 Todesfällen und schließlich die Epidemie 1950/51 mit 29 Erkrankungs- und 10 Todesfällen (Variola major). Die auffallende Häufigkeit der Erkrankungen gerade in Großbritannien ist offenbar auf die Lockerung des Impfzwanges zurückzuführen. Durch den National Health Service Act von 1946 wurden die Impfgesetze von 1867 bis 1907 aufgehoben. Die Pockenschutzimpfung ist seitdem in England freiwillig. Die örtlichen Gesundheitsbehörden sind aber verpflichtet, der Bevölkerung Gelegenheit zur Pockenschutzimpfung zu geben.

Ein Pockenausbruch in *Italien* (Neapel) in den Kriegsjahren 1944/46 forderte 1500 Erkrankungsfälle, davon 6 Todesfälle. Die Letalität betrug somit 0,4% (Variola minor) [*62*]. In Italien bestand seit 1892 ein Zwang zu einmaliger Impfung [*125*]. Durch königliches Dekret vom 27. Juli 1934 wurde jedoch außer der Erstimpfung im 1. Lebenshalbjahr die Wiederimpfung mit 8 Jahren und beim Eintritt in die Truppe vorgeschrieben [*19*].

Griechenland [*62*] hatte 1923 und 1950 in Athen und Piräus Pockenepidemien zu verzeichnen. Beim Pockenausbruch 1923 ereigneten sich 845 Erkrankungsfälle mit 282 Todesfällen, Letalität: 34%; im Jahre 1950 wurden 13 Erkrankungsfälle mit 3 Todesfällen gemeldet. Der Pockenausbruch im Jahre 1950 wurde durch einen 21jährigen Mann verursacht, der vor seiner Abreise nach Westafrika in Athen mit Erfolg schutzgeimpft worden war. Er hielt sich ein Jahr in Nigeria auf und erkrankte acht Tage nach seiner Ankunft mit dem Flugzeug in Athen [*1*]. Der Ausbruch in Dimotika 1943 wurde schon erwähnt. Die Erst- und Wiederimpfung wurde in Griechenland 1936 eingeführt [*53*, *125*].

Für *Portugal* ist die Epidemie von 1932 in Lissabon mit 374 Erkrankungsfällen, von denen 66 tödlich verliefen (Letalität 18%), erwähnenswert. Bis 1953 traten in Portugal immer wieder Pockenfälle auf; erst seit diesem Jahr ist die Seuche dort erloschen. Daß in diesem Lande noch bis vor wenigen Jahren ein Pockenvorkommen festgestellt werden konnte, dürfte auf die mangelhafte Durchführung der Schutzimpfung zurückzuführen sein. An sich besteht dort seit 1911 die gesetzliche Verpflichtung zur Impfung im 1., 8. und 14. Lebensjahr [*125*].

In der *Türkei* wurde in den Jahren 1922 bis 1923 ein Pockenausbruch mit 2782 Erkrankungsfällen, von denen 882 tödlich endeten (Letalität 31,7%), beobachtet [*62*]. Seit 1930 sind in der Türkei die Erstimpfung in den ersten vier Lebensmonaten und die Wiederimpfung alle 5 Jahre bis zum 30. Lebensjahr vorgeschrieben [*125*].

Der Verlauf der Pockenkurven im dritten bis fünften Jahrzehnt dieses Jahrhunderts, aus denen sich die vorstehend genannten Ausbrüche besonders hervorheben, ist für diese Länder in den Tab. 4a—c dargestellt [*62*]. Alle genannten Ausbrüche finden entweder in mangelhafter Durchführung des Impfgesetzes, in unhygienischen Lebensbedingungen oder Fluktuation der Bevölkerung besonders während der Kriegsjahre ihre Erklärung.

Die Entwicklung des Pockenschutzes im deutschen Volk seit der Einführung des Impfgesetzes im Jahre 1874 kann im Hinblick auf die Pocken- und Impflage in anderen europäischen Ländern als Beweis für eine durch Erst- und Wiederimpfung erzielte intensive und langdauernde Immunität gegen Pocken angesehen werden. Die Behauptung, daß die Pockenfreiheit der deutschen Bevölkerung nicht auf dem Impfgesetz beruhe, sondern nur der ständigen Verbesserung der hygienischen Verhältnisse zuzuschreiben sei, ist unzutreffend. Die Tatsache, daß in Ländern, in denen keine Impfpflicht besteht, wie z. B. in England und Holland, oder die Impfung mangelhaft durchgeführt wurde, wie etwa in Frankreich und Portugal, unter gleichen Lebensverhältnissen die Pocken immer wieder auftreten, widerlegt diese Behauptung. Allerdings herrscht in diesen Ländern infolge des Handels und Verkehrs mit Afrika, Indien und Indonesien eine ständige latente Pockengefahr.

Die günstige Entwicklung der Seuchenlage in Deutschland ist im wesentlichen das Ergebnis der Durchführung der Beschlüsse des Bundesrates zur Ausführung des Impfgesetzes vom 22. März 1917 (besondere Beilagen zu den Veröffentlichungen des Kaiserl. Gesundheitsamtes Nr. 15, S. 209), der Ausführungsverordnung vom 22. Januar 1940 (RGBl. S. 214) und des Runderlasses des RMdI vom 19. April 1940 (RMBliV Sp. 835). Die Aus- und Durchführungsbestimmungen haben der fortschreitenden wissenschaftlichen Erkenntnis durch gewisse Änderungen hinsichtlich der Verbesserung des Impfstoffes, der Auswahl der Impflinge und der Fürsorge für das geimpfte Kind Rechnung getragen.

Diese Darlegungen lehren, daß ein sicherer Pockenschutz ohne allgemeine Erst- und Wiederimpfung nicht möglich ist, daß ferner die Stärke und Nachhaltigkeit des Pockenschutzes im wesentlichen von der Güte und Gleichmäßigkeit der verwendeten Impfstoffe abhängig sind.

3. Verbreitung der Pocken

Die echten Pocken — Variola major — stellen eine äußerst ansteckende Krankheit dar, deren Kontagionsindex mit 1 angenommen werden darf. Praktisch erkranken alle der Ansteckung ausgesetzten ungeschützten Personen, d. h. diejenigen, die keine durch vorausgegangene Pockenerkrankung oder durch Impfung erworbene Immunität besitzen. Die Pocken werden durch Tröpfcheninfektion übertragen. Die wichtigste Ausscheidungsquelle für den Erreger sind die Schleimhäute der oberen Luftwege, doch können während des Eruptionsstadiums auch Infektionen durch Pustelinhalt vorkommen. Da das Variolavirus auch außerhalb des Organismus sehr widerstandsfähig ist, ist auch eine indirekte Übertragung durch Wäsche und Kleider des Kranken möglich. Tiere kommen als Krankheitsüberträger nicht in Betracht. Quelle einer Pockeninfektion ist ausschließlich der kranke Mensch. Räumliche und zeitliche Ausdehnung einer Epidemie sind von der

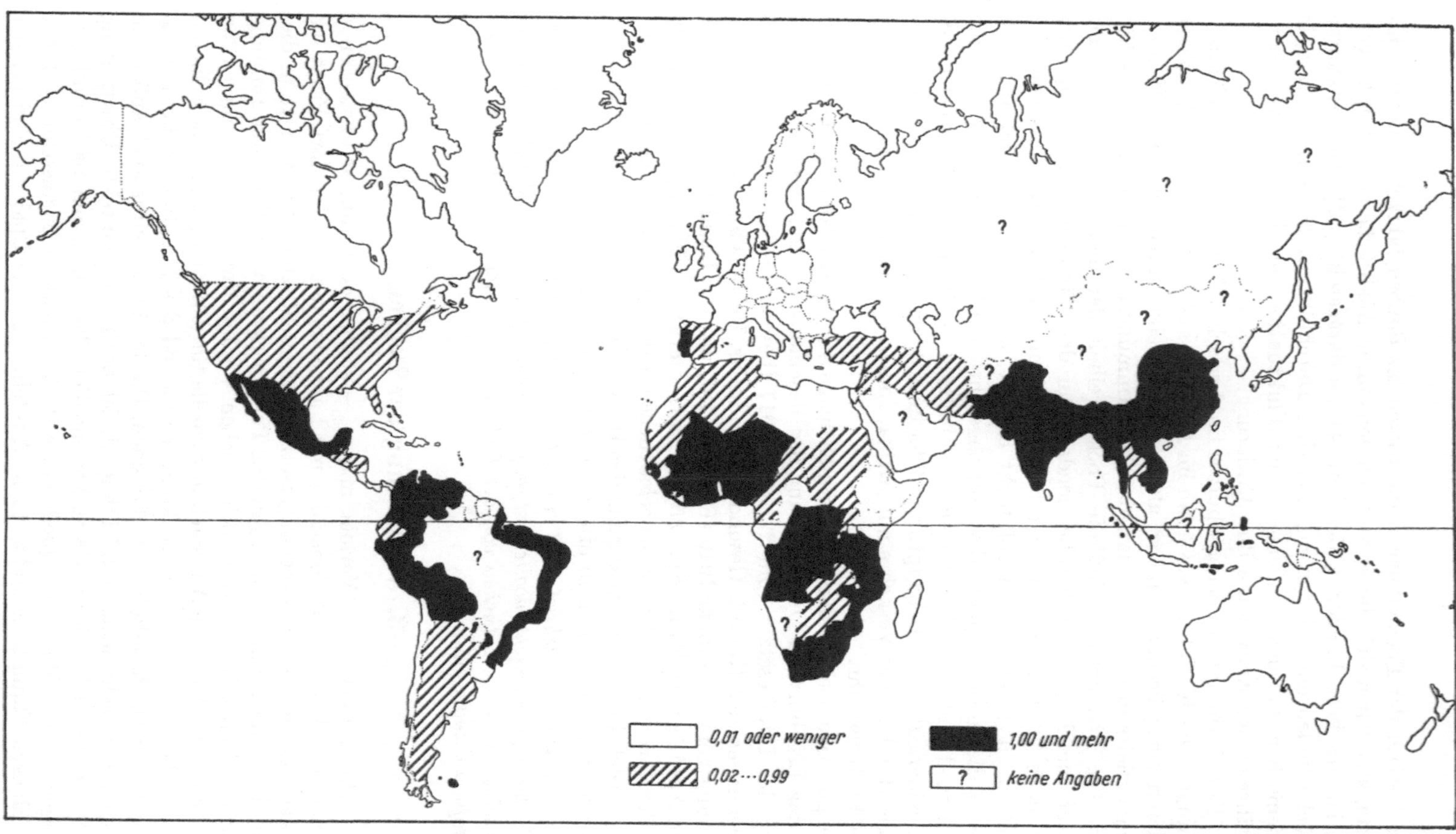

Abb. 2. Weltverbreitung der Pocken 1936 bis 1950. Pockenfälle berechnet auf 100000 Einwohner

Bevölkerungsdichte und der Zahl der nicht oder nicht ausreichend immunisierten Personen abhängig. Der für die Ausbreitung notwendige Kontakt wird durch enges Zusammenleben unter räumlich beschränkten Verhältnissen und mangelhafte Hygiene begünstigt. Klimatische und jahreszeitliche Bedingungen sind ohne unmittelbaren Einfluß auf Entstehung und Verlauf einer Pockenepidemie.

Die Pocken sind eine akut verlaufende Krankheit; eine chronische Verlaufsform oder ein Latenzstadium gibt es nicht. Das Vorkommen gesunder Virusträger ist nicht bekannt.

Die Pockeninfektion tritt beim Menschen in zwei verschiedenen Formen auf, Variola major und Variola minor (Alastrim). Wie die Erfahrung lehrt, können beide Virustypen voneinander getrennte Epidemien verursachen oder auch während einer Epidemie gemeinsam vorkommen. Neuere immunbiologische Untersuchungen der Viren der Pockengruppe haben ergeben, daß beide Erreger serologisch identisch und eng mit dem Vakzinevirus verwandt sind.

Wie das Seuchengeschehen in Europa im vorigen Jahrhundert zeigt, verleiht das Überstehen der Variola major einen mehrere Jahrzehnte dauernden Schutz gegen Neuansteckung. Nach Gins [*47*] läßt sich aus alten Seuchenberichten der Berliner Impfanstalt entnehmen, daß es bei 80 Personen, die die Pocken überstanden hatten, nur in einem Falle zu einer zweiten Erkrankung kam. Die Immunität nach Alastrim gegenüber Variola ist von erheblich kürzerer Dauer; sie dürfte der nach Vakzination erzielten entsprechen.

Eine frühzeitige Diagnose ist für die Einleitung von Bekämpfungsmaßnahmen (Isolierung, Massenimpfungen) wichtig. Neben dem Paulschen Versuch und der mikroskopischen Untersuchung des noch ungetrübten Pustelinhaltes auf Paaschensche Elementarkörperchen kommen die Anzüchtung des Erregers auf der Chorio-Allantois bebrüteter Hühnereier und der serologische Nachweis durch Komplementbindung und Haemagglutinationshemmung in Betracht. Die serologische Diagnostik ist den anderen Verfahren dadurch überlegen, daß schon wenige Stunden nach Eingang der Blutprobe ein sicheres Ergebnis vorliegt.

Über die Verbreitung der Pocken in der Welt haben Stowman [*145*], Fabre [*37*], Murray [*111*], Henneberg [*62—64*] sowie Herrlich [*69*] ausführlich berichtet. Im Rahmen dieses Gutachtens werden nur die Zahlen der Jahre 1948 bis 1955 berücksichtigt, damit ein annähernd zutreffendes Bild der augenblicklichen Pockensituation vermittelt wird. Einen Überblick über die Pockenlage in der Welt für den Zeitraum von 1936 bis 1950 gibt die von der Weltgesundheitsorganisation [*35*] bearbeitete Karte (Abb. 2). Der Darstellung haften gewisse Mängel an, die auf der unterschiedlichen Durchführung der Seuchenmeldung beruhen. Verschiedentlich fehlen die Zahlenangaben, weil entweder statistische Unterlagen nicht vorhanden oder Angaben nicht erhältlich waren. Da die Gebiete, aus denen Meldungen über Pockenfälle nicht vorliegen, nahezu ein Drittel der Erdbevölkerung umfassen, sind Schlußfolgerungen über die Verbreitung der Pocken in der Welt nur bedingt möglich. Außerdem liegen dieser Karte nur die Wochen- und Monatsmeldungen zugrunde, die von den regelmäßig berichtenden Ländern an die WHO erstattet werden.

Für jedes Land wurden aus dem genannten Zeitraum jeweils 5 Jahre mit den geringsten Erkrankungs- und Todeszahlen zusammengefaßt und hieraus der Mittelwert, bezogen auf 100000 der Bevölkerung, errechnet. Nur in wenigen

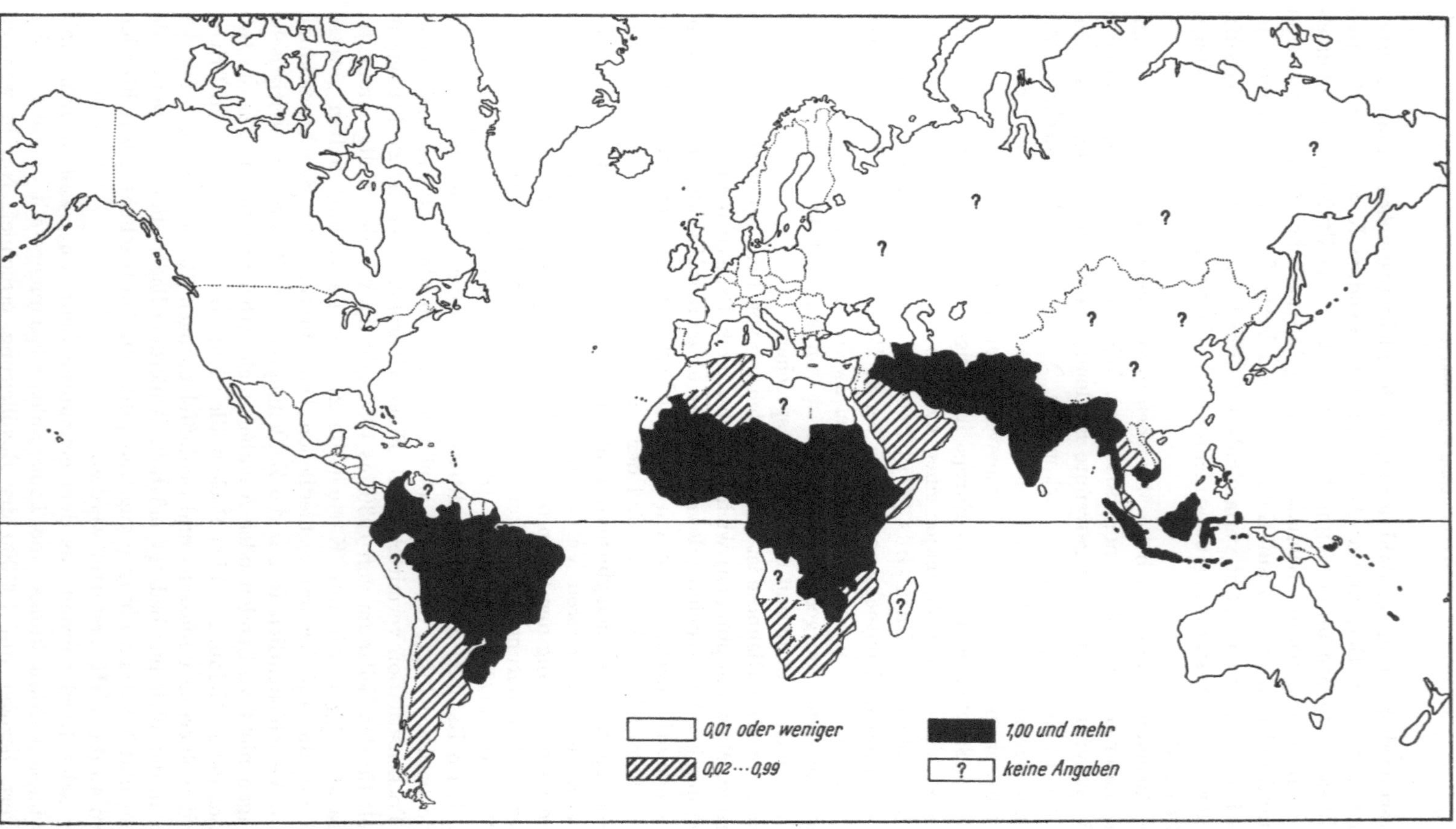

Abb. 3. Weltverbreitung der Pocken 1956. Pockenfälle berechnet auf 100000 Einwohner

Fällen sind die Meldungen in Variola major und Variola minor aufgegliedert. Trotz dieser Ungenauigkeiten bietet aber diese Karte eine brauchbare Unterlage für die Beurteilung des endemischen Vorkommens der Pocken, da die Angaben die Mindestzahlen der Erkrankungs- und Todesfälle darstellen. Die Abb. 3 gibt die Pockenlage in der Welt für das Jahr 1956 wieder. Die Karte wurde auf Grund der wöchentlichen Seuchenmeldungen der Weltgesundheitsorganisation zusammengestellt [*154*].

Die Verbreitung der Pocken in *Europa* für die Zeit vom ersten bis zum Ende des zweiten Weltkrieges wurde im vorhergehenden Abschnitt dargestellt. Über das Vorkommen in den Jahren 1948 bis 1955 geben die Ausführungen in Anhang 1, S. 93ff., Aufschluß. Dänemark, Finnland, Island, Luxemburg, die Schweiz, Österreich und Jugoslawien melden keine Pockenfälle; für Ungarn, die Tschechoslowakei, Polen und Sowjetrußland fehlen Angaben. Vereinzelte Fälle werden aus Schweden, Norwegen und Irland gemeldet; in Belgien, Schottland, Griechenland und Italien ereigneten sich jeweils bis 20 Fälle. Größere Zahlen werden aus den Niederlanden mit 92 Alastrimfällen, aus Großbritannien mit 219 Pockenfällen (darunter 1952 135 Alastrimfälle), aus Frankreich mit 162, aus Spanien mit 33 und aus Portugal mit 578 Fällen gemeldet (vgl. Anhang 1, S. 94—96).

In *Amerika* ist die Verbreitung der Pocken recht unterschiedlich (s. Anhang 1, S. 98ff.). Kanada ist praktisch pockenfrei; die USA berichten über insgesamt 181 Fälle. Von den mittelamerikanischen Staaten ist nur Mexiko [*40*] stärker befallen. Geringes Vorkommen zeigt noch Honduras; die übrigen Staaten sind praktisch pockenfrei. Aus Südamerika werden hohe Befallzahlen von Kolumbien, Peru, Venezuela, Ekuador, Brasilien und Argentinien berichtet; weniger häufig sind die Pocken in Chile und Paraguay; Uruguay zeigt das geringste Vorkommen. Alastrim-Epidemien ereigneten sich in Venezuela und Chile; Argentinien dagegen meldet nur relativ wenige Alastrimfälle.

Die Verhältnisse in *Afrika* wurden durch HENNEBERG [*63*] kartenmäßig im Band II des Weltseuchenatlas dargestellt. Die Statistik konnte für die Jahre 1954 und 1955 ergänzt werden (s. Anhang 1, S. 104ff.). Unter den Staaten Afrikas fallen die endemischen Herdgebiete von Belgisch-Kongo und Nigeria auf. In beiden Ländern laufen Variola major- und Alastrim-Epidemien nebeneinander her. In Belgisch-Kongo überwiegt Alastrim bei weitem. Bei den Zahlenangaben aus Nigeria wird nicht zwischen Variola major und Variola minor unterschieden. Die durchschnittliche Letalität beträgt 16%; dies spricht dafür, daß der Anteil der Variola major hier größer ist. Die Zahl der Pockenfälle für die Südafrikanische Union, Süd- und Nordrhodesien und Mozambique beträgt jeweils nur wenige Tausend für den Zeitraum von 1948 bis 1955. Südrhodesien bringt in seinen Meldungen die Unterscheidung zwischen Europäern und Nichteuropäern. Es zeigt sich, daß die Pocken hier fast ausschließlich eine Erkrankung der Eingeborenen sind. Nordrhodesien unterscheidet in seinen Meldungen zwischen Variola major und Alastrim. Die relativ hohen Befallzahlen in Tanganjika und im Sudan dürften durch das Übergreifen der Epidemien aus Belgisch-Kongo und Nigeria zu erklären sein. Die übrigen Länder Afrikas, soweit Berichte vorliegen, melden nur wenige Hundert Pockenfälle oder sind wie Ägypten seit einigen Jahren pockenfrei.

Australien und *Neuseeland* sind pockenfrei.

In *Asien*, dem Ursprungsgebiet der Pocken, sind seit langem mehr oder weniger große endemische Herde bekannt. Zu den größten zählen die Indische Union, Pakistan und Indonesien. Kleinere Endemiegebiete sind Korea, Burma, Afghanistan, Formosa und Kambodscha (s. Anhang 1, S. 109ff). Von den übrigen Ländern des asiatischen Festlandes werden relativ geringe Pockenvorkommen gemeldet, die im wesentlichen durch Einschleppung aus den großen

Tabelle 5. *Pockenverbreitung in der Indischen Union 1952 bis 1955 (nach Herrlich [69])*, zusammengestellt nach den Unterlagen des Indischen Gesundheitsdienstes in Neu-Delhi

Teilstaat	Jahre				Mittelwert
	1952	1953	1954	1955	
Ajmer	30	14	94	83	8,0
Assam	187	36	18	—	0,65
West Bengal	3 016	402	865	423*	4,7
Bhopal	—	30	271	—	12,0
Bihar	1 042	243	520	493	1,4
Bombay	1 991	1 006	1 539	939	3,8
Coorg	13	3	12	21	5,3
Delhi	64	146	39	40	4,3
Hyderabad	279	81	49	68*	0,6
Himachal Pradesh	9	39	2	1	1,2
Jammu und Kashmir	7	30	107	.	1,2
Madhya Bahrat	164	253	280	.	2,9
Madhya Pradesh	597	142	805	1 341	3,9
Madras (mit Andhra)	3 701	1 518	1 783	1 357	5,4
Manipur	7	2	1	—	0,45
Mysore	485	300	208	111*	2,8
Orissa	2 402	425	358	148	5,8
Patiala and East Punjab Union	226	362	85	87*	5,4
Punjab	265	496	172	75	2,0
Rajasthan	430	862	1 282	.	4,4
Saurashtra	329	599	164	.	6,8
Travancore-Cochin	392	421	572	23*	3,8
Tripura	11	—	—	—	0,45
Uttar Pradesh	1 051	1 225	1 966	1 682	2,3
Vindhya Pradesh	—	186	169	158*	3,6

* vorläufige Zahlen.

Herden stammen. Die Pockenlage Pakistans und der Indischen Union erfordert eine eingehendere Darstellung. HERRLICH [*69*] hat einen Erfahrungsbericht über eine viermonatige Forschungsreise in diese Gebiete veröffentlicht, dessen wesentliche Ergebnisse nachfolgend wiedergegeben werden.

Die ersten Seuchenberichte des 1947 gegründeten Staates Pakistan erschienen 1948 (s. Anhang 1, S. 110). Sie weisen die Staaten Bahawalpur, Ostbengalen, Karachi und Punjab als die meist befallenen Gebiete aus.

Die Indische Union (361,7 Mio Einwohner nach der Volkszählung von 1951) meldete für das früher zum britischen Kolonialreich gehörende Gebiet von 1925 bis 1946 Pockenzahlen, die sich zwischen 76800 im Jahre 1942 als Mindest- und 327500 im Jahre 1944 als Höchstwert bewegen. Die Letalität schwankt zwischen 19 und 27%. Es handelt sich demnach vorwiegend um Variola major. In diesen

Schwankungen kommt die Eigengesetzlichkeit der Pockenepidemien zum Ausdruck, die durch den jeweiligen Durchseuchungsgrad der Bevölkerung bedingt ist. Nach einer indischen Statistik des Jahres 1950 befanden sich unter einer Gesamtzahl von 82276 Todesfällen 49,9% Kinder bis zu 10 Jahren, davon gehörten 19,8% dem ersten Lebensjahr und 30,1% der Altersgruppe von ein bis 10 Jahren an. Diese Feststellung entspricht den Beobachtungen über die Kindersterblichkeit in den Pockenepidemien des 19. Jahrhunderts in Europa. Tab. 5 zeigt die Aufgliederung der Indischen Union in ihre Einzelstaaten; sie gibt für die Jahre 1952 bis 1955 die Mittelwerte der Mortalität auf 100000 Lebende an.

HERRLICH hat die hier aufgeführten Mittelwerte auf das Kartenbild der Indischen Union übertragen (s. Abb. 4). Hieraus geht deutlich der starke Pockenbefall Südindiens, der Ostküste sowie der pakistanischen Grenzgebiete hervor. Die gleichmäßigere Verteilung in den mittelindischen Staaten ist bemerkenswert.

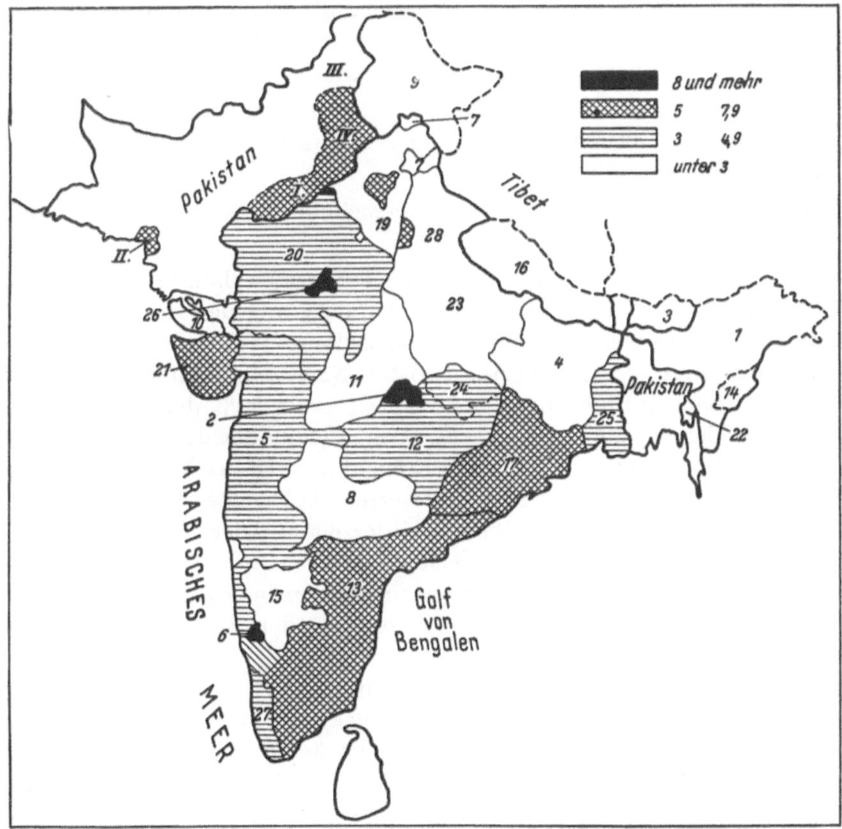

Abb. 4. Pockenverbreitung in Pakistan und der Indischen Union 1952 bis 1955. Durchschnittswerte der Pocken-Todesfälle, berechnet auf 100 000 Einwohner

1. Assam; *2.* Bhopal; *3.* Bhutan; *4.* Bihar; *5.* Bombay; *6.* Coorg; *7.* Himachal Pradesh; *9.* Hyderabad; *9.* Jamur u. Kashmir; *10.* Kutsch; *11.* Madhya-Bahrad; *12.* Madhya-Pradesh; *13.* Madras; *14.* Manipur; *15.* Mysore; *16.* Nepal; *17.* Orissa; *18.* Pepsu; *19.* Punjab; *20.* Rajasthan; *21.* Saurashtra; *22.* Tripura; *23.* Uttar Pradesh; *24.* Vindhya Pradesh; *25.* West Bengal; *26.* Ajmer; *27.* Travancore; *28.* Delhi (Patiala-East Punjab Union). — Pakistan: *I.* Bahawalpur; *II.* Karachi; *III.* NW-Grenzprovinz; *IV.* Punjab

Auffallend ist im Kartenbild der stärkere Befall der kleinen Staaten Bhopal und Ajmer. Zusammenfassend stellt HERRLICH fest, daß zwar die Meldungen über Pockenzahlen in Indien in den letzten fünf Jahren etwas zurückgegangen sind, daß aber große Teile des Landes, einschließlich der pakistanischen Grenzzonen, nach wie vor als die wichtigsten endemischen Pockenherde der Welt angesehen werden müssen. Infolge der geringen Zuverlässigkeit der statistischen Erfassung der Pockenfälle in Indien ist ihre wirkliche Zahl wahrscheinlich höher als angegeben. Ein Erfolg der Pockenschutzimpfungen läßt sich aus den mitgeteilten Zahlen noch nicht eindeutig ersehen. Die latente Gefährdung anderer Länder durch die Pockenherde in Indien bleibt bis auf weiteres bestehen.

Die Folgerungen, welche aus dem Auftreten der Pocken im 20. Jahrhundert in Europa und vor allem in den Ländern anderer Erdteile, wie Asien, Afrika und Südamerika, für Deutschland gezogen werden müssen, sind durchaus eindeutig:

1. Die Einschleppung der Pocken (Variola major) läßt sich auch jetzt noch nicht mit Sicherheit verhindern. Die Verkürzung der Reisedauer zwischen den außereuropäischen Pockenherden und Deutschland schafft neue Gefahren.

2. Die Verbreitung der eingeschleppten Pockenfälle in Europa ist weniger von den hygienischen Verhältnissen als von der Zahl der nicht geimpften Einwohner eines Landes abhängig.

3. Ein sicherer Pockenschutz ist ohne allgemeine Impfung und Wiederimpfung nicht zu gewährleisten.

Mit diesen Feststellungen ist auch die in den letzten Jahren wiederholt diskutierte Frage, ob nicht schon heute eine Auflockerung der Impfpflicht in der Bundesrepublik — etwa im Sinne der Gewissensklausel (vgl. S. 20) — in Betracht gezogen werden kann, weitgehend beantwortet. Nach sehr optimistischen Schätzungen würden nach Einführung dieser Klausel kaum 50% der Impfpflichtigen geimpft und wiedergeimpft werden. Dies ist angesichts der dargelegten Pockensituation in der Welt und angesichts der Erleichterungen des Verkehrs sowie der Verkürzung der Reisedauer nicht zu verantworten, da bei einer solchen Minderung des Impfschutzes der Gesamtbevölkerung jederzeit mit der Einschleppung von Pocken aus überseeischen Ländern zu rechnen ist.

Es ist zur Zeit nicht zu übersehen, wann eine grundlegende Sanierung der endemischen Pockengebiete erreicht sein wird. Nach dem heutigen Stand werden bis dahin noch viele Jahre vergehen.

Auch wenn die Einreiseerlaubnis aus diesen Ländern in die Bundesrepublik an die Vorlage einer amtlichen Bescheinigung geknüpft wird, nach der der Einreisewillige innerhalb der letzten 3 Jahre gegen Pocken geimpft worden ist (Impfzertifikat), ist eine hinreichende Sicherung gegen die Einschleppung von Pocken in die Bundesrepublik aus den endemischen Pockenherden nicht gewährleistet. Erfahrungsgemäß sind diese Impfzertifikate nicht selten unzuverlässig. Außerdem sind Pocken durch Reisende auch in Länder eingeschleppt worden, die schon seit längerer Zeit das Impfzertifikat fordern (z. B. England).

Erst wenn die vollständige Sanierung der endemischen Pockenherde in Asien und Afrika erreicht worden ist, wird die Frage der Beibehaltung oder Auflockerung der Impfpflicht in der Bundesrepublik erneut aufgeworfen werden können. Unter den derzeitigen Umständen erscheint sogar die Einführung des Impfzertifikats bei der

Einreise in die Bundesrepublik aus Ländern, die in Abb. 3 schwarz oder schraffiert dargestellt sind, unerläßlich, um die Gefahr der Einschleppung zu verringern.

In der überwiegenden Mehrzahl der Länder ist die Pockenschutzimpfung gesetzlich geregelt. Mit wenigen Ausnahmen ist eine einmalige oder mehrmalige Impfung obligatorisch. Einige Staaten statuieren eine Impfflicht nur im Falle der unmittelbaren Pockengefahr (s. hierzu auch Anhang 1, S. 93). Wenn, wie die bisherigen Ausführungen gezeigt haben, die Pocken trotz gesetzlicher Bekämpfungsmaßnahmen noch nicht überall verschwunden sind, so dürfte dies vorwiegend auf den mangelhaften Impfschutz zurückzuführen sein, wie z. B. in Frankreich und Portugal, wo es trotz der gesetzlichen Erst- und Wiederimpfungspflicht immer wieder zu Pockenausbrüchen gekommen ist.

In den endemischen Pockenherden der Welt, wie in Indien, Zentralafrika und Mittelamerika, sind es vorwiegend technische Gründe, die eine Durchimpfung der Bevölkerung verhindern. In diesen Gebieten ohne oder mit mangelhafter Übersicht über die Bevölkerungsbewegung, mit ungleichmäßiger Bevölkerungsdichte, unzureichender ärztlicher Versorgung sowie mangelhafter Gesundheitsfürsorge ist die regelmäßige Durchführung der Pockenschutzimpfung in Frage gestellt. Häufig fehlt es auch an ausreichenden Mengen von Impfstoff, zumal dessen Qualität und Lagerfähigkeit im tropischen Klima sehr fragwürdig sind, sofern nicht geeignete Trockenimpfstoffe verwendet werden. Der Durchführung der Pockenschutzimpfung erwachsen in einigen Ländern auch durch religiöse Vorstellungen oftmals Hindernisse.

Selbst in europäischen Ländern wird von gewissen Bevölkerungskreisen aus religiösen oder weltanschaulichen Gründen die staatliche Impfpflicht abgelehnt. Seit dem Verschwinden der großen Pockenepidemien als Folge der von Jenner eingeführten Vakzination gerieten auch die Erkrankung und ihre oft tödlichen Folgen bei vielen in Vergessenheit. Die vom Staat angeordnete Impfung wurde nicht mehr für notwendig angesehen und als Eingriff in die individuelle Freiheit empfunden.

In den Niederlanden wurde die Gewissensklausel indirekt im Sinne einer dringenden Empfehlung der Impfung 1940 eingeführt und auch in der Schweiz ist die Impfung in mehreren Kantonen lediglich freiwillig (s. Anhang 1, S. 97). Die Folgen der „freiwilligen Pockenschutzimpfung" in England wurden schon auf S. 10 dieses Gutachtens ausführlich dargestellt (s. auch Anhang 1, S. 94). Mit dem Einwand, daß in England bei einzelnen Epidemien die milde Form der Erkrankung (Variola minor oder Alastrim) vorherrsche, deren Letalität nur bis zu 0,6% beträgt, wird von Impfgegnern die Einführung einer Gewissensklausel auch in Deutschland gefordert. Indessen kann von einer allgemeinen Milderung des Krankheitsverlaufes nicht gesprochen werden. Die Epidemien in Frankreich 1926/27 und 1955 [*13*, *68*] wie auch in England selbst (Brighton 1950/51) sind eindeutig genug (vgl. S. 9 und 10). Auch für die Niederlande besteht trotz des in den letzten Jahren ausschließlichen Vorkommens von Alastrim durchaus die Gefahr des Wiederauftretens von Variola major. Wie in England, wo schon seit Einführung der Gewissensklausel weit über die Hälfte aller neugeborenen Kinder ungeimpft geblieben sind und heute weniger als 20% der Kleinkinder noch geimpft werden [*29*], oder in der Schweiz, wo in den Kantonen mit freiwilliger Impfung 40—50% der Klein- und Schulkinder nicht geimpft werden, muß auch für Deutschland befürchtet werden, daß bei Einführung einer Gewissensklausel ein sehr großer Teil der Impfpflichtigen der Impfung entzogen wird.

Zur rechtlichen Würdigung der Gewissensklausel wäre nach deutschem Recht folgendes auszuführen:

Die Impfung stellt einen Eingriff in die körperliche Unversehrtheit dar (Art. 2 Abs. 2 Satz 1 GG). Die Ausübung eines Zwanges zur Impfung setzt voraus, daß dieses Grundrecht durch Gesetz eingeschränkt wird (Art. 2 Abs. 2 Satz 3 GG). In einem solchen Gesetz muß das einzuschränkende Grundrecht ausdrücklich genannt werden (Art. 19 Abs. 1 Satz 2 GG). Bei Einführung eines gesetzlichen Impfzwanges wird ein Anspruch des Staates gegenüber allen Staatsbürgern begründet, sich der Impfung zu unterwerfen. Dem entspricht die Verpflichtung des Staatsbürgers, sich unter bestimmten, im Gesetz genannten Voraussetzungen, impfen zu lassen. Nach einem Gutachten des Bundesgerichtshofes vom 25. Januar 1952 (DÖV 1953 S. 343) ist der Impfzwang zumutbar und verletzt nicht das Grundrecht der körperlichen Unversehrtheit.

Die Impfpflicht kann durch Einführung einer sogenannten Gewissensklausel modifiziert werden. Sie ist ein vom Staat anerkanntes, dem einzelnen eingeräumtes Recht, die Impfung aus Gewissensgründen, die der religiösen oder ethischen Überzeugung entspringen müssen, zu verweigern. Die Gewissensklausel ist ein sehr dehnbarer Begriff und wird in den Staaten, in denen sie eingeführt ist, durchaus verschieden gehandhabt.

Wenn von Impfgegnern in Deutschland die Einführung einer Gewissensklausel in die geltenden impfgesetzlichen Bestimmungen mit der Begründung verlangt wird, daß die Pflichtimpfung ein unzulässiger Eingriff in die private Rechtssphäre sei, so muß dem entgegengehalten werden, daß es bei der Bekämpfung der Pocken nicht nur auf die Gesunderhaltung der Einzelperson ankommt, sondern auch auf den Schutz der Allgemeinheit. Ein Urteil über die Bekämpfung einer gemeingefährlichen Seuche, wie die Pocken, kann nicht in das Belieben eines einzelnen gestellt werden. Da ohne Impfschutz jede andere Abwehrmaßnahme gegen die Pocken unzulänglich wäre, ist die Einführung einer Gewissensklausel in Deutschland abzulehnen. Aber auch bei Einführung einer Gewissensklausel müßte die absolute Impfpflicht zur Durchführung von Abriegelungsimpfungen bei drohender Pockengefahr beibehalten werden.

Es ist auch zu bedenken, daß kein Staat auf die Impfung der Militärpflichtigen verzichten kann. Dies hat zur Folge, daß sich in den Ländern mit Gewissensklausel das Impfprogramm lediglich verschiebt, so daß zwar Gruppen der Bevölkerung, wie die Frauen, in einem gewissen Prozentsatz ungeimpft bleiben, ein Teil der Männer aber dann als Erwachsene zur Erstimpfung kommen.

Der Impfschutz in Deutschland hat trotz der ungeheuren Bevölkerungsverschiebung im letzten Kriege wie auch während der Nachkriegsjahre einen Einbruch der Pocken verhindert (vgl. S. 6). In den Jahren 1942 bis 1949 ereigneten sich nur 33 Erkrankungsfälle, davon 2 Todesfälle (s. S. 7, Tab. 3), obwohl gegen Ende des zweiten Weltkrieges die Impfungen eingestellt wurden. Ein am 27. April 1957 in Hamburg aufgetretener Pockenfall ist von Andres u. Mitarb. [3] ausführlich beschrieben worden.

Der Impfschutz der deutschen Bevölkerung war also bis zum Ende des zweiten Weltkrieges ausreichend. Nach dem Zusammenbruch von 1945 wurde die Pockenschutzimpfung aber nicht mehr so lückenlos wie vorher durchgeführt. In den ersten Nachkriegsjahren konnte eine große Anzahl von Kindern mit Rücksicht auf kriegsbedingte körperliche Schäden, die schlechte Unterbringung usw. oder auch weil deren Erfassung infolge der lebhaften Bevölkerungsbewegung nicht immer durchführbar war, nicht geimpft werden. Den weitaus größten Anteil der auch späterhin ungeimpft Gebliebenen bilden Kinder, die nach heutiger Auffassung aus ärztlichen Gründen zurückgestellt werden müssen, sowie Impfpflichtige, die von den Erziehungsberechtigten der Impfung entzogen werden. Es ist zweifelhaft, ob unter den heute in Deutschland herrschenden Impfverhältnissen der Impfschutz noch ausreichend ist, um einen Einbruch von Pocken zu verhüten.

Nach den Untersuchungen von MEIER [*105*] beträgt die „Impflücke", d. h. die Zahl, die aussagt, welcher Prozentsatz der Impfpflichtigen bei der Erstimpfung ungeimpft geblieben ist, für 1952 36,1%, für 1953 37,1% und für 1954 37,7% (vgl. Anhang 1, S. 93). Die Berechnung der Impflücke wurde bisher meist in der Weise vorgenommen, daß die Zahl der Geimpften von der Zahl der Impfpflichtigen abgezogen und die Differenz — ausgedrückt in Prozent aller Impfpflichtigen — als „Impflücke" angegeben wurde. MEIER zeigte, daß es besser ist, die Zahl der mit Erfolg Geimpften von der Gesamtzahl der Kinder des Jahrganges abzuziehen. Man vermeidet dabei den Fehler, daß in die Zahl der Ungeimpften auch Kinder eingehen, die nicht in dem berechneten, sondern im vorhergegangenen Jahr zurückgestellt oder aus anderen Gründen nicht geimpft worden waren. Wendet man diese Berechnungsmethode an, so ergibt sich, daß 1954 20% der Erstimpflinge und 9% der Wiederimpflinge ungeimpft blieben. Für das Jahr 1955 ergeben sich 19 bzw. 9%. Aus dem Vergleich mit den zuvor genannten Zahlen für die Jahre 1952 und 1953 ist ersichtlich, daß die früher berechneten Prozentzahlen infolge des hier dargelegten methodischen Fehlers wesentlich zu hoch liegen dürften.

Immerhin stellt auch eine Impflücke von etwa 20% bei den Erstimpflingen eine beträchtliche Minderung des Impfschutzes der Gesamtbevölkerung dar. Dies wird deutlich, wenn man bedenkt, daß Deutschland heute nur etwa 24 Flugstunden von den großen Pockenherden der Welt entfernt ist. Zwar ist Deutschland in den letzten Jahrzehnten von Pockenausbrüchen verschont geblieben, doch muß eine Vergrößerung der Impflücke verhindert werden, zumal sich in Zukunft die Reisedauer von den Pockenländern nach Deutschland voraussichtlich noch erheblich verringern wird. *Ein ausreichender Impfschutz der deutschen Bevölkerung ist nur durch eine möglichst frühzeitige und vollständige Erfassung der Impfpflichtigen und ihre rechtzeitige Erst- und Wiederimpfung mit einem vollvirulenten, aber möglichst gewebsfreundlichen Impfstoff zu erzielen.*

Die Ansichten über die Dauer der durch die Pockenschutzimpfung erzielten Immunität, den Impfschutz, haben sich seit der Einführung der Vakzination gewandelt. JENNER lehrte, daß die von ihm empfohlene Vakzination einen lebenslänglichen Schutz gegen die Pockenerkrankung verleihe. Die Erfahrung, daß bei Pockenausbrüchen des vergangenen Jahrhunderts geimpfte Kinder unter 10 Jahren nur selten schwer erkrankten und Pockentodesfälle in dieser Altersgruppe nahezu unbekannt waren, veranlaßte ROBERT KOCH, die Dauer des Impfschutzes auf etwa 10 Jahre zu veranschlagen. Nach heutiger Auffassung schwankt diese Dauer zwischen 5 und 10 Jahren. Nach dieser Zeit tritt mit Sicherheit eine Abnahme ein. Länder mit gesetzlicher Impfpflicht unterziehen deshalb bei drohender Pockengefahr die gesamte Bevölkerung einschließlich der schon früher Geimpften der Pockenschutzimpfung. Im Interesse einer erfolgreichen Bekämpfung der Pocken trägt man dieser Erkenntnis auch im internationalen Reiseverkehr Rechnung. Wie die Erfahrung lehrt, kann der Impfschutz nach Erstimpfung wesentlich länger anhalten, aber auch von erheblich kürzerer Dauer sein. Der Impfschutz nach Wiederimpfung beträgt im allgemeinen 20 Jahre. Entscheidend für die Dauer des Impfschutzes ist nach allen bisherigen Beobachtungen allein die Güte und Gleichmäßigkeit des verwendeten Impfstoffes.

II.

1. Impfschäden

Die Tatsache, daß der Vermeidung von Impfschäden für die Durchführung und den Erfolg der Pockenschutzimpfung entscheidende Bedeutung zukommt, bildet die Veranlassung, das Problem der Impfschäden unter besonderer Berücksichtigung des wichtigsten und folgenschwersten Impfschadens überhaupt, der postvakzinalen Enzephalomyelitis, zu erörtern. Im Anschluß hieran werden die Maßnahmen für die Vorbereitung und Durchführung der Pockenschutzimpfung entsprechend den neu gewonnenen Erfahrungen besprochen werden. Die Organisation und Durchführung der Pockenschutzimpfung beansprucht im Hinblick auf die Vermeidung von Impfschäden größte Aufmerksamkeit. Eine der wichtigsten Vorbedingungen hierfür ist ein einwandfreier Pockenschutzimpfstoff, dessen Herstellung und Prüfung unter Zugrundelegung der neuen Ergebnisse experimenteller und klinischer Forschung dargelegt werden wird. Als Ergebnis der vorstehend genannten Untersuchungen erweist sich eine Neufassung der Aus- und Durchführungsbestimmungen zum Impfgesetz als notwendig. Die Vorschläge für diese Neufassung erstrecken sich auch auf die Formblätter, Listen und Merkblätter. Auch muß die statistische Erfassung des gesamten Impfgeschäftes berücksichtigt werden. Die Entwürfe hierfür sind in Anhang 2, S. 150f. beigefügt.

In der Einleitung wurde gezeigt, daß ein sicherer Pockenschutz ohne allgemeine Erst- und Wiederimpfung nicht möglich ist. Eine spezifische Therapie der Pocken gibt es nicht. Sie müssen daher prophylaktisch bekämpft werden. Die Erkenntnis von der Notwendigkeit der Pockenschutzimpfung ist auf das engste mit dem Problem der Schutzimpfungen überhaupt verknüpft. Wie bei jeder Schutzimpfung handelt es sich auch hier um eine keineswegs harmlose und indifferente Maßnahme. Der Organismus wird durch die Einführung eines spezifischen Antigens, des Vakzinevirus, zur Bildung von Abwehrstoffen veranlaßt und auf diese Weise immunisiert. Das Vakzinevirus ist ein lebender, durch Züchtung auf Kälbern in seiner Virulenz modifizierter Erreger. Seine Vermehrung im Körper des Impflings läuft unter dem Bild einer Allgemeininfektion ab, die von allgemeinen und örtlichen Reaktionen begleitet ist. Auch bei normalem Verlauf der Impfreaktionen gibt es weitgehende individuelle Unterschiede bezüglich Dauer und Höhe des Impffiebers und der Entwicklung der örtlichen Reaktionen. Im Verlauf dieser Allgemeininfektion können Komplikationen auftreten, deren Häufigkeit im Verhältnis zur Gesamtzahl der Pockenschutzimpfungen zwar gering ist, die aber im Einzelfall schwerwiegende Folgen haben können. Auch eingehende Untersuchung des Impflings, sorgfältige Befragung und Belehrung der Angehörigen vor der Impfung sowie gewissenhafte Beachtung der geltenden Vorschriften können bestenfalls die Zahl der Impfschäden herabsetzen. Indessen muß alles getan werden, um sie auf ein Mindestmaß zu beschränken. Nur dadurch wird eine Beunruhigung der Bevölkerung vermieden, die sich nachhaltig auf die Durchführung der Pockenschutzimpfung überhaupt auswirken würde.

Das Zahlenverhältnis zwischen den einzelnen Krankheitserscheinungen, die Anlaß zur Erörterung der Impfschadensfrage geben, ist in der Tab. 6 dargestellt. Über die dort aufgegliederten 641 Krankheitsfälle aus der Zeit seit dem Ende des zweiten Weltkrieges liegen „Berichte in einer Impfschadenssache" (nach Formbogen 35 zur 3. DVO zum Gesetz über die Vereinheitlichung des Gesundheitswesens) vor. Es handelt sich dabei keineswegs um eine vollständige Sammlung, da in der Berichtszeit das Meldewesen erst allmählich wiederaufgebaut wurde. Aus den Zahlen kann daher nur die Diagnosen- und Altersverteilung innerhalb des dem Bundesgesundheitsamt zugeleiteten Teils von Formularberichten über derartige Beobachtungen abgelesen werden. Bei diesen Schadensbefunden darf — was bei der Auswertung zu berücksichtigen ist — nicht aus der Tatsache der Berichterstattung auf einen durch irgendeine Stelle anerkannten Impfschaden geschlossen werden; die Vorlage des Berichts besagt nur, daß der mögliche Zusammenhang zwischen dem Schaden und der Impfung zur Erörterung gestanden hat.

Weitaus am stärksten ist in dieser Liste die Diagnose „Encephalitis postvaccinalis" vertreten. Sie umfaßt 46% aller Berichtsfälle. Zusammen mit der Rubrik „Enzephalitisverdacht" machen diese Erscheinungen sogar über die Hälfte der Fälle, 55%, aus. An nächster Stelle stehen hinsichtlich ihrer Häufigkeit mit 6% die Krämpfe (Fieberkrämpfe, postvakzinale Krämpfe), also Fälle, bei denen dieses Symptom verzeichnet wurde, ohne daß eine bestimmte Diagnose gestellt worden war. Im ganzen umfassen Erkrankungen des Zentralnervensystems fast zwei Drittel aller Anlässe zu Schadensberichten. Soweit sich aus Tab. 6 Schlüsse auf die tatsächliche Häufigkeit der einzelnen Störungen ziehen lassen, treten die übrigen Schäden an Bedeutung weit zurück.

Schließlich wurden noch Krankheiten aus den verschiedensten Abschnitten der Krankheitssystematik wegen ihres Auftretens im Anschluß an eine Impfung und wegen der Möglichkeit eines kausalen Zusammenhanges in die Berichterstattung einbezogen. Hierunter spielen Todesfälle mit unklarer Ursache bei kleinen Kindern, vielfach schon im ersten Lebensjahr, eine gewisse Rolle. Sie erreichen 3% aller Schadensfälle.

In einer Anzahl von Berichten wird ganz allgemein eine überstarke Impfreaktion festgestellt. Soweit diese Fälle in das Alter der Wiederimpfung fallen, handelt es sich um Wiederimpflinge mit Erstimpfungsreaktion. Die Zahl der im Wiederimpfungsalter auftretenden Fälle ist nicht unbedeutend. Neben 427 Schadensfällen bei Geimpften in den ersten drei Lebensjahren stehen immerhin 113 derartige Fälle im Alter von 11 bis unter 14 Jahren. Es läßt sich vorerst noch nicht ermitteln, wieweit an der Morbidität nach Impfung im Wiederimpfungsalter verspätete Erstimpfungen beteiligt waren.

Tabelle 6. *Die beim Bundesgesundheitsamt vorliegenden Berichte in Impfschadenssachen aus dem Bundesgebiet und West-Berlin 1946 bis 1957, gegliedert nach den Hauptdiagnosen und dem Alter der Patienten*

Hauptdiagnose	Vorkommnisse nach Pockenschutzimpfung bei Personen im Alter von ... bis unter ... Jahren*												
	unter 1	1–2	2–3	3–4	4–5	5–11	11–12	12–13	13–14	14–20	20 u. darüber	Alter unbekannt	Zusammen
I. Haut													
Überstarke lokale Impfreaktion		1	1	1				1					4
Eitriger Zerfall der Impfpusteln		2	1				1	1					5
Eitrige Einschmelzung der regionären Lymphknoten	2	1	1				1	2					7
Eiterung des Unterhautzellgewebes		2	1					1					4
Erysipel		2					1	3	1				7
Blutvergiftung (Pyämie, Septikämie)	4	2											6
Vaccina secundaria	6	6	6	5		4	2	2					31
Vaccina generalisata	8	5	3			2	1	2				1	22
Ekzema vaccinatum		1	1	2								2	6
Vaccina inoculata	7				1	2				6	7	4	27
Narbenkeloid							2	3				1	6
Postvakzinales Exanthem	1	5		1			1	2	1				11
II. Auge													
Vaccinola der Lider	1		2	3	2	1		1		2	2		14
Vaccinola der Bindehaut								1					1
Hornhautbeteiligung bei Vaccinola der Lider oder Bindehaut		1											1
Orbitalphlegmone		1											1
Augenmuskellähmung	1												1
Sonstige Augenschädigung						1							1
Zu übertragen:	30	29	16	12	3	10	9	19	2	8	9	8	155

Übertrag:	30	29	16	12	3	10	9	19	2	8	9	8	155
III. Zentralnervensystem													
Fieberkrämpfe, postvakzinale Krämpfe ...	8	23	2				2					1	36
Encephalitis postvaccinalis	76	106	20	10	10	21	17	37	1				298
Verdacht auf Encephalitis postvaccinalis	24	17	3				2	4	2		1		53
Lähmung peripherer Nerven	2	3		2				1					8
Lähmung von Hirnnerven	2							1					3
Idiotie	1												1
Hydrocephelus	1												1
Meningitis (nicht epidemisch)	1	1											2
Epilepsie	1							1					2
Psychische Alteration	1	1						1		1			4
IV. Verschiedene Krankheiten													
Poliomyelitis		1	1	1									3
Meningitis epidemica		2											2
Taubheit	1	1											2
Masern						1							1
Sonstige Infektionskrankheiten	1	2								1			4
Bronchialasthma				1									1
Blut- und Knochenmark-Krankheiten	1							1					2
Otitis media							1						1
Herzerkrankung	2	3											5
Pneumonie	5	3											8
Akute Ernährungsstörung		4											4
Invagination		1											1
Peritonitis		1											1
Nierenerkrankung				1				1					2
Krankheiten der Knochen		2											2
Krankheiten der Gelenke		2						1					3
Entwicklungsverzögerung		1											1
Überstarke allgemeine Impfreaktion	3	2					4	4	1				14
Kollaps		1					1						2
Unklare Todesursache	9	8	2										19
Zusammen:	169	214	44	27	13	32	36	71	6	10	10	9	641

* Vgl. Text Seite 23.

Zu den Komplikationen der Pockenschutzimpfung, an deren Entstehung das Vakzinevirus selbst beteiligt ist, gehören atypische Veränderungen der Impfpusteln und der zugehörigen Lymphdrüsen. Die *Nekrose der Impfpustel*, die sich erst in der zweiten Woche nach der Impfung entwickelt, stellt einen in die Tiefe vordringenden geschwürigen Prozeß dar, dessen Heilung mehrere Wochen in Anspruch nimmt und der im Gegensatz zur normal verschorfenden Pustel eine tiefe Narbe hinterläßt. Nach GROTH [*56*] sind Nekrosen der Impfpusteln sehr selten. GINS [*44*] berichtet auf Grund amtlicher Unterlagen der Jahre 1914 bis 1928, daß unter 22 Millionen Erst- und Wiederimpfungen 51 Fälle gemeldet wurden. Aus neuerer Zeit teilt HERRLICH [*66*] mit, daß bei einer Gesamtzahl von mehr als einer Million Erst- und Wiederimpfungen in Bayern in den Jahren 1945 bis 1953 kein Fall von Pustelnekrose gemeldet wurde. TRÜB und SAUER [*131, 148*] berichten, daß bei 282 701 Erstimpfungen der Jahre 1952 und 1953 und bei 334 922 Erstimpfungen der Jahre 1954 und 1955 kein Fall bekannt wurde.

Die *Vaccina serpiginosa* ähnelt der Pustelnekrose. Es handelt sich dabei um ein infiltratives Fortschreiten des Prozesses in die Umgebung hinein mit zentraler Vernarbung. Die Begrenzung gegen die gesunde Haut verläuft unregelmäßig. GINS [*46*] stellte fest, daß in der gesamten Vakzine-Literatur kaum mehr als 12 Fälle von Vaccina serpiginosa beschrieben worden sind. HERRLICH [*66*] sowie TRÜB und SAUER verzeichnen unter ihrem Material nicht einen Fall. Daraus lassen sich jedoch keine beweiskräftigen Schlüsse auf die tatsächliche Häufigkeit dieses Vorkommnisses ziehen, weil dieser morphologischen Veränderung der Impfreaktionen von vielen Impfärzten keine Bedeutung beigemessen wird und deshalb eine Anzeige meist unterbleibt.

Im gesunden und nekrotischen Hautbezirk kann es zur Bildung von *Nebenpocken* kommen, die auch konfluieren können. Auch hier dauert die Heilung einige Wochen. Nebenpocken können aber auch in der Umgebung der voll entwickelten Impfpustel innerhalb der Area auftreten. Sie entwickeln sich rasch und trocknen in wenigen Tagen ab, ohne Narben zu hinterlassen.

An die regelmäßig vorkommende *Schwellung der der Impfstelle benachbarten Lymphknoten* kann sich, wenn auch nicht häufig, eine Abszedierung anschließen. Diese dürfte meistens vakzinal bedingt sein, zumal sich bakteriologisch fast niemals Eitererreger nachweisen lassen. PASCHEN [*115*] hat diese Abszedierungen in 40jähriger Tätigkeit als Impfarzt nur selten beobachtet. VOIGT (zit. bei PASCHEN) sah unter 589 586 Klein- und Schulkindern in 12 Fällen Vereiterungen der Achsellymphknoten. Unter einer Million Erstimpfungen der Jahre 1945 bis 1953 wurde kein Fall von Lymphknotenvereiterung gemeldet (HERRLICH [*66*]). SAUER und TRÜB [*131*] berichteten über einen Fall unter 334 922 Erstimpfungen der Jahre 1954 und 1955.

Neben diesen örtlich begrenzten Komplikationen können auch die mehr oder weniger weit von der Impfstelle entfernten Hautbezirke des Körpers betroffen werden. Zu diesen Erkrankungen gehört die heute seltene *Vaccina generalisata.* Sie tritt an den verschiedensten Stellen des Körpers auf und beginnt meist am 10. Tag nach der Impfung, gelegentlich auch schon am Tage der Nachschau. Unter Ansteigen der Temperatur kommt es zur Bildung eines mehr oder weniger reichlichen Pustelexanthems. Sind die Pusteln sehr zahlreich, so kann ein Krankheitsbild entstehen, das der Variolois oder einem echten Pockenexanthem sehr ähnlich ist. Die Krankheit tritt vorwiegend bei Kindern mit klinisch gesunder Haut auf. Bei der generalisierten Vakzine handelt es sich um einen Effekt sowohl der haematogenen Aussaat (Viraemie) als auch dispositioneller Momente und unberechenbarer exogener Faktoren. Unter einer Million Erstimpfungen der Jahre 1945 bis 1953 beobachtete HERRLICH [*66*] 12 Fälle. SAUER und TRÜB ermittelten 1952/53 unter 282 701 Erstimpfungen 1 Fall und 1954/55 6 Fälle unter 334 922 Erstimpfungen. Unter 22 Millionen Erst- und Wiederimpfungen der Jahre 1914 bis 1928 fand GINS [*44*] 21 Fälle von Vaccina generalisata. Wie MERZWEILER [*108*] jüngst berichtete, sah er bei einem bis dahin hautgesunden 12jährigen Erstimpfling aus hautgesunder Familie einen solchen Fall, der durch Wischen oder Kratzen nach der Schulimpfung entstand. Über einen tödlich verlaufenen Fall von Vaccina generalisata berichteten JEUNE u. Mitarb. [*84*]. Vaccina generalisata bei Erwachsenen beobachteten BUREAU u. Mitarb. [*20*].

Die urtikariellen, morbilliformen, skarlatiniformen oder rubeolaartigen *postvakzinalen Exantheme* sind zwar häufiger als die generalisierte Vakzine, dürften aber eher in den Variationsbereich der normalen Impfreaktion gehören. Sie werden fast ausschließlich bei Erstimpfungen beobachtet und treten zwischen dem 5. bis 11., meist am 7. bis 9. Tag nach der Impfung auf. Die Exantheme entwickeln sich schubweise in ein bis zwei Tagen, um nach wenigen Tagen spurlos zu verschwinden. Nach GROTH [*56*] beruhen die vakzinalen Exantheme auf einer Reaktion zwischen dem Vakzinevirus und viruliziden Antikörpern. PASCHEN [*115*] nimmt an, daß da, wo es zur Ausbildung eines Exanthems kommt, die viruliziden Antikörper im Blut nicht ausreichen, das Vakzinevirus zu binden, so daß die Neutralisierung des Virus erst im Gewebe bzw. der Haut unter dem Bilde eines Erythems abläuft.

Die bisher beschriebenen Impfschäden sind durch das Zusammenwirken von Vakzinevirus und dispositionellen Faktoren bedingt. Ihr Auftreten ist kaum jemals vorauszusehen.

Das *Ekzema vaccinatum* kann sich bei Kindern mit einer anläßlich der Impfung anamnestisch nicht aufgedeckten Ekzembereitschaft oder bei solchen Kindern entwickeln,die in Unkenntnis eines bestehenden Ekzems geimpft wurden. In diesen Fällen kann es schon wenige Tage nach der Impfung entweder zur Ausbildung von Ekzemherden oder zur Verschlimmerung schon vorhandener Krankheitserscheinungen an der Haut kommen. Im letzteren Fall beginnen bisher trockene Ekzeme zu nässen, schon nässende Ekzeme zeigen eine verstärkte Sekretion und die Neigung zur Ausbreitung. In den krankhaft veränderten Hautanteilen entstehen Vakzinepusteln, die sich wie die Impfpusteln entwickeln und bei günstigem Verlauf gleichzeitig mit diesen verschorfen. In ungünstigen Fällen vergrößern sich die ekzematösen Flächen, die zahlreicher werdenden Pusteln bilden eine konfluierende Pusteldecke mit ausgedehntem geschwürigem Zerfall. Der Tod kann unter hohem Fieber und Benommenheit etwa 14 Tage nach der Impfung, aber auch noch wesentlich später als Folge einer interkurrenten Erkrankung eintreten. Kommt es zur Heilung, so stoßen sich die Verschorfungen unter Hinterlassung mehr oder weniger tiefer Narben ab.

HERZBERG [*80*] wies nach, daß das Vakzinevirus zwischen dem 3. und 10. Tag nach der Schutzpockenimpfung im Blut kreist. Diese Virämie erreicht ihren Höhepunkt am 6. Tag nach der Impfung. Deshalb ist anzunehmen, daß das Ekzema vaccinatum wie auch die generalisierte Vakzine, zumindest in einem Teil der Fälle, auf haematogenem Wege entsteht. Entwickelt sich das gleiche Krankheitsbild bei ungeimpften Ekzemkindern, denen das Vakzinevirus von geimpften Geschwistern durch unmittelbaren Kontakt (Schmierinfektion, Tröpfcheninfektion) oder durch dritte Personen wie Angehörigen oder Pflegepersonen sowie durch gemeinsam benutzte Gegenstände übertragen wird (Vaccina inoculata oder translata), dann ist eine exogene Infektion der ekzematisierten Haut wahrscheinlich.

Nach Groth [*56*] betrug die Sterblichkeit bei Ekzema vaccinatum früher 25 bis 30%. Auch Gins [*46*] berichtet aus den Jahren 1914 bis 1931 über 37 Erkrankungen mit 12 Todesfällen in Preußen. Wie Schroepler [*143*] mitteilte, wurden nach amtlichen Unterlagen bei etwa 38 Millionen Impfungen 97 Fälle gemeldet, von denen 29 tödlich ausgingen. Trüb und Sauer [*148*] berichten dagegen, daß in Nordrhein-Westfalen in den Jahren 1952 und 1953 bei 679 342 Gesamtimpfungen 3 Fälle von Ekzema vaccinatum (d. h. 1 : 226 447) und 2 Fälle von schwerer generalisierter Vakzine (1 : 339 671 Impfungen) gemeldet wurden. Herrlich [*66*] fand für Bayern bei einer Gesamtzahl von mehr als einer Million Impfungen der Jahre 1945 bis 1953 3 Fälle von Ekzema vaccinatum, d. h. 1 : 333 000 ohne Todesfall. Im gleichen Zeitraum wurden 12 Fälle von generalisierter Vakzine, d. h. 1 : 83 000 Impfungen gemeldet. Das gleichzeitige Vorkommen von Ekzema vaccinatum und Vaccina generalisata, worüber Hall [*59*] berichtete, kann durch die haematogene Aussaat des Vakzinevirus erklärt werden.

Die Frage der Impfung von Schwangeren wurde von Greenberg u. Mitarb. [*54*] anläßlich des Pockenausbruches 1947 in New York untersucht. Unter den mehr als 5 Millionen Geimpften waren 4172 Frauen im ersten Drittel der Schwangerschaft; von diesen wurden 68 Kinder mit Mißbildungen (= 1,63% aller Kinder) geboren. Die Zahl der Frühgeburten betrug 343 (= 8,2%). In einer Kontrollgruppe von 2186 nichtgeimpften Frauen im ersten Drittel der Schwangerschaft wurden 30 Kinder mit Mißbildungen (= 1,37%) geboren; die Zahl der Frühgeburten betrug 185 (= 8,5%). Bei den geimpften Frauen betrug die Zahl der Totgeburten infolge angeborener Mißbildungen 259, d. h. 48,8 auf 10 000 Lebendgeburten. In den entsprechenden Monaten des vorhergehenden Jahres ereigneten sich in New York 290 Totgeburten als Folge angeborener Mißbildungen, d. h. 47,2 auf 10 000 Lebendgeburten. Die Autoren folgern aus ihren Beobachtungen, daß die Pockenschutzimpfung im ersten Drittel der Schwangerschaft sich nicht nachteilig auf die sich entwickelnde Frucht auswirke.

Zu anderen Feststellungen kommt MacArthur [*98*], allerdings auf Grund wesentlich kleinerer Zahlen. Bei einem Pockenausbruch in Schottland 1950 wurde u. a. eine Frau im dritten Schwangerschaftsmonat geimpft, die eine schwere Erstreaktion zeigte. 3 Monate später kam es zur Frühgeburt eines hydropischen Kindes, das mit einer schweren generalisierten Vakzine bedeckt war. Daraufhin angestellte Erhebungen bei 203 Frauen, die in der Schwangerschaft geimpft worden waren, hatten folgendes Ergebnis: In den ersten 4 Wochen der Gravidität ereignete sich bei 33 Frauen 1 Fehlgeburt (3%), im 2. und 3. Monat bei 34 Frauen 16 Fehlgeburten (etwa 47%), im zweiten Drittel bei 69 Frauen 2 Fehlgeburten (etwa 3%) und im letzten Drittel bei 67 Frauen 1 Fehlgeburt (1,4%). Die normale Rate der Fehlgeburten beträgt dort 3%. Die Impfung von Schwangeren sollte daher nach Ansicht dieses Autors besonders während des 2. und 3. Schwangerschaftsmonats unterbleiben, da sie die foetale Sterblichkeit eindeutig erhöhe.

Ein weiterer durch das Vakzinevirus selbst verursachter Impfschaden ist die *sekundäre Vakzine*. Hierbei handelt es sich um das Auftreten von Vakzinepusteln außerhalb der Impfstelle auf gesunder oder scheinbar gesunder Haut oder Schleimhaut, das auf eine zufällige Infektion mit Vakzinevirus zurückzuführen ist. Voraussetzung für die Entwicklung der sekundären Pustel ist eine durch äußere Einwirkung entstandene, u. U. kleinste Verletzung, durch die das Virus in das Gewebe eindringen kann. Meist ist es der Impfling selbst, der bei Juckreiz (intertriginöses Ekzem, Lidrandentzündung, Oxyuren u. a.) durch den kratzenden Finger die Reste des an der Impfstelle befindlichen Impfstoffes oder den Inhalt der Impfpustel auf die eigene Körperfläche (Autoinokulation) oder mit seinen Händen auf andere Personen — Ungeimpfte, Erwachsene mit mangelndem Impfschutz — (Heteroinokulation) überträgt. Auch kann der Inhalt seiner Pusteln durch Pflegepersonen auf ihn selbst (Reinfektion) oder dritte Personen übertragen werden.

Durch Autoinokulation entstandene Impfpusteln werden u. a. am Augenlid, am Lidrand und an der Bindehaut des Auges beobachtet. Vakzineerkrankungen der Hornhaut entstehen durch Übergreifen eines vakzinalen Prozesses von der Bindehaut und führen zu einer Keratitis, die in der Regel ohne Folgen ausheilt. Tritt eine sekundäre Infektion durch Eiterreger hinzu, so kann es zur Iritis mit Synechien und Hornhauttrübungen kommen. Auch besteht die Gefahr der Panophthalmie mit Verlust des Auges. Am Ohr können die hintere Ohrfurche und zuweilen die frisch gestochenen Löcher in den Ohrläppchen Sitz von sekundären Vakzinepusteln sein. Auch an der Nase, in den Naseneingängen, auf den Lippen und auf der Zunge können sich Pusteln entwickeln. Bei Verwurmung mit Oxyuren und den dadurch verursachten Juckreiz kommen Übertragungen auf den Anus und die Vulva vor.

Über die Häufigkeit der sekundären Vakzine in den Jahren 1946 bis 1953 im Bundesgebiet geben Impfschadensberichte folgende Zahlen: Befallen waren die Lider in 21 Fällen = 3,6% aller Impfschadensberichte, Bindehaut 4 = 0,7%, Ohr 1 = 0,2%, Nase 6 = 1,0%, Lippe 2 = 0,3%, Zunge 2 = 0,3%, Vulva 2 = 0,7% und Anus 3 = 0,5%.

Außer den Komplikationen, an deren Entstehung das Vakzinevirus selbst maßgeblich beteiligt ist, sind solche zu erwähnen, die durch sekundäre Einwirkung von Eitererregern zustandekommen. Die bei der Hautimpfung gesetzte Hautverletzung kann Staphylokokken oder Streptokokken als Eintrittspforte dienen. Abgesehen von den seltenen Vorkommnissen einer bakteriellen Verunreinigung der Impfinstrumente oder der Lymphe handelt es sich in allererster Linie um Keime, die in der Haut des Impflings vorhanden sind, zumal bei der Hautdesinfektion die in den Talg- und Schweißdrüsenausführungsgängen vorhandenen Erreger nicht vernichtet werden. Von wenigen Ausnahmen abgesehen, dürften Komplikationen wie Erysipel und Phlegmone sekundär bedingt sein, indem die Eitererreger durch Kratzen an der Impfstelle bzw. Impfwunde in die verletzte Hautstelle verbracht werden. Infektionen der Impfstelle können auch durch Keimübertragungen von Angehörigen verursacht werden. Bei einer Wundinfektion durch Keime, die zur Zeit der Impfung in der Haut des Kindes vorhanden waren, beginnen die Krankheitserscheinungen meist schon 2 bis 3 Tage nach der Impfung.

Diesen primären Infektionen stehen die obengenannten Sekundärinfektionen gegenüber, die erst nach voller Entwicklung der Impfpustel auftreten.

Im Gesamtbild der Komplikationen nach Pockenschutzimpfung nehmen, wie sich aus Tab. 6 ergibt, die krankhaften Störungen des Zentralnervensystems eine besondere Stellung ein. Außer der postvakzinalen Enzephalomyelitis (pvE), die nachfolgend gesondert besprochen wird, können *Krampfzustände und meningeale Reizerscheinungen* auftreten. Bei der im Säuglingsalter häufig beobachteten Krampfbereitschaft muß damit gerechnet werden, daß auch im Verlauf der Impfreaktion bei Kindern mit Krampfneigung gelegentlich Krämpfe auftreten. Diese Krämpfe zeigen sich häufig zu Beginn oder auf dem Höhepunkt der Fieberreaktion, also zwischen dem 5. und 11. Tag nach der Impfung. Sie werden im allgemeinen als funktionelle Störungen der Blutliquorschranke aufgefaßt. Diese Infekt- oder Fieberkrämpfe können auch bei anderen fieberhaften Infektionskrankheiten eintreten. Zum Unterschied von den organisch bedingten Krämpfen bei der postvakzinalen Enzephalomyelitis bleiben die Fieberkrämpfe zeitlich in den meisten Fällen auf den initialen Fieberanstieg beschränkt. Eine sichere differentialdiagnostische Abgrenzung ist klinisch jedoch nicht möglich, wenn die Krämpfe innerhalb der Inkubationszeit der pvE auftreten (Betke [*8*]). Sie beginnen als klonische Krämpfe und gehen mit völliger Bewußtlosigkeit einher. Der Anfall kann auf wenige Sekunden beschränkt sein, kann auch längere Zeit anhalten oder wiederholt auftreten. In den meisten Fällen erholen sich die Kinder bald wieder. Schnelles Abklingen der Krämpfe und der Bewußtlosigkeit sowie völlige Genesung sprechen für rein funktionelle Störungen. Die pathogenetischen Zusammenhänge sind noch nicht genügend geklärt.

Herrlich [*66*] berechnete für die Jahre 1945 bis 1953 für das Land Bayern auf etwa 1 Mio Erstimpfungen 16 Fälle von Meningitis serosa (1 : 62500) mit 9 Todesfällen, 2 Fälle von Lähmungen (1 : 500000) und 30 Fälle von Krämpfen (1 : 33300) mit 6 Todesfällen. Trüb und Sauer [*131, 148*] stellten in Nordrhein-Westfalen 1952 und 1953 bei insgesamt 679 343 Impfungen 3 Fälle von Krämpfen (1 : 226 440) fest.

Die postvakzinale Enzephalomyelitis (pvE)

a) Allgemeines

Sichere Angaben darüber, wann die ersten Fälle von postvakzinaler Enzephalomyelitis aufgetreten sind, liegen nicht vor. Vereinzelte Fälle von neuralen Komplikationen nach Schutzimpfung im vorigen Jahrhundert, über die Kaiser 1930 berichtet hat [*85*], müssen hinsichtlich ihrer Ätiologie als fragwürdig bezeichnet werden, weil entsprechende histologische Befunde fehlen. Der erste in Deutschland amtlich gemeldete Fall von postvakzinaler Enzephalomyelitis wurde 1912 in Frankfurt/Main beobachtet; ein 1 ½jähriges Mädchen erkrankte 12 Tage nach der Impfung fieberhaft mit Krämpfen ohne Lähmungen; es verblödete später. Im gleichen Jahr wurde ein histologisch gesicherter Fall in London bei einem Erstimpfling von 15 Jahren beobachtet (Turnbull [*150*]). Zu einer Häufung solcher Fälle ist es aber erst nach 1925 gekommen. Die ersten umfassenden Publikationen verdanken wir Lucksch (Tschechoslowakei) [*97*] und Bouwdijk-Bastiaanse (Niederlande) [*15*]. Sie gaben Anlaß zu weiteren Mitteilungen. Die pvE ist seitdem in wechselnder Häufigkeit aufgetreten und niemals ganz verschwunden.

Die Furcht vor dieser Komplikation hat in den letzten Jahren zu einer erheblichen Zunahme der Zurückstellungen geführt. So wurden z. B. in Bayern vor dem ersten Auftreten der pvE durchschnittlich 10 bis 12% der Erstimpflinge wegen Krankheit nicht geimpft, 1952 betrug dagegen nach HERRLICH die Zahl der Zurückstellungen 19,6%.

Die *Ätiologie* der pvE ist trotz zahlreicher Untersuchungen noch unbekannt. Als mögliche Ursachen werden das Vakzinevirus selbst, eine allergische Reaktion des Zentralnervensystems und schließlich die Aktivierung eines latent im Körper vorhandenen Enzephalitisvirus durch die Impfreaktion angesehen. Auf zahlreiche andere, größtenteils nicht hinreichend begründete Hypothesen über die Ätiologie braucht hier nicht eingegangen zu werden.

b) Geographische Verteilung (s. Anhang 1, S. 116ff.)

Von allen Erdteilen ist bisher wohl Europa am stärksten befallen. Wenn TACCONE [*146*] 1930 748 europäische Fälle aufzählte, so sind darin nur die gemeldeten Erkrankungen enthalten. Die Gesamtzahl war zweifellos wesentlich höher.

Innerhalb der einzelnen Länder wurden bestimmte Gebiete stärker heimgesucht als andere. Die pvE ist nicht nur zeitlich, sondern auch regionär gehäuft aufgetreten. Die Morbiditätskurven haben keinerlei Beziehungen zu dem Auftreten von viralen Erkrankungen des ZNS, insbesondere zur Poliomyelitis und zur epidemischen Enzephalitis.

c) Die pvE in Deutschland

Für alle statistischen Zusammenstellungen gilt, daß die Schwierigkeiten der klinischen Diagnose die einwandfreie zahlenmäßige Erfassung der pvE bis jetzt unmöglich gemacht haben. Wie in anderen Ländern, so ist auch in Deutschland das Vorkommen der pvE seit 1926 zahlenmäßig zu erhärten. Hierüber liegt folgendes Material vor:

Tabelle 7. *Vorkommen der pvE in Deutschland (nach Herrlich)*

Zeit	Gebiet	Zahl der Impfungen	Enzephalitis		1 Enzephalitisfall auf... Impfungen
			Erkrankungen	davon Todesfälle	
1926—36	Reichsgebiet	23 370 000	168	?	139 000*
1929—38	München	58 826	2	0	29 913
1946	Nordrhein-Westfalen	193 738	23	9	8 423
1946	Bayern	114 184	2	1	57 092
1947	Bayern	128 789	5	4	25 758
1947	Nordrhein-Westfalen	178 508	4	2	44 627
1948	Bayern	137 082	1	1	137 082
1948	Nordrhein-Westfalen	184 286	5	2	36 857
1949	Hessen	66 283	15	8	4 418
1949	Bayern	144 945	6	4	24 157
1950	Hessen	34 297	7	4	4 899
1950	Bayern	140 011	12	3	11 668
1951	Bayern	140 000	10	7	14 000

* Die Zahlen für das Reichsgebiet beziehen sich auf Erst- und Wiederimpflinge, alle übrigen nur auf Erstimpflinge.

Tabelle 8. *PvE in der Bundesrepublik 1951 bis 1956**

Zeit	Gebiet	Zahl der erfolgreichen Erstimpfungen	Enzephalitis Erkrankungen	Enzephalitis davon Todesfälle	1 Enzephalitisfall auf... Impfungen
1952	Bayern	100 537[1]	11	5	9 100
1953	,,	129 624	22	9	5 900
1954	,,	124 073	10	6	12 400
1955	,,	131 894	6	2	21 966
1956	,,	122 969	9	4	9 459
1952	Nordrhein-Westfalen	115 749	2	1	57 875
1953	,,	166 952	10	4	16 695
1954	,,	165 684	6	2	40 947
1955	,,	169 238	4	2	42 309
1956	,,	ca. 170 000	8	2	ca. 21 250
1951	Hessen	68 741[2]	5[6]	1	
1952	,,	32 506[3]	6	2	
1953	,,	41 818[4]	6	4	
1954	,,	56 448	9	1	6 270
1955	,,	61 929	7	5	8 850
1956	,,	18 624[5]	6	2	

* Die Zahlen sind auf Grund einer Umfrage des Bundesministeriums des Innern vom Frühjahr 1958 ergänzt und berichtigt worden; vgl. Tab. 9 und 10.

[1] Zahlen nicht vollständig

[2] Von 48 vorhandenen Kreisen haben nur 34 berichtet

[3] Von 48 vorhandenen Kreisen haben nur 30 berichtet

[4] Von 48 vorhandenen Kreisen haben nur 34 berichtet

[5] Von 3 Regierungs-Bezirken hat nur einer berichtet

[6] Die aufgeführten Zahlen beziehen sich auf ganz Hessen (48 Kreise); es handelt sich zum Teil nur um klinische Diagnosen, die nicht sämtlich gutachtlich bestätigt wurden (keine näheren Unterlagen usw.)

Tabelle 9. *Häufigkeit der Enzephalitis bei Erstimpfungen in deutschen Ländern 1950 bis 1956**
(aus Nordrhein-Westfalen und Hamburg keine Angaben)

Land	Berichtszeit	Geimpfte Kinder**	Bei Erstimpfung Enzephalitis-erkrankungen	Bei Erstimpfung 1 Enzephalitis auf...geimpfte Kinder
Niedersachsen	1950 — 1957	835 776	67	12 474
Bremen	1950 — 1956	37 361	3	12 454
Baden-Württemberg	1950 — 1956	710 532	51	13 932
West-Berlin	1950 — 1956	151 397	32	4 731
Schleswig-Holstein	1950 — 1956	220 345	20	11 017
Hessen	1950 — 1956	340 399	45	7 564
Rheinland-Pfalz	1950 — 1956	371 190	17	21 835
Bayern	1950 — 1956	946 142	78	12 130
Saarland	1952 — 1956	85 632	3	28 544
Zusammen		3 698 774	316	11 705

* Ergebnis einer Umfrage des Bundesministeriums des Innern vom Frühjahr 1958.

** Hier wurden großenteils statt der Angaben der Umfrage die Zahlen aus der Impfungsstatistik des Bundesgesundheitsamtes eingesetzt. Einige Zahlen wurden durch Schätzung ergänzt.

Tabelle 10. *Enzephalitis und Hauterkrankungen nach Pockenschutzimpfung in deutschen Ländern 1950 bis 1956 bzw. 1957**
(aus Nordrhein-Westfalen und Hamburg keine Angaben)

Land	Berichtszeit	Erstimpflinge										Wiederimpflinge									
		Impf-Enzephalitis			Hauterkrankungen							Impf-Enzephalitis			Hauterkrankungen						
					Generalisation			Exanthem	sonstige						Generalisation			Exanthem	sonstige		
		Zahl	gestorben	Dauerschäden	Zahl	gestorben	Dauerschäden		Zahl	gestorben	Dauerschäden	Zahl	gestorben	Dauerschäden	Zahl	gestorben	Dauerschäden		Zahl	gestorben	Dauerschäden
Niedersachsen	1950 — 1957	67	20	4	7	–	–	2	–	–	–	2	–	–	–	–	–	–	–	–	–
Bremen	1950 — 1957	3	–	1	1	–	–	–	–	–	–	2	1	–	1	–	–	–	4	–	–
Baden-Württemberg	1950 — 1957	68	13	21	37	–	–	16	32	–	2	13	1	–	8	–	–	6	5	–	–
West-Berlin	1950 — 1956	32	8	5	362**	1**	–**	29**	273**	–**	–**	1	–	–							
Schleswig-Holstein	1950 — 1956	20	6	4	1	–	–	1				1	–	–	1	–	–	–	–	–	–
Hessen...........	1950 — 1956	45	12	5	3	–	–	1	7	–	–	9	3	1	–	–	–	1	1	–	–
Rheinland-Pfalz...	1950 — 1956	17	13	–								1	–	–							
Bayern	1950 — 1957	95	46	28	18	–	1					–	–	–	–	–	–				
Saarland	1952 — 1956	3	–	1	3	–	–	einige	9	1	–	–	–	–	–	–	–	–	–	–	–
Zusammen:		350	118	69								29	5	1							

* Ergebnis einer Umfrage des Bundesministeriums des Innern vom Frühjahr 1958
** einschließlich der Wiederimpflinge.

d) *Altersverteilung*

Eine statistische Auswertung der Häufigkeit der Enzephalomyelitis bei Erstimpflingen in verschiedenen Altersklassen wurde im Rahmen dieses Gutachtens von HEITE vorgenommen. Dieser Auswertung liegen statistische Erhebungen und Zahlenangaben von FEMMER [*39*], HERRLICH [*66*], TH. MÜLLER [*110*], TERBURGH [*147*], BERGER und PUNTIGAM [*7*] sowie der WHO [*18*] zugrunde (s. Tab. 12 u. 13). Die Angaben von FEMMER, TH. MÜLLER, TERBURGH und der WHO waren bereits von H. MÜLLER einer vorläufigen Auswertung unterzogen worden. Dieses Material wurde durch die von HERRLICH im Rahmen dieses Gutachtens erarbeiteten und inzwischen publizierten Ergebnisse sowie die Zahlen von BERGER und PUNTIGAM [*5*] ergänzt. Überblickt man das Gesamtmaterial von 2 295 485 Erstimpfungen (darunter 212 Enzephalomyelitiden), so ergibt sich übereinstimmend bei allen Autoren mit ansteigendem Alter des Impflings eine zunehmende Häufung der Fälle von pvE.

Im 1. bis 2. Lebensjahr 103 auf 1 911 572 = 0,53 $^0/_{000}$
Im 3. „ 4. „ 27 „ 240 916 = 1,12 $^0/_{000}$
Im 5. „ 6. „ 28 „ 95 297 = 3,40 $^0/_{000}$
Im 7. „ 12. „ 54 „ 47 690 = 8,82 $^0/_{000}$

Dabei ist der Unterschied zwischen „1 bis 2" und „3 bis 4" bereits im Sinne des 3 σ-Äquivalents ausreichend zu sichern. Über das Vorkommen der pvE in höheren Altersklassen vergleiche S. 38 und 39.

An einer eindeutigen Zunahme der Häufigkeit der Enzephalomyelitis zwischen diesen beiden und erst recht gegenüber noch höheren Altersklassen kann nicht gezweifelt werden. Studiert man den Anstieg der Häufigkeit in Abhängigkeit vom Alter genauer, so ergeben sich jedoch bei den einzelnen Autoren recht unterschiedliche

Tabelle 11. *Häufigkeit der pvE in verschiedenen Altersklassen (1952, 1953, 1954) nach Herrlich*

Jahre:	0 bis 1	1 bis 2	2 bis 4	4 bis 6	6 bis 12
Absolute Zahl der Geimpften[1]	162 116	142 304	34 087	4 047	1 680
Fälle an pvE	16	17	4	1	5
Eine pvE auf ... Impfungen	10 737	8 370	8 512	4 047	336
Altersgruppen in % der Geimpften	48,5	40,1	9,6	1,1	0,4

[1] In diese Gruppe wäre vermutlich noch eine gewisse Zahl von „Wiederimpflingen" zu rechnen, die in Wirklichkeit Erstimpflinge darstellen, aber nicht als solche erkannt und damit nicht erfaßt wurden.

Beziehungen. Von HERRLICH, BERGER und PUNTIGAM sowie aus den Niederlanden (Bulletin der WHO) wird über ein sprunghaftes Ansteigen mit zunehmendem Alter berichtet. Allerdings liegt der Sprung bei den einzelnen Autoren an verschiedenen Zeitpunkten. HERRLICH fand im Rahmen einer allgemein steigenden Tendenz den größten Sprung zwischen den zwei Altersklassen 0 bis 4 Jahre und 4 bis 12 Jahre (vgl. Tab. 11), BERGER und PUNTIGAM verzeichnen zwischen dem 3. und 4. Lebensjahr eine Häufung auf das Fünffache. Aus den Niederlanden werden zwei Sprünge berichtet: zwischen dem 1. und 2. Lebensjahr und zwischen dem 4. und 5. Lebensjahr jeweils um etwa das Doppelte.

Tabelle 12. *Häufigkeit der pvE in verschiedenen Altersklassen nach den Angaben der Literatur*

Lebensjahr	TERBURGH 1924 bis 35	WHO Holland 1930 bis 43	MÜLLER Basel 1944	FEMMER Düsseldorf 1948	HERRLICH Bayern 1945 bis 53	BERGER und PUNTIGAM Österreich 1946 bis 53	Summe aller Autoren	Summe ohne TERBURGH
0. bis 1.	10/251 915 0,397 $^0/_{000}$	9/298 557 0,301 $^0/_{000}$	—/ 264	—/ 12 339	30/522 000 0,575 $^0/_{000}$	2/ 17 354 1,152 $^0/_{000}$	51/1 102 419 0,463 $^0/_{000}$	41/850 514 0,482 $^0/_{000}$
1. bis 2.	9/122 341 0,736 $^0/_{000}$	13/142 737 0,911 $^0/_{000}$	—/ 562	—/ 16 429	26/486 000 0,535 $^0/_{000}$	4/ 41 084 0,974 $^0/_{000}$	52/809 153 0,643 $^0/_{000}$	43/686 812 0,626 $^0/_{000}$
2. bis 3.		6/ 46 972 1,277 $^0/_{000}$	—/ 600	1/ 15 058 0,664 $^0/_{000}$	11/117 000 0,940 $^0/_{000}$	1/ 11 268 0,887 $^0/_{000}$	27/240 916 1,121 $^0/_{000}$	27/240 916 1,121 $^0/_{000}$
3. bis 4.		5/ 31 445 1,590 $^0/_{000}$	—/ 669	1/ 14 312 0,699 $^0/_{000}$		2/ 3 592 5,568 $^0/_{000}$		
4. bis 5.		8/ 23 823 3,358 $^0/_{000}$	1/ 575 17,391 $^0/_{000}$	2/ 15 850 1,262 $^0/_{000}$	3/ 14 000 2,143 $^0/_{000}$	2/ 2 920 6,849 $^0/_{000}$	28/ 95 297 2,938 $^0/_{000}$	28/ 95 297 2,938 $^0/_{000}$
5. bis 6.		4/ 19 830 2,017 $^0/_{000}$	1/ 564 17,730 $^0/_{000}$	3/ 16 517 1,816 $^0/_{000}$		4/ 1 18 32,841 $^0/_{000}$		
über 6. bis 12.		31/ 29 382 10,551 $^0/_{000}$	3/ 1 579 18,999 $^0/_{000}$	7/ 5 331 13,131 $^0/_{000}$	3/ 9 800 3,061 $^0/_{000}$	10/ 1 598 62,578 $^0/_{000}$	54/ 47 690 11,323 $^0/_{000}$	54/ 47 690 11,323 $^0/_{000}$

Wegen der diagnostischen Schwierigkeiten ist eine genaue statistische Erfassung der Krankheitsfälle von pvE bisher nicht möglich gewesen. Aber auch wenn nur die autoptisch und klinisch gesicherten Erkrankungsfälle gezählt werden, ist — zunächst abgesehen von der Frage der Altersverteilung — eine Zunahme der Krankheit in den Nachkriegsjahren erweisbar. In Bayern gab es bei einer Gesamtzahl von über einer Million Erstimpfungen der Jahre 1946 bis 1953 insgesamt 75 Fälle von pvE mit einer Steigerung von 2 Erkrankungsfällen bei 114 184 Impfungen im Jahre 1946 auf 23 Fälle bei 129 624 Impfungen im Jahre 1953. In einer neueren Mitteilung von HERRLICH u. Mitarb. [*72*] werden für den gleichen Zeitraum nur 63 Fälle von pvE angegeben, denn es wurden noch Befunde bekannt, nach denen 12 Fälle als nicht genügend gesichert anzusehen und daher auszuscheiden waren. Auch in Nordrhein-Westfalen ist seit 1946 eine Zunahme der pvE eingetreten. 1946 bis 1953 entfiel auf 41 652 Erstimpflinge 1 Erkrankung an pvE, bei den Wiederimpflingen auf 101 815 [*148*].

1929 hat ECKSTEIN [*32*] die bis dahin in Deutschland bekanntgewordenen Fälle zusammengestellt. Nicht alle von ihm mitgeteilten Fälle — insgesamt 92 — haben der Nachprüfung durch eine staatliche Kommission standgehalten. Dabei hat sich gezeigt, wie schwer es ist, retrospektiv aus den oft unzulänglichen Berichten des behandelnden oder des Amtsarztes die Diagnose zu stellen. Von den 102 der Kommission zur Begutachtung übergebenen Fällen entfielen 77 (davon 25 mit tödlichem Ausgang) auf Erstimpflinge und 4 (sämtlich mit tödlichem Ausgang) auf Wiederimpflinge, d. h. in der vierjährigen Berichtszeit auf eine Million Erstimpflinge etwa 19 Fälle von pvE mit 6 bis 7 Todesfällen und auf eine Million Wiederimpflinge nur 1 Fall von pvE. Das gesamte Krankengut ist tabellarisch im Reichsgesundheitsblatt (1931) S. 574 zusammengestellt. 1932 sind in Deutschland nur noch 15 sichere Fälle bekanntgeworden, davon waren 3 tödlich.

Da in dem Material von BERGER und PUNTIGAM sowie in dem der Weltgesundheitsorganisation die Zahl der Fälle von Enzephalomyelitis absolut klein ist, kann die relative Häufigkeit zufällig mehr oder weniger erheblich schwanken. Erst bei Zusammenfassung mehrerer Erhebungen, die zu größeren absoluten Zahlen führt, ist ein verbindlicheres Urteil über die Häufigkeitsverteilung auf die einzelnen Altersklassen möglich. Von wesentlicher Bedeutung ist insbesondere ein etwaiger Unterschied der Erkrankungshäufigkeit in den ersten 3 Lebensjahren. Hier finden sich in der Literatur widerspruchsvolle Angaben. Die Zahlenangaben von FEMMER und TH. MÜLLER sind in dieser Hinsicht nicht verwertbar. HERRLICH beobachtete eine gleichbleibende Erkrankungshäufigkeit in den ersten beiden, BERGER und PUNTIGAM sogar in den ersten drei Lebensjahren. Demgegenüber findet TERBURGH im 2. Lebensjahr eine Steigerung der Enzephalomyelitishäufigkeit auf nahezu das Doppelte; die WHO verzeichnet eine Steigerung um das Dreifache im 2. und das Vierfache im 3. Lebensjahr. Faßt man allein die älteren Zahlenangaben von TERBURGH und der WHO zusammen, so ergeben sich folgende Häufigkeiten:

1. Lebensjahr $19 / 550472 = 0{,}345^0/_{000}$
2. Lebensjahr $22 / 265078 = 0{,}831^0/_{000}$

Dieser Unterschied der relativen Häufigkeiten erweist sich bei statistischer Überprüfung als nicht vollständig gesichert; eine zufällige Entstehung dieses

Unterschiedes ist allein aus wahrscheinlichkeitstheoretischen Gesichtspunkten durchaus möglich.

Eine Aussage über einen etwaigen Unterschied der Häufigkeit zwischen dem 1. und dem 3. Lebensjahr ist auf Grund einer Zusammenfassung der Zahlenangaben von FEMMER und TH. MÜLLER, der WHO sowie von BERGER und PUNTIGAM möglich:

1. Lebensjahr	11 / 328514 = 0,335 $^0/_{000}$
3. Lebensjahr	8 / 73898 = 1,081 $^0/_{000}$

Auch dieser Unterschied ist auffallend, aber nicht statistisch gesichert.

Die Frage, ob das 1., 2. und 3. Lebensjahr hinsichtlich der Häufigkeit der Enzephalomyelitis echte Unterschiede aufweisen, wird also von verschiedenen Autoren widersprechend beantwortet. Eine vermeintliche Häufung bereits im 2. und 3. Lebensjahr wird nur von zwei älteren Untersuchungen berichtet, ohne daß sich die Unterschiede auch bei Zusammenfassung des Zahlenmaterials statistisch sichern lassen. Ein echter Anstieg der Enzephalitishäufigkeit im 2. und 3. Lebensjahr ist daher nicht bewiesen.

Ergänzend ist zu bemerken, daß HERRLICH das Durchschnittserkrankungsalter seiner Probanden für die Mädchen mit 26,4 Monaten, für die Knaben mit 35,2 Monaten errechnete. Sowohl in der „konvulsiven" als auch in der „paretischen" Gruppe finden sich bei den Geschlechtern Unterschiede im Durchschnittsalter (paret. Gruppe: Knaben = 7 Fälle = 53,4 Mon., Mädchen = 13 Fälle = 37,1 Mon.; konvuls. Gruppe: Knaben = 25 Fälle = 18,9 Mon., Mädchen = 22 Fälle = 14,9 Mon.).

Berücksichtigt man neben dem Fehlen der statistischen Sicherung die Möglichkeit etwaiger Erhebungsfehler und ferner die Einwände, die von H. MÜLLER gegen die Arbeit von TERBURGH erhoben werden, so erscheint es nicht angängig, ein Ansteigen der Enzephalomyelitishäufigkeit zwischen dem 1. und 2. bzw. 3. Lebensjahr als erwiesen anzusehen. Nur die älteren Arbeiten (WHO, TERBURGH) lassen einen Verdacht in diesem Sinne aufkommen, während gerade die neueren Zusammenstellungen von BERGER und PUNTIGAM sowie von HERRLICH — letztere unter Auswertung eines recht großen Zahlenmaterials — keinen solchen Anstieg dartun. Diesem Befund einer etwa gleichbleibenden Enzephalomyelitishäufigkeit zwischen dem 1. und 2. Lebensjahr entsprechen auch die Zahlenangaben von FEMMER und TH. MÜLLER, die allerdings zu klein sind, um für sich allein ausreichende Beweiskraft zu haben.

Bei Erwachsenen scheint die pvE — gleichgültig, ob es sich um Erst- oder Wiederimpflinge handelt — seltener zu sein. So wurden in *Frankreich* (vgl. Anhang 1, S. 120) bei Soldaten keine Fälle von pvE beobachtet. Auch in *Italien* (vgl. Anhang 1, S. 121) sind derartige Fälle nicht bekanntgeworden. Dem stehen die Erfahrungen in *England* (vgl. Anhang 1, S. 117) und in den *Niederlanden* entgegen. Dort ist die pvE an sich wesentlich häufiger als in den zuvor genannten Ländern. In den Niederlanden ereigneten sich nach Impfung von 80000 Rekruten 15 Fälle von pvE, d. h. 1 : 5333 [*136*]. Anläßlich des Vorkommens von Pocken in Tilburg 1951 wurden in Breda 57000 Personen geimpft. Dabei ereigneten sich 4 Fälle von Enzephalomyelitis; es handelte sich um 2 Erstimpflinge im Alter von 10 und 11 Jahren sowie 2 Kinder von 9 und 10 Jahren, von denen eines früher ohne Erfolg geimpft worden und das andere ein Wiederimpfling war. Hierzu ist zu bemerken, daß bei den anläßlich von Pockenausbrüchen in den Niederlanden durchgeführten Impfungen unter dem Eindruck der drohenden Gefahr die Kontraindikationen der Pockenschutzimpfung weniger als es bei normalen Impfterminen erforderlich und üblich ist, beachtet worden waren.

In dieser Beziehung verwertbare Zahlen für Großbritannien liegen nicht vor, da für die Jahre 1948 bis 1953 nur über Erkrankungsfälle, aber nicht über die Zahl von geimpften Kindern und Erwachsenen berichtet wird (s. Anhang 1, S. 117). Einen Hinweis bieten aber die für 1927 bis 1929 gemeldeten 90 bestätigten Fälle. Diese betrafen 54 Kinder zwischen 5 und 15 Jahren, die Zahl der Erstimpfungen wird auf 100000 geschätzt. Das Alter der zweiten Gruppe von Erstimpflingen lag zwischen 16 und 55 Jahren. Hier ereigneten sich 36 Fälle von pvE. Nimmt man für diese Gruppe auch 100000 Erstimpfungen an, so ergibt sich eine Häufigkeit von 1 : 2770 bzw. bei nur 50000 Impfungen 1 : 1385.

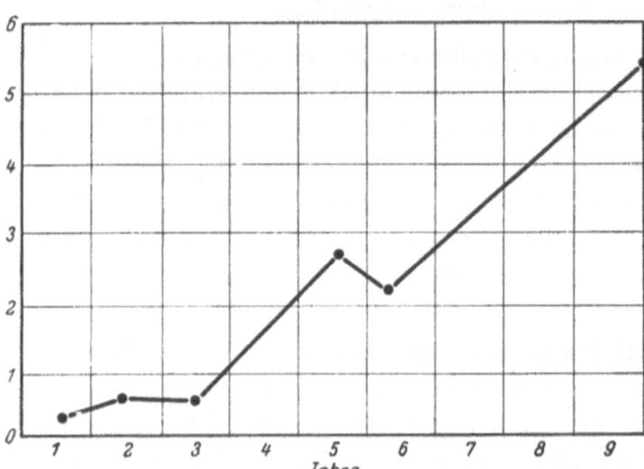

Abb. 5. Enzephalitis-Morbidität und Lebensalter. Verteilung der pvE auf Altersklassen (1:10000 Impflinge)

Tabelle 13. *Postvakzinale Enzephalomyelitis in England*

	1950	1951	1952	1953	1954	1955
Erstimpfungen[1]	284 366	406 960	314 701	474 366	304 560	309 016
Wiederimpfungen[1]	85 460	317 109	107 146	233 609	73 871	72 602
Gesamtzahl	369 826	724 069	421 847	707 975	378 431	381 618
pvE-Erkrankungsfälle[2]	4	12	6	10	?	?
pvE-Todesfälle	1[5]	4[6]	1	4	1	1
Pocken-Erkrankungsfälle[3]	8	27	135	30	—	—
Pocken-Todesfälle[4]	—	10	1	8	—	—

[1] A. R. med. Offr. for 1955 (Rep. of the Minist. of Hlth for the year ended 31 December, 1955, Part II on the state of the Publ. Hlth).

[2] s. Anhang 1, S. 117.

[3] The Registrar Generals Statistical Review of England and Wales for the year 1955.

[4] s. Anhang 1, S. 95.

[5] s. Anhang 1, S. 118.: im „Rep. of the Minist. of Hlth for the year ended 31 December 1950“ ist kein Todesfall angegeben.

[6] s. Anhang 1, S. 118: im „Rep. of the Minist. of Hlth for the year ended 31 December 1951“ sind nur 2 Todesfälle verzeichnet.

Im vorliegenden Auszug des Berichtes des Registrar General sind bei den Erkrankungs- und Todesfällen an pvE weder die Altersgruppe noch die Zugehörigkeit zur Gruppe der Erst- oder Wiederimpflinge angegeben. Es kann daher die Häufigkeit der pvE nur auf die Gesamtzahl der Impfungen errechnet werden. Sie beträgt für 1950 1 : 92456, 1951 1 : 60339, 1952 1 : 70301, 1953 1 : 70797. Für die Jahre 1954 und 1955 fehlen Zahlen der Erkrankungsfälle an pvE. Während sich 1950 1 Todesfall an pvE, aber kein Pockentodesfall ereignete, wurden 1951 4 Todesfälle an pvE und 10 Pockentodesfälle, 1952 1 Todesfall an pvE und 1 Todesfall an Alastrim, 1953 4 Todesfälle an pvE und 8 Todesfälle an Pocken gemeldet. In den Jahren 1954 und 1955 traten keine Pocken in England und Wales auf.

In *Schottland* traten im Jahre 1942 bei einer Massenimpfung in Edinburgh 22 Erkrankungen an pvE mit 8 Todesfällen auf; dies hat wesentlich dazu beigetragen, daß 1946 in Großbritannien die Impfgesetze geändert wurden (vgl. S. 94). Bei den Pockenausbrüchen 1929 in den *Niederlanden* in Rotterdam, Delft und den Haag wurden 77354 Erst- und 1196464 Wiederimpfungen durchgeführt. Es ereigneten sich bei den Erstimpflingen (Kinder) 52 Fälle und bei Wiederimpflingen 31 Fälle von pvE (s. Anhang 1, S. 118). Nach den Berichten des Auswärtigen Amtes wurden in New York im Jahre 1947 (s. Anhang 1, S. 122) etwa 5 Mio Menschen geimpft, dabei ereigneten sich 45 Fälle von pvE; hiervon waren 33 über 20 Jahre alt. In *Australien* (s. Anhang 1, S. 124) wurden während des letzten Krieges 1,5 Mio Menschen geimpft; dabei ereigneten sich 3 Fälle von pvE. In *Frankreich* wurden 1946 5 Mio Impfungen durchgeführt; hierbei wurden 15 Fälle von pvE beobachtet, die wahrscheinlich nur ältere Erstimpflinge betrafen.

e) *Pathologische Anatomie der pvE*

Trotz der immer wieder auftauchenden Behauptungen über eine Wesensverwandtschaft der pvE mit der Enzephalitis epidemica ist die Abgrenzung des histopathologischen Bildes der pvE von der Enzephalitis epidemica, der Poliomyelitis und der multiplen Sklerose eindeutig möglich. Diese Aufgabe der pathologischen Anatomie ist durch die Untersuchungen von Spielmeyer [*139—141*] und Spatz [*137*, *138*] seit 20 Jahren gelöst.

Nach Krücke [*155*] sind die von Spatz als diffuse perivenöse Herdenzephalitis bezeichneten anatomischen Veränderungen aber nicht vom pathohistologischen Substrat der parainfektiösen Enzephalitiden bei anderen Viruskrankheiten (z. B. Masern, Grippe, Mumps und Pocken) abzugrenzen. Für das Auftreten dieser parainfektiösen Enzephalitisformen gelten — bei verschiedener Virusart und verschiedener Grundkrankheit — offenbar die gleichen Entstehungsbedingungen wie für die pvE.

Die histologisch erfaßbaren Initialerscheinungen am Nervensystem bestehen in lokalen Kreislaufstörungen mit besonderer Beteiligung des venösen Teiles der Blutstrombahn, wobei es ganz offenbar zur Verlangsamung der Blutströmung, gelegentlich mit Thrombenbildung, Gefäßwandveränderungen, erhöhter Permeabilität der Gefäßwand, Auftreten mukoider Substanzen und seröser Exsudation kommt. Freies Exsudat findet sich vorwiegend im Adventitialraum der Gefäße, weniger im Parenchym selbst. Dort bietet sich mehr das Bild eines gekammerten Exsudates und einer Quellung des perivenösen Gewebes, vor allem der Markscheiden und Achsenzylinder.

In diesem Frühstadium kommt es auch zum Auftreten zelliger Infiltrationen aus Lymphozyten und Plasmazellen, während Leukozyten kaum vorhanden sind. Die mit der Gewebsschädigung einsetzende Reaktion der ortsständigen Glia leitet zu dem Stadium der Entmarkung und Gliasaumbildung über. Die Entmarkung besteht nicht wie bei der multiplen Sklerose in einem isolierten Markscheidenzerfall; die Achsenzylinder werden sehr viel stärker als bei den reinen Entmarkungskrankheiten geschädigt, so daß man besser von einer unvollständigen Nekrose mit Erhaltung des Gewebszusammenhanges spräche.

Während im Anfang der perivenösen Herdbildung wahrscheinlich auch mesenchymale Infiltratzellen mitbeteiligt sind, herrscht in den späteren Stadien die Gliareaktion, besonders der Mikrogliazellen, vor. Der charakteristische Befund der perivenösen Herdenzephalitis mit Entmarkung und Gliasäumen ist erst vom 12. bis 14. Tage der Impfung voll entwickelt und stellt ein Spätstadium dar. Mit der gliösen bzw. mesenchymalen Vernarbung ist das Endstadium erreicht, das dann stationär bleibt. Eine progrediente Entwicklung ist bisher nicht bewiesen; Spätfolgen können aber wie bei jeder anderen entzündlichen Hirnschädigung noch lange Zeit später auftreten. Die pvE ist also stets ein akutes Geschehen und kommt innerhalb der ersten 1 bis 3 Wochen nach der Impfung zum Abschluß. Diese Feststellung schließt aber nicht aus, daß auch Krankheitssymptome, die später auftreten und progredient sind, Folgen der abgelaufenen pvE sind. Klinisch ist also zwischen den Symptomen der akuten Enzephalitis und den Symptomen einer als deren Folge entstandenen Schädigung des Zentralnervensystems zu unterscheiden. So kann z. B. ein Kind, das eine pvE überstanden hat, zunächst ein symptomenfreies Stadium und erst nach längerer Zeit, zuweilen nach vielen Monaten, etwa eine spastische Lähmung, epileptiforme Anfälle oder eine fortschreitende Verblödung zeigen. Der ursächliche Zusammenhang derartiger Spätsymptome mit der Pockenschutzimpfung kann aber nur unter der Voraussetzung anerkannt werden, daß das Kind innerhalb der bekannten Inkubationszeit, also in den ersten Wochen nach der Impfung, eindeutige Symptome einer akut-entzündlichen Erkrankung des Zentralnervensystems dargeboten hat. Wenn die Impfreaktion normal, insbesondere ohne enzephalitische Erscheinungen abgelaufen ist, können Spätsymptome *nicht* als Impffolgen betrachtet werden.

Die histopathologischen Veränderungen finden sich hauptsächlich im Mark der Hemisphären des Großhirns, im Hirnstamm, vorwiegend in der Brücke, und sehr häufig in der weißen Substanz des Rückenmarkes. Die graue Substanz ist nicht prinzipiell verschont, manchmal erreicht die Intensität der Veränderungen hier, z. B. im Thalamus, ihren stärksten Grad. Alle parainfektiösen Enzephalitiden verschiedener Viruskrankheiten zeigen im Prinzip den gleichen Ausbreitungstyp. Lediglich in der Art der Veränderungen lassen sich gewisse Unterschiede, je nach der Art des Erregers, feststellen, z. B. überwiegen bei der Grippe-Enzephalitis die haemorrhagischen Reaktionen.

Häufig wird der Verdacht auf eine pvE erst beim Tode des Erkrankten oder nachträglich zur Begründung eines Schadensersatzanspruches geäußert. In diesen Fällen kann nur die Obduktion zu einer einwandfreien Diagnose führen. Es wäre daher sehr erwünscht, daß bei allen Todesfällen, die mit der Pockenschutzimpfung in Zusammenhang gebracht werden können, eine Obduktion der Leiche durchgeführt wird.

Die rechtlichen Möglichkeiten zur Anordnung einer *Obduktion* gegen den Willen der Angehörigen sind allerdings beschränkt:

a) Eine entsprechende richterliche Anordnung kann nur herbeigeführt werden, wenn im Einzelfall der Verdacht begründet ist, daß der Tod in irgendeinem Zusammenhang mit einer strafbaren Handlung steht. Die Annahme eines solchen Verdachtes wird jedoch im Regelfall auszuschließen sein.

b) Von großer Bedeutung ist die sogen. Verwaltungs-Sektion nach § 6 der VO betr. die Bekämpfung übertragbarer Krankheiten vom 1. 12. 1938 (Reichsgesetzbl. I, S. 1721). Danach kann die Polizeibehörde die Öffnung einer Leiche anordnen, wenn der Verdacht besteht, daß der Tod infolge einer der in der VO bezeichneten übertragbaren Krankheiten eingetreten ist und wenn nach dem Gutachten des Gesundheitsamtes die Leichenöffnung zur Feststellung der Krankheit erforderlich ist. Zu diesen Krankheiten gehören zwar die epidemische Enzephalitis, die epidemische Meningitis, die spinale Kinderlähmung sowie die tuberkulöse Meningitis und Enzephalitiden, die als Begleiterscheinung einer der anderen in der VO bezeichneten Krankheiten auftreten, nicht aber die pvE. Allerdings ist eine Differentialdiagnose der genannten Krankheiten klinisch nicht mit Sicherheit möglich, so daß im Falle einer pvE stets auch der Verdacht auf das Vorliegen einer übertragbaren Krankheit besteht. Daher könnte häufiger als dies zur Zeit in der Praxis geschieht, in Fällen dieser Art von der Möglichkeit der Anordnung einer Obduktion nach § 6 der o. a. VO Gebrauch gemacht werden. Nach Auffassung des Bundesgesundheitsamtes ist es in allen diesen Fällen unerläßlich, durch eine Obduktion das Vorliegen einer übertragbaren Krankheit auszuschließen.

Es dürfte im übrigen nicht möglich sein, durch gesetzgeberische Maßnahmen zu einem allgemeinen Sektionszwang zu gelangen, da das Interesse an der diagnostischen Klärung — abgesehen von dem besonderen staatlichen Interesse in den Fällen a) und b) sowie dem wissenschaftlichen Interesse, das insoweit rechtlich irrelevant ist — in der Privatrechtssphäre liegt. Dieses privatrechtliche Interesse dürfte dem Gesetzgeber keine Handhabe für einen so weitgehenden Eingriff in die Rechtsgüterwelt geben.

Abgesehen von den Fällen a) und b) bleibt die Möglichkeit, die Angehörigen, denen das Recht an der Leiche zusteht, durch eingehende Belehrung über den Zweck der Obduktion zum Einverständnis zu bewegen. Inwieweit die Verweigerung der Einwilligung im Schadensersatzprozeß unter dem Gesichtspunkt der Beweislast zu prozessualen Nachteilen führen kann, mag hier auf sich beruhen.

f) Diagnose

Der Zeitabstand zwischen Vakzination und Auftreten der ersten neuralen Erscheinungen hält sich innerhalb bestimmter Grenzen; er ist somit gewissermaßen normiert. Die Zeit bis zum Ausbruch der Krankheit ist von der Mehrzahl der Autoren ziemlich übereinstimmend mit 7 bis 12 Tagen angegeben worden. Inkubationszeiten von weniger als drei und mehr als 21 Tagen sind durchaus fragwürdig.

WEISSE u. Mitarb. [*155*] berichteten über 16 Fälle von postvakzinaler Enzephalomyelitis, von denen 13 anatomisch und 9 virologisch untersucht werden konnten. Der Durchschnitt der Inkubationszeit lag bei 9,1 Tagen mit Schwankungen zwischen 5 bis 18 Tagen. HERRLICH u. Mitarb. [*72*] fanden bei den Fällen mit histologisch charakteristischem Bild eine längere Inkubationszeit, und zwar im Mittel 11,3 Tage (Knaben: 12,3 Tage = 6 Fälle, Mädchen: 10,4 Tage = 5 Fälle), während die Inkubationszeit im „Frühstadium" im Mittel 9,1 Tage (17 Fälle) betrug. Die prozentuale Verteilung der Inkubationszeiten bei postvakzinaler Enzephalomyelitis auf Grund der Berechnungen des Bundesgesundheitsamtes geht aus Tab. 14 und Abb. 6 hervor.

Tabelle 14. *Verteilung der Inkubationszeiten bei pvE*

Bundesrepublik 1950 bis 1956

Intervall in Tagen	Zahl der Fälle	in % der Gesamtzahl
1	3	1,6
2	1	0,5
3	2	1,1
4	6	3,3
5	7	3,8
6	4	2,2
7	20	10,9
8	27	14,7
9	34	18,5
10	21	11,4
11	14	7,6
12	17	9,2
13	10	5,4
14	9	4,9
15	4	2,2
16	2	1,1
17	—	—
18	1	0,5
19	1	0,5
20	1	0,5
	184	100,0

Das *klinische Erscheinungsbild* der pvE ist sehr vielgestaltig; dies erklärt sich aus der unterschiedlichen Lokalisation und Akzentuation des Prozesses im ZNS. Durchweg sind zerebrale Symptome vorherrschend. Die zuweilen fehlende meningeale Beteiligung bedingt einen mehr oder weniger schweren Meningismus, der sich in einer Pleozytose des Liquors mit meist nur geringer Eiweißvermehrung widerspiegelt. In den klinisch weniger schweren Fällen ist die Pleozytose im allgemeinen gering. Der Liquor kann aber auch völlig normal bleiben.

Der Krankheitsbeginn ist meist akut. In der Regel beherrschen im frühen Kindesalter bei schweren Fällen zerebrale Reizerscheinungen in Form von Konvulsionen, halbseitig oder generalisiert, vorerst das Bild. Im weiteren Verlauf kann es zu einem Status epilepticus kommen, in dem das Leben innerhalb von Stunden in tiefem Koma erlischt. Häufig aber klingen die Initialsymptome wieder ab, das Kind erwacht alsbald aus der Somnolenz, ohne daß weitere Krankheitserscheinungen auftreten. Fieber, nicht selten bis 40° und höher, ist die Regel. Im Anschluß an die Konvulsionen kann es zu Lähmungen im Sinne von Mono- oder Hemiparesen, ja auch zu Tetraparesen kommen, die zunächst meist schlaff sind, dann aber spastisch werden. Paresen basaler Hirnnerven (Augenmuskellähmung, Fazialislähmung u. a.) sind nicht selten; diese können auch isoliert und ohne sonstige zerebrale Symptome auftreten. Gelegentlich kommt es zu einer Neuritis optica, sehr selten zur Erblindung. Sensibilitätsstörungen von zentralem Charakter werden in schweren Fällen kaum je vermißt. Blasen- und Darmstörungen — Retention oder auch Inkontinenz — fehlen in schweren Fällen niemals. Dies gilt besonders für die Fälle, bei denen der Prozeß stärker im Rückenmark lokalisiert ist (myelitische Form).

Falls es zu Lähmungen kommt, werden im Gegensatz zur Poliomyelitis Pyramidenbahnsymptome (Steigerung der Reflexe, Babinskisches Zeichen) kaum je vermißt, jedenfalls nicht, wenn die Lähmungen nach Abklingen des akuten Stadiums fortbestehen. Abortivfälle mit nur flüchtigen Symptomen, etwa Augenmuskelstörungen, leichten oder schnell wieder schwindenden Paresen einer oder auch mehrerer Extremitäten u. a., sind zweifellos häufiger, als bisher angenommen worden ist. Die Vielfalt der Symptomatologie und des Krankheitsablaufes

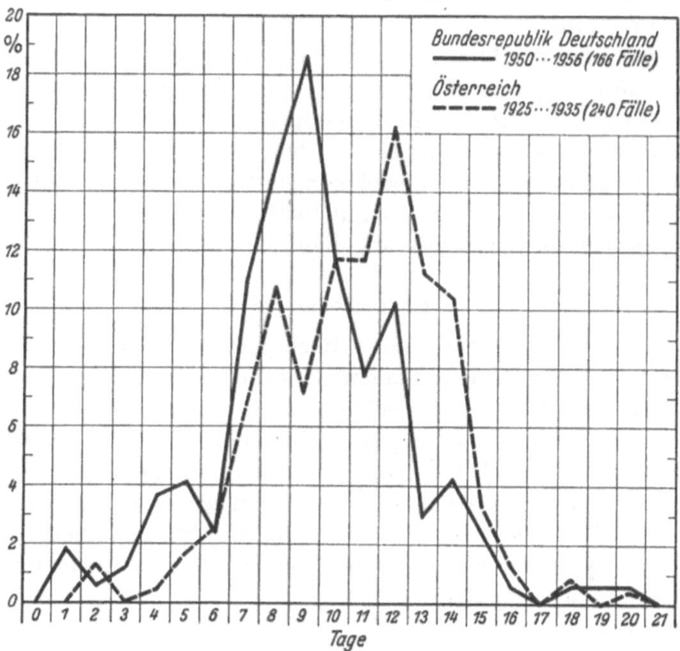

Abb. 6. Prozentuale Verteilung der Inkubationszeiten bei Encephalitis post vaccinationem

ist in der Eigenart des histologischen Substrates begründet, insofern sich der Vorgang in einer zerebralen oder spinalen Zirkulationsstörung ohne nennenswerte Schädigung von neuralem Parenchym erschöpfen kann. Den abortiven Krankheitsformen braucht mithin außer den Zirkulationsstörungen im ZNS kein histologisch faßbarer Prozeß zugrunde zu liegen. Gleiches gilt auch für die Fälle, die innerhalb von Stunden im Status epilepticus oder im tiefen Koma tödlich enden.

Nach Gins haben Obduktionen von Kindern, bei denen klinisch eine Enzephalomyelitis diagnostiert worden war, in mehr als der Hälfte aller Fälle andere Todesursachen aufgedeckt. Dies beruht wahrscheinlich im wesentlichen auf einer zu großzügigen klinischen Diagnosestellung. Hierzu waren die Kinder zu rechnen, die einige Stunden nach der Impfung mit zerebralen Symptomen erkrankten und andere, bei denen die Impfung vier und mehr Wochen zurücklag. Der Verdacht besteht, daß die Enzephalomyelitis-Diagnosen nicht immer stimmen. Leider ist die Zahl der durch Obduktion kontrollierten Fälle gering, und häufig gelingt es nicht, die klinische Diagnose nachträglich zu sichern [*45*]. Demgegenüber wurde vor allem früher, als das Wissen um die pvE sich noch auf einen verhältnismäßig kleinen Kreis besonders interessierter Ärzte beschränkte, vielfach in einschlägigen

Fällen nicht an das Vorliegen einer pvE gedacht, insbesondere, wenn es sich um leichte Formen handelte.

Kinder mit geschädigtem Zentralnervensystem (z.B. angeborene oder geburtstraumatische Zerebralschäden, Epilepsie, latente Tetanie u.a.) können unter dem Einfluß der Vakzineinfektion, insbesondere des Impffiebers, infolge der durch das Grundleiden bedingten Störung der zentralen Regulation von Atmung, Kreislauf und Körperwärme so abnorm reagieren, daß eine unmittelbare Lebensgefahr als Folge der Impfung eintritt.

Die Schwierigkeiten der klinischen Diagnose sind nach wie vor groß; sie sind in den letzten Jahren sogar noch gewachsen, da neue ätiologisch vielfältige Formen der Meningoenzephalitis und Enzephalomyelitis große epidemiologische Bedeutung gewonnen haben. Im Gegensatz zu früher bieten jedoch neu erarbeitete serologische und virologische Untersuchungsmethoden wertvolle Hilfen für die differentialdiagnostische Klärung. Dies gilt für Untersuchungen am Kranken wie auch für die postmortale Diagnostik auf dem Sektionstisch.

g) Prognose

Bei einem Teil der Erkrankten können Restsymptome (spastische Lähmungen, Bewegungsunruhe von extrapyramidalem Charakter, epileptische oder subkortikale Anfälle) für die Dauer bestehenbleiben. Selten kommt es zu bleibenden geistigen Störungen (Wesensänderung mit Abbau der intellektuellen Fähigkeiten, Sprachstörungen u. a.). Der früher geprägte Satz, daß die Krankheit entweder zum Tode oder zur völligen Heilung führe, kann als widerlegt gelten. HERRLICH [72] fand in den Jahren 1940 bis 1955 in Bayern in seinem Krankengut von 78 Fällen bei 28% aller Kranken und bei 57% der Überlebenden physische oder psychische Reststörungen.

Im einzelnen wurden beobachtet:

Spastische Paresen oder Hemiparesen	12×	Speichelfluß	3×
Krämpfe (davon 2× Blitzkrämpfe)	7×	Sprachlicher Rückstand	1×
Ataktische Gangstörung	2×	Erziehungsschwierigkeiten	3×
Geistige Retardierung	7×	Schwindelgefühl	1×
Innenohrschwerhörigkeit	1×	Konzentrationsschwäche	1×

Es ist bemerkenswert, daß HERRLICH einwandfrei postenzephalitische Befunde auch bei Kindern fand, die aus Kliniken als gesund entlassen worden waren. Bei der prognostischen Beurteilung ist daher, vor allem im Säuglingsalter, Vorsicht geboten.

Die Letalität scheint in den einzelnen Ländern verschieden zu sein; für England wurde sie mit 46%, für die Niederlande mit 38,8% und für Deutschland mit 35% errechnet, doch sind seinerzeit sicherlich nicht alle Fälle von postvakzinaler Enzephalomyelitis erfaßt worden (s. o.). Von den Kranken, die HERRLICH (s. o.) erfaßt hat, kamen 40 (51,3%) ad exitum. Dies entspricht den bisher mitgeteilten Erfahrungen. Von den Verstorbenen waren 20 weiblichen und 20 männlichen Geschlechts.

h) Pathogenese

Trotz intensiver Forschungsarbeit ist die Pathogenese der pvE noch weitgehend ungeklärt. Angesichts der relativen Seltenheit dieser Komplikation im Verhältnis zu der großen Zahl der jährlich durchgeführten Pockenschutzimpfungen drängte sich frühzeitig der Gedanke an die Bedeutung konstitutioneller und dispositioneller Faktoren auf, zumal dies auch für andere Formen der Enzephalitis seit langem diskutiert wird (PETTE [*117*], VILLINGER [*152*]). Insbesondere spielt dabei eine konstitutionelle Tendenz zu Erkrankungen des ZNS eine Rolle, die CURTIUS [*26*] unter dem Begriff der neuropsychopathischen Konstitution zusammengefaßt hat. Geht man den Arbeiten nach, die als Belege für eine familiäre Disposition zu Enzephalitiden zitiert werden, so findet man Schilderungen von neurologischen oder psychischen Erkrankungen in der Familie des Erkrankten oder eine „besondere nervöse Reizbarkeit des Patienten vor der Erkrankung", aber keine durchschlagenden Beweise; stichhaltige Zwillingsbeobachtungen liegen nicht vor.

Folgende kasuistische Mitteilungen über mehrfache Erkrankungen an pvE in einer Familie seien erwähnt:

1. BOUWDIJK-BASTIAANSE [*15*]: 1 mal 2 Brüder, 1 mal 2 Vettern gleichzeitig.
2. ECKSTEIN [*33*]: 2 mal 2 Geschwister gleichzeitig (aus einer englischen Statistik).
3. KAISER [*86*]: 2 mal 2 Geschwister, 1 mal 3 Geschwister gleichzeitig (dabei Gesamtmorbidität des betr. Gebietes 1 : 30).
4. TH. MÜLLER [*110*]: 2 Schwestern gleichzeitig.
5. ANDRÉ-BALISAUX [*2*]: 2 Brüder einseitige, bzw. doppelseitige Taubheit.
6. SILLEVIS SMITT [*135*]: Epilepsie bei Mutter und Bruder.
7. TERBURGH [*147*]: Impfenzephalomyelitis bei Schwestern im Abstand von 3 Jahren, bei 2 Geschwistern im Abstand von 2 Jahren.
8. H. MÜLLER: Vater mit 2 Jahren nach Impfung bleibende Lähmung, Atrophie und Krummwuchs des geimpften Armes (Poliomyelitis?); Kind Impfenzephalomyelitis mit Bewußtlosigkeit ohne Lähmungen im Alter von 5 Jahren (unveröffentlicht).

Dagegen sah DOETSCH [*28*] bei eineiigen Zwillingen, 6½jährigen Mädchen, und dem am gleichen Tag geimpften 2jährigen Bruder übereinstimmend starke Impfreaktionen; aber nur ein Zwilling erkrankte am 13. Tag nach der Impfung an pvE.

Die vorstehend unter 1 bis 6 angeführten familiären Fälle können kaum als Beweis für die familiäre Disposition zur Impfenzephalomyelitis, sondern genau so gut als Hinweis auf eine intrafamiliäre Infektion mit einem Enzephalitiserreger angesehen werden. Nur die Fälle TERBURGHs sind stichhaltig; allerdings ist in der Heimat TERBURGHs die Morbidität an Impfenzephalomyelitis überhaupt hoch gewesen.

HERRLICH [*72*] fand unter seinen 78 Probanden zwei einschlägige Fälle. Das eine Kind erkrankte kurz nach der Impfung an „Pneumonie" und verstarb binnen weniger Stunden; das zweite, jetzt debile Geschwister wurde nicht geimpft; die Probandin, das dritte Kind, wurde bereits vor der Impfung von den Eltern als geistig rückständig angesehen; trotzdem wurde es geimpft und erkrankte an einer typischen pvE. Der zweite Fall betraf zwei diskordante Zwillinge, die am fünften Tag nach der Impfung erkrankten und am 10. bzw. 11. Tag ad exitum kamen.

Um einer Lösung der Frage näherzukommen, inwieweit eine allgemeine familiäre „Neurodisposition" für das Zustandekommen einer pvE eine Rolle spielt, wurden von H. MÜLLER in Nordrhein-Westfalen und Hamburg im Rahmen dieses Gutachtens Ermittlungen in Familien angestellt, in denen sich ein gesicherter Fall von Vakzinations-Enzephalomyelitis ereignet hatte. Zu diesem Zwecke wurden anerkannt zuverlässige Kinderkliniken um Angabe von Anschriften gebeten. Dieser Weg schien sicherer als der über die Impfanstalten, die zwar Listen über die Fälle von Impfenzephalomyelitis führen, die Kranken selbst aber meist nicht kennen. Die Familien wurden aufgesucht und eingehend befragt. Unter Umständen wurden schriftlich weitere Rückfragen gestellt. Dabei wurde versucht, über Gesundheit und Tod aller Geschwister des Probanden, der Eltern, deren Geschwister und der beiden Großelternpaare genaue Auskunft zu erlangen.

Bei dieser Gelegenheit muß auf eine Fehlerquelle katamnestischer Erhebungen hingewiesen werden: die persönliche Einstellung der befragten Familienangehörigen zur früheren Erkrankung des Impflings. Es bedarf vorsichtiger und tastender Befragung durch den die Anamnese erhebenden Arzt, um der allzu häufig vorgebrachten Feststellung zu begegnen, daß der Impfling *vor* der Impfung stets völlig gesund gewesen sei. Der Zeitpunkt der Befragung ist günstig, wenn bereits mehrere Jahre seit dem Schicksalsschlag verflossen sind und die Angehörigen einigen Abstand zur Erkrankung des Kindes gefunden haben.

Bei 81 Probanden und ihren Familien ergaben sich auswertbare Befunde. Fälle, die nur mit Krämpfen ohne sicheren Liquorbefund einhergingen und solche, die später in eine Epilepsie ohne sonstige Residualschäden mündeten, wurden nicht aufgenommen. Die 81 Probanden hatten 1164 Familienangehörige der Geschwister- und Elternreihe und der beiden Großelternpaare. Davon waren 78 = 6,7% als Kinder gestorben; Kinder, die als Neugeborene gestorben waren, wurden nicht mitgezählt.

Unter 1164 Angehörigen fanden sich

4 mit Psychosen, erheblichem Schwachsinn,
4 mit neurologischen Besonderheiten nicht entzündlicher Natur,
7 mit entzündlichen Hirn- und Hirnhauterkrankungen,
10 mit Krämpfen.

25 „belastete“ Personen = 2,1%.

Die neurologischen Erkrankungen waren folgende:

Meningitis	3,	Enzephalitis	1,	Poliomyelitis (?)	1,
Multiple Sklerose	1,	Chorea minor	1,	Hirntumor	2,
„Nervenlähmung“	1,	Taubstummheit	1.		

Alterssklerosen und apoplektische Insulte wurden nicht gezählt. Bei den Krampfpatienten handelte es sich in acht Fällen um Kinder- und „Zahnkrämpfe“, in zwei Fällen wohl um echte Epileptiker.

Die Belastung mit neurologisch-psychiatrischen Erkrankungen in diesem Kollektiv entspricht etwa derjenigen der Durchschnittsbevölkerung, und zwar insgesamt wie hinsichtlich der einzelnen Krankheiten. Als Vergleiche können die Untersuchungen von Ries [*127*] herangezogen werden, die nach dem gleichen Prinzip zum Nachweis der familiären Disposition zur Meningitis unternommen wurden. Es ergab sich folgende Gegenüberstellung:

	Ries	H. Müller
Gesamtpersonenkreis ohne Probanden	848	1164
Krämpfe	13 = 1,5 %	10 = 0,9 %
Sonstige neurologisch-psychiatrische Erkrankungen	3 = 0,4 %	15 = 1,4 %
Gesamtbelastung	16 = 1,9 %	25 = 2,1 %

Die Gesamtbelastung läßt also einen sicheren Unterschied gegenüber der Kontrollserie nicht erkennen. Vergleiche mit der Häufigkeit einzelner neurologischer Erkrankungen im Bevölkerungsdurchschnitt, z. B. Lues cerebri, Tabes, progressive Muskeldystrophie, Polysklerose u. a., sind aber nicht ohne weiteres erlaubt, da sich diese Zahlen auf Erwachsene beziehen, der hier untersuchte Personenkreis aber zahlreiche Kinder und Frühverstorbene enthielt.

Indessen kann die Beweiskraft der Untersuchungsergebnisse von H. MÜLLER noch auf andere Weise geprüft werden. Bei der Befragung ergaben sich nämlich 11 Fälle von Diabetes mellitus, ohne daß besonders nach dieser Krankheit geforscht wurde. Diese Zahl entspricht also sicher einem Minimalwert, wie überhaupt die in Erfahrung gebrachten „Belastungen" höchstwahrscheinlich Mindestzahlen ergaben. Die Diabetesrate betrug also 11: 1086 Familienmitglieder (nach Abzug der 78 kindlichen Todesfälle) = 1%.

Eine vergleichbare Statistik der Diabetesmorbidität aus der Zeit der Anträge für Nahrungsmittelzulagen für den Gau Main-Franken ergab nach GRAFE [*52*] 1943: 1,86‰ (Landkreis 1,28‰, Städte 3,93‰); diese Zahlen stellen aus leicht ersichtlichen Gründen sicher Maximalwerte dar. 1948 fand v. KNORRE [*93*] zur Zeit des größten Hungers etwa 0,9‰ Diabetiker in Deutschland; unter den Erwachsenen Westdeutschlands wird heute eine Diabetesrate von 2 bis 5‰ angenommen, sehr abhängig von Zeit, Landschaft und Siedlungsraum. Es zeigen sich also im Material von H. MÜLLER Verhältniszahlen für Diabetes, die an der obersten Grenze des sonst Bekannten liegen. Diese Prüfung auf die Stichhaltigkeit der Angaben H. MÜLLERS will darlegen, daß die persönlichen Mitteilungen zuverlässig sind. Es besteht also kein Grund für einen Zweifel an den Angaben der befragten Familienangehörigen. Die Ergebnisse sprechen damit für die Annahme einer Neurodisposition.

Über eine „allergische Belastung" Untersuchungen anzustellen, schien wenig erfolgversprechend. In dem untersuchten Personenkreis befand sich eine ausgeprägte Allergikerfamilie, bei der 4 von 10 Mitgliedern eindeutige Manifestationen aufwiesen, der Proband selbst aber bisher freigeblieben war.

Dagegen fanden sich drei Kinder unter den 81 Fällen von Impf-Enzephalomyelitis, die ursprünglich wegen Ekzems von der Impfung zurückgestellt worden waren; sie wurden mit 12 Jahren erstgeimpft und erkrankten an Enzephalomyelitis. Die Frage, wie oft erstgeimpfte Ekzematiker überhaupt von einer Enzephalomyelitis betroffen werden, muß vorerst offenbleiben, da nicht genügend Vergleichsmaterial vorliegt. Da die Enzephalomyelitis-Morbidität der Altersklasse von 7 bis 12 Jahren aber auch an und für sich sehr hoch ist (etwa 1 : 900), wird man aus diesen drei Fällen keine weitreichenden Schlüsse ziehen dürfen. Übrigens wurden zahlreiche jüngere Geschwister von Impf-Enzephalitikern infolge mangelhafter Orientierung der Impfärzte oder in Unkenntnis der Richtlinien ohne Schaden erstgeimpft.

Die geschilderten Untersuchungen von H. MÜLLER haben keinen *Beweis* für die pathogenetische Bedeutung neurokonstitutioneller Faktoren für die Entstehung der pvE in dem untersuchten Personenkreis gebracht. Zur weiteren Klärung des Dispositionsproblems hat daher HERRLICH im Rahmen dieses Gutachtens den Versuch unternommen, die Fälle von pvE in Bayern aus den Jahren 1940 bis 1955 katamnestisch zu klären.

Die Verteilung der Probanden nach dem Lebensalter war folgende:

Jahre:	0 bis 1	1 bis 2	2 bis 4	4 bis 6	6 bis 12	darüber	insgesamt
Fälle:	35	22	8	4	7	2	78

Die Häufigkeit der pvE in Bayern in den Jahren 1940 bis 1955 geht aus folgender Aufstellung hervor:

1940 = 2 Fälle*	1948 = 1 Fall*	1951 = 8 Fälle	1954 = 10 Fälle
1946 = 3 Fälle*	1949 = 6 Fälle	1952 = 11 Fälle	1955 = 3 Fälle
1947 = 3 Fälle*	1950 = 9 Fälle	1953 = 22 Fälle	

* Die Angaben sind als nicht vollständig anzusehen. 1941 bis 1945 keine Angaben.

Herrlich hat insgesamt 55 Familien besucht. Für die Auswertung konnten 46 Katamnesen verwendet werden.

Die folgende Übersicht zeigt Vorkrankheiten bei 33 der erfaßten Fälle, die *kurz vor* der Impfung beobachtet wurden, von jenen abgetrennt, deren Beginn zeitlich nicht genau eruierbar war:

Krankheiten vor der Impfung		*Erkrankungen allgemein*	
Katarrhalische Infekte	5×	Ekzem	1×
		Hautausschläge	3×
Bronchitis	1×	Serumkrankheit	1×
		Turmschädel	1×
Pneumonie	4×	Rachitis	4×
		Spasmophilie	2×
Ernährungsstörung	3×	Krämpfe	1×
		Pastöser Habitus	8×
		Enuresis	2×
Überanstrengung oder		Fragl. Geburtstrauma	2×
Trauma	4×	Toxoplasmose	2×

Ein Vergleich der Befunde von H. Müller einerseits und Herrlich andererseits ergibt bei den Angehörigen der Fälle von pvE (H. Müller 1164, Herrlich 910) eine Belastung mit Krämpfen, neurologischen Erkrankungen und Geisteskrankheiten von 2,1 bzw. 1,85%. Da Ries in Kontrolluntersuchungen (56 Familien mit 848 Personen) eine Belastungsquote von insgesamt 1,9% errechnete, stehen die Untersuchungen von H. Müller mit denen von Herrlich in gutem Einklang. Sie deuten darauf hin, daß die konstitutionelle Belastung für das Zustandekommen einer postvakzinalen Enzephalomyelitis *wohl im Einzelfall* einmal von Bedeutung sein *kann*, aber für die *Gesamtzahl* der Fälle *nicht ausschlaggebend* ist.

Über die Bedeutung geographischer, jahreszeitlicher und ähnlicher Umwelteinflüsse für Häufigkeit und Entstehung der pvE liegen bisher wenig verwertbare Unterlagen vor. Herrlich gewann bei seinen Untersuchungen den Eindruck, daß in Bayern z. B. im Jahre 1953 der Raum um Würzburg, Weißenburg — Nördlingen sowie Rosenheim eine Häufung von pvE zeigte. Ähnliche Beobachtungen konnte er 1946 im Bayerischen Wald und 1954 in schwäbischen und oberfränkischen Bezirken machen. Hierbei muß allerdings offenbleiben, ob diese regionale Häufung auf Besonderheiten der Bevölkerungsstruktur, die Qualität der verwendeten Impfstoffe oder das Hineinimpfen in die Ausläufer einer Grippeepidemie zurückzuführen ist.

Die von Kaiser [*86*] diskutierte Häufung der pvE entlang den Wasserwegen ist auch im Krankengut von Herrlich erkennbar. Kaiser wies im Jahre 1931 bereits auf Fälle von pvE im Inntal (Kufstein bis Innsbruck) hin. In Bayern waren 1953 das Inntal bei Rosenheim sowie Teile des Main- und Donautales stärker betroffen.

Die Verteilung der bayerischen pvE-Fälle auf die einzelnen Monate des Jahres zeigt folgende Aufstellung (nach HERRLICH):

	Jan.	Febr.	März	April	Mai	Juni	Juli	Aug.	Sept.	Okt.	Nov.	Dez.
Fälle:	0	1	2	9	50	8	2	2	1	1	1	1

Der Gipfel im Mai ist höchstwahrscheinlich mit den in Bayern zu dieser Zeit angesetzten Frühjahrsimpfterminen in Verbindung zu bringen. Die restlichen Fälle verteilen sich gleichmäßig auf die übrigen Monate. Die Zufälligkeit dieser Häufung im Mai ergibt sich auch aus der Tatsache, daß in einer holländischen Statistik (KAISER) in diesem Monat ein Häufigkeitsminimum nachweisbar war.

Ein Zusammenhang zwischen der pvE und den in Bayern gemeldeten Enzephalomyelitistodesfällen und Poliomyelitiserkrankungen war — wie Tab. 15 zeigt — nicht erweisbar:

Tabelle 15. *Erkrankungen an Poliomyelitis und Enzephalomyelitistodesfälle in Bayern 1946 bis 1954 nach Herrlich*

Jahr	pvE	Poliomyelitis-Erkrankungen	Todesfälle an epid. u. nicht infekt. Enzephalomyelitis
1946	3*	154	208
1947	3*	291	241
1948	1*	1 778	192
1949	6*	469	159
1950	9	503	180
1951	8	713	174
1952	11	867	181
1953	22	618	196
1954	10	704	178

* Diese Jahre sind unvollständig erfaßt.

Die Verteilung der bayerischen Fälle auf Land- und Stadtbevölkerung in den einzelnen Altersgruppen zeigt die Tab. 16.

Tabelle 16. *PvE in Stadt- und Landbezirken nach Herrlich*

Jahre:	0 bis 1	1 bis 2	2 bis 4	4 bis 6	6 bis 12
Stadt = 9 Fälle	2	3	3	—	1
Land = 24 Fälle	9	11	1	1	2
Absolute Zahl Stadt-Impfungen	33 369	30 493	9 473	1 777	887
Absolute Zahl Land-Impfungen	110 723	90 799	19 299	1 794	671
Stadt:					
1 Fall von pvE auf ... Impfungen	16 684	10 164	3 157	—	887
Land:					
1 Fall von pvE auf ... Impfungen	12 302	8 254	19 299	1 794	335

Danach erscheint die Gefahr, an pvE zu erkranken, für Stadt- und Landbewohner etwa gleich groß zu sein, vor allem, wenn man die absoluten Zahlen der auf dem Land (223373) und der in der Stadt Geimpften (76019) zugrunde legt, die ein Verhältnis von etwa 3 : 1 ergeben; auf je 8446 Impflinge auf dem Land und 9819 städtische Impflinge kam ein Fall von pvE.

PEUST [*118*] hat die Auffassung vertreten, daß die *epidemische* Enzephalitis die sozial schlechter gestellten Schichten bevorzugt befalle. Ein gleichsinniges Verhalten ist für die pvE nicht beweisbar.

Kausale Zusammenhänge zwischen „*allergischer Diathese*" und pvE können nicht beweiskräftig dargetan werden. Wenn aus Familien mit Impfenzephalomyelitis oft von Allergien bei den übrigen Familienmitgliedern berichtet wird, so ist das angesichts der Häufigkeit allergischer Manifestationen in der Durchschnittsbevölkerung durchaus verständlich und nicht beweisend für eine allergische Genese der Impfenzephalomyelitis. Es ist auch unwahrscheinlich, daß durch genealogische Untersuchungen ein Beweis für den Zusammenhang von Allergie und pvE erbracht werden kann, zumal allergische Manifestationen hinsichtlich Lokalisation, Schwere und auslösende Ursache beim gleichen Individuum oft beträchtliche Schwankungen aufweisen.

Eine pathogenetische Bedeutung wurde auch *vorausgegangenen Erkrankungen* zugeschrieben. So weisen HERRLICH u. Mitarb. [*72*] auf die unter Umständen fördernde Rolle einer Askarideninfektion hin. Zwei ihrer untersuchten Fälle waren Askaridenträger. Da gelegentlich bei verwurmten Kindern Krämpfe auftreten, ist es vorstellbar, daß Askariden zu einer Sensibilisierung des Gehirns führen können, zumal RANDKEPP [*122*] eine toxische Meningitis und Meningo-Enzephalitis bei Askaridenbefall beobachtete. SULZER [*142*] hält bei einem seiner Fälle von Masernenzephalitis bei gleichzeitigem Spulwurmbefall eine durch Askariden bedingte Resistenzverminderung des Gehirns gegenüber einem Virusinfekt für nicht ausgeschlossen. Hiermit werden allerdings grundsätzliche Fragen der allgemeinen Pathogeneseforschung angeschnitten, die noch als weitgehend ungeklärt gelten können, zumal es an hinreichend großem, statistisch beweisendem Beobachtungsmaterial fehlt. Die letztgenannten Zusammenhänge sind zunächst nur als reine Arbeitshypothesen zu werten.

PETTE [*117*] wies darauf hin, daß bei Patienten mit *Entmarkungsenzephalitis* anamnestisch besonders häufig katarrhalische Infekte vorkommen. Unter anderen der pvE vorausgehenden Erkrankungen scheint in neuerer Zeit der Toxoplasmose eine gewisse Bedeutung zuzukommen. PAUL [*116*] hat die Frage erörtert, ob die subklinisch verlaufende angeborene Toxoplasmose im Säuglings- und Kleinkindesalter eine Bedeutung für das Zustandekommen einer pvE besitzt. Obwohl die Diagnose einer konnatalen Toxoplasmose bei seinem ein Jahr alten Patienten lediglich auf einem positiven Sabin-Feldmann-Test mit einem Titer von 1 : 64 beruhte, kann nach seiner Meinung dieser Infekt als Dispositions- und Lokalisationsfaktor im Verlauf von Vakzine-Infektionen, bei denen ja das Zentralnervensystem nur ausnahmsweise erkrankt, eine Rolle spielen. Allerdings kann die Toxoplasmose schon für sich allein zu Krämpfen und Ausfallserscheinungen am Zentralnervensystem führen, wenn sie vorwiegend im Gehirn lokalisiert ist. Ferner ist es möglich, daß eine latent verlaufende Toxoplasmose durch jede anderweitige Infektionskrankheit des Zentralnervensystems aktiviert wird. MATTHES und PIESBERGEN [*101*] berichteten jüngst über zwei Fälle von Impfenzephalomyelitis bei bestehender Toxoplasmose. Diese Beobachtungen beweisen, daß es notwendig ist, die Beziehungen zwischen angeborener Toxoplasmose und pvE weiter zu klären. Das gleiche gilt für die Frage, wieweit der Grippe eine Bedeutung als Schrittmacher der pvE zukommt.

Körperliche Überbelastungen sind, worauf HERRLICH u. Mitarb. [*72*] aufmerksam gemacht haben, bei älteren Erstimpflingen mit pvE anamnestisch mitunter nachweisbar. In HERRLICHS Material war dreimal ein enger zeitlicher Zusammenhang gegeben. Bei einem vierten Kranken war drei Monate vor der Impfung nach einem Sturz eine längere Bewußtlosigkeit aufgetreten; nach der Impfung entwickelte sich eine Enzephalomyelitis mit bleibenden Paresen. Bei diesen vier Fällen handelte es sich um die Folgen einer scheinbaren „Wiederimpfung". Durchweg lag aber eine Erstimpfung vor.

Bei einer anderen akut-entzündlichen Erkrankung des Zentralnervensystems, der Poliomyelitis, untersuchte BEHREND [*4*] während einer Epidemie in Nordrhein-Westfalen (1952) den Einfluß körperlicher Belastungen während des präparalytischen Stadiums. Er fand bei 726 von 924 Kranken mit entsprechender Vorgeschichte keine ins Gewicht fallende Bevorzugung paralytischer Krankheitsformen. Kommt es aber zu einer extremen Überbelastung des Körpers, so darf mit einem letalen Ausgang bei nicht mehr als 1% aller im Rahmen einer Epidemie klinisch erfaßten, gemeldeten Fälle gerechnet werden (1952: 3519 Fälle). Die Zahlen von HERRLICH u. Mitarb. sind aber zu klein (unter 78 Fällen von pvE dreimal körperliche Belastung und einmal Trauma in der Vorgeschichte), um schon jetzt ein endgültiges Urteil über die Bedeutung der genannten Faktoren für die Pathogenese der pvE zu ermöglichen.

Von den 33 Kranken HERRLICHS (s. Tab. 16) sind 15 verstorben, 12 wiesen *psychische* oder *somatische Schäden* auf, der Rest (6 Fälle) war zur Zeit der Ermittlungen erscheinungsfrei. Unter dieser Probandengruppe befanden sich sieben Fälle, die eine zusätzliche familiäre Belastung (3 Verstorbene, 4 mit Restzuständen) aufwiesen. Diese familiäre Belastung, unterteilt nach den Verwandtschaftsgraden der katamnestisch untersuchten Enzephalitiker, hat HERRLICH in Tab. 17 zusammengefaßt.

Tabelle 17. *Familiäre Belastung bei katamnestisch untersuchten Fällen von pvE nach Herrlich**

	Krämpfe I	Lähmungen, Neuralgien, Muskelatrophien II	Geisteskrankheiten, geistige Retardierung, Blutsverwandtschaft der Eltern oder Großeltern III	Meningitis, Enzephalitis IV	Ekzem, Asthma, Nephritis, Diabetes, Gicht V
Großeltern	1	3	1	2	6
Eltern	1	2	4	1	1
Eltern-Geschwister	—	1	1	3	2
Geschwister	2	—	2	1	3
Summe:	4	6	8	7	12

* Einigermaßen zusammengehörende Krankheiten wurden in 5 Gruppen zusammengefaßt. Fand sich eine Erkrankung gehäuft in einer Familie, so wurde sie, entsprechend dem Verwandtschaftsgrad, mehrfach angeführt.

Es überwogen also Erkrankungen der Gruppe III, IV und V, während die Krampfbelastung (Gr. I) nicht so sehr im Vordergrund stand.

Bei einem der von HERRLICH untersuchten Fälle fand sich bei Großvater und Enkel anamnestisch eine Nierenentzündung, der Vater des Impflings hatte eine poliomyelitische Lähmung. VAN BOGAERT [*12*] hat eine gleichartige Beobachtung veröffentlicht: In einer Familie mit 6 Kindern erkrankten zeitlich verschieden zwei an rheumatischem Fieber, eines an Scharlachnephritis und eines an einer rezidivierenden, schließlich tödlich ausgehenden Enzephalomyelitis.

Obgleich die pvE im allgemeinen bei beiden Geschlechtern etwa gleich häufig ist (z. B. in Bayern 38 Mädchen : 40 Knaben) fand HERRLICH bei der Aufgliederung seines Materials nach dem Lebensalter beim weiblichen Geschlecht im 1. Lebensjahr eine größere Häufigkeit. Dies ist insofern auffällig, als Knaben in diesem Lebensalter im allgemeinen anfälliger sind als Mädchen. Nach den Feststellungen von KURKIN [*95*] im Gouvernement Moskau im Jahre 1908 erkrankten auf 100 Mädchen 113,7 Knaben. Es wäre daran zu denken, daß diese Diskrepanz in der Erkrankungshäufigkeit der beiden Geschlechter auf eine entsprechende Auslese zurückzuführen ist. Vielleicht werden die an sich anfälligen Knaben erst später geimpft. Um hierüber einen Überblick zu gewinnen, hat HERRLICH in einigen Impfterminen die Impflinge des 1. Lebensjahres getrennt nach Geschlechtern ausgezählt. Von 2085 Säuglingen waren 998 weiblichen und 1087 männlichen Geschlechts. 765 Mädchen bzw. 832 Knaben (100 : 108,7) wurden geimpft; der Rest, 233 Mädchen bzw. 255 Knaben (100 : 109,8) wurde zurückgestellt. Dieses Ergebnis deutet darauf hin, daß offenbar keine Auslese stattfand und daß Knaben wie Mädchen in ungefähr gleichem Prozentsatz von der Pockenschutzimpfung zurückgestellt werden. Auch der mögliche Einwand, das Geschlechtsverhältnis habe sich in den letzten Jahrzehnten verschoben, schlägt nicht durch: 1944 bis 1954 waren es 833 251 lebendgeborene Knaben und 779 773 Mädchen (106,8 : 100). Berechnet man nach der χ^2-Methode die Zufallswahrscheinlichkeit der Häufigkeit der pvE bei Knaben und Mädchen im 1. Lebensjahr, so ist diese geringer als 1%. Allerdings sind die Zahlen für eine definitive Aussage zu klein.

Den zuvor erörterten konstitutionellen und umweltbedingten Einflüssen kann auf Grund des bisher vorliegenden Materials keine allgemeine ausschlaggebende Bedeutung für die Pathogenese der pvE zugebilligt werden, wenngleich sie im Einzelfall einmal als pathogenetische Faktoren in Erscheinung treten können. Demgegenüber läßt sich auf Grund der statistischen Erhebungen, deren Ergebnisse im wesentlichen bereits auf S. 34 dargelegt wurden, die kausale Bedeutung einer Altersdisposition für die Entwicklung einer pvE nachweisen. Übereinstimmend wird von allen Autoren ein steiles Ansteigen der Enzephalomyelitishäufigkeit bei Erstimpflingen jenseits des 3. und 4. Lebensjahres berichtet. Die Übereinstimmung der Angaben sowie die mathematische Sicherung der Unterschiede zwingen zu dem Schluß, daß Erstimpflinge jenseits des 3. Lebensjahres tatsächlich stärker enzephalomyelitisgefährdet sind als vorher.

Die *kausale* Pathogenese der pvE ist bisher ungeklärt. Die Aktivierung eines bisher unbekannten Virus, die das gemeinsame anatomische Bild bei verschiedenen Virusinfektionen erklären könnte, ist noch nicht nachgewiesen worden. Eine unspezifische allergische Reaktion läßt sich aus den morphologischen Befunden nicht beweisen, da es ein charakteristisches Substrat allergischer Entzündungen nicht gibt. Gegen den Vergleich mit der tierexperimentellen Enzephalitis ist einzuwenden, daß Verlauf und Art der Gewebsreaktion sich von der perivenösen Herdenzephalitis unterscheiden. Die perivenöse Herdenzephalitis stellt nach den heutigen Kenntnissen eine besondere Reaktionsform des Gehirns auf verschiedene Virusarten dar. Ihre Entstehungsbedingungen sind unbekannt.

i) Verhütung der postvakzinalen Enzephalomyelitis

Die ausführlichen Darlegungen über Ätiologie und Pathogenese der pvE haben als einziges für die Prophylaxe dieser Komplikationen wesentliches Ergebnis die Erkenntnis erbracht, daß Erstimpflinge jenseits des 3. Lebensjahres stärker enzephalitisgefährdet sind als jüngere Impflinge. Theoretisch könnte dies u. a. damit erklärt werden, daß gerade kränkliche oder schwächliche Kinder bei den ersten Impfterminen zurückgestellt und infolgedessen erst jenseits des 3. Lebensjahres erstmalig geimpft werden. Die so spät Geimpften könnten demnach eine negative Auslese aller Impflinge ihres Geburtsjahrganges darstellen, bei der eine individuelle Disposition zur pvE häufiger gegeben ist als beim Durchschnitt dieser Altersklassen. Untersuchungsergebnisse, welche diese Annahme stützen, liegen bisher — soweit die einschlägige Literatur überblickt werden kann — nicht vor. Die Erfahrungen der Nachkriegsjahre, in denen wesentlich häufiger als in normalen Zeiten überalterte Impflinge zur Erstimpfung vorgestellt wurden, ohne daß gesundheitliche Gründe im engeren Sinne eine Zurückstellung in den vorangegangenen Jahren veranlaßt hätten, sprechen gegen diese Auffassung von der Auslese besonders disponierter Individuen. Jedenfalls ist eine Klärung der aufgeworfenen Frage an Hand eines ausreichenden statistischen Materials unbedingt erforderlich.

Alle bisherigen Erhebungen und gedanklichen Deduktionen über die Bedeutung konstitutioneller und dispositioneller Faktoren haben keinen absoluten Beweiswert. Deshalb dürften auch die Bemühungen, durch besonders sorgfältige Auswahl der Impflinge mit Hilfe einer genauen Eigen- und Familienvorgeschichte die Enzephalomyelitishäufigkeit herabzusetzen, nur beschränkte Aussicht auf Erfolg bieten. Eine aussichtsreiche Möglichkeit liegt aber in der grundsätzlichen Zurückstellung aller über 3 Jahre alten Erstimpflinge. Auf die bedeutsame Frage, wieweit durch Verwendung neuer Impfstoffe die Gefahr der pvE gebannt oder zumindest vermindert werden kann, wird in einem späteren Abschnitt eingegangen werden.

Da ein Anstieg der pvE-Morbidität bei Erstimpflingen nach Vollendung des 3. Lebensjahres statistisch wahrscheinlich ist, müssen Erstimpflinge, die das 3. Lebensjahr vollendet haben, nach § 2 des Impfgesetzes dauernd von der Impfpflicht befreit werden. Um einer Überalterung vorzubeugen, muß durch möglichst frühzeitige und vollständige Erfassung der Impfpflichtigen durch die zuständigen Behörden erreicht werden, daß die Impfung möglichst frühzeitig, d. h. im 2. Lebensjahr, durchgeführt wird. Zurückstellungen innerhalb der ersten 3 Lebensjahre auf Grund sonstiger Kontraindikationen müssen auf den unbedingt notwendigen Zeitraum beschränkt bleiben.

Dieses Ziel einer möglichst frühzeitigen Erfassung der Impflinge zwecks Vermeidung einer Überalterung und einer durch diese bedingten Vergrößerung der Impflücke ist aber nur erreichbar, wenn die zuständigen Behörden im Einvernehmen mit den Gesundheitsämtern die Listen der Impfpflichtigen nicht nur — wie jetzt vielfach üblich — einmal im Jahr, sondern laufend überprüfen und wenn den auf Zeit Zurückgestellten Gelegenheit gegeben wird, sich auch außerhalb der öffentlichen Impftermine in Dauerimpfstellen (vgl. S. 65) impfen zu lassen.

In neuerer Zeit wurden Versuche unternommen, die pvE durch medikamentöse Prophylaxe zu verhüten. Nach DROGENDIJK [*30*] ist es auf Grund von Tierversuchen wahrscheinlich, daß die pvE auf Reaktionen zwischen Vakzinevirus und toxischen intermediären Stoffwechselprodukten beruht. Theoretisch wäre demnach eine pvE dadurch zu vermeiden, daß entweder toxische Substanzen neutralisiert oder die zu Stoffwechselstörungen führende Leberdegeneration vermieden wird. Versuchsweise wurde daher zur Prophylaxe gegen pvE Vitamin B_{12} aus Leberextrakt gleichzeitig mit der Impfung verabreicht. Die Erfahrung scheint für die Hypothese zu sprechen, doch fehlen Kontrollreihen. Eine kombinierte Passiv-Aktiv-Immunisierung zur Verhütung der pvE gaben GISPEN u. Mitarb. [*49*] an. Bis zu 2 Tagen vor der Impfung werden 2 cm^3 Anti-Vakzina-Gammaglobulin (= 320 mg gefriergetrocknetes Gammaglobulin von gegen Pocken geimpften Personen) injiziert. 6 bis 14 Monate nach der Immunisierung zeigte keiner der 121 so behandelten Impflinge eine Reaktion nach der Wiederimpfung. Es bestand eine echte Immunität. Bei einer Gruppe von 1010 nicht geimpften erwachsenen Auswanderern blieben 1 bis 6 cm^3 des Anti-Vakzina-Gammaglobulin scheinbar ohne Einfluß auf die Impfreaktion. Die Entwicklung der Immunität und die Entstehung neutralisierender Antikörper wurden nicht gestört. Insgesamt wurden 1551 Personen auf diese Weise behandelt, ohne daß ungünstige Reaktionen auftraten, auch wurde keine pvE beobachtet. Die Entwicklung einer medikamentösen Prophylaxe zur Verhütung der pvE bedarf aber noch langjähriger eingehender Untersuchungen an größeren Reihen, ehe ihre Einführung in die öffentliche Impfpraxis erwogen werden kann.

Da die Impfpflicht in Deutschland im Hinblick auf die Pockensituation der Welt beibehalten werden muß, ist das Risiko einer zerebralen Komplikation nach Pockenschutzimpfung, die trotz aller Vorsichtsmaßnahmen eintreten kann, im Interesse eines wirksamen Impfschutzes der Bevölkerung nicht zu vermeiden. Daraus erwächst jedoch den Gesundheitsbehörden die Pflicht, alle wissenschaftlichen Untersuchungen, welche auf eine Verminderung dieses Risikos gerichtet sind, mit allen Kräften zu fördern. Die Impfanstalten und alle einschlägigen wissenschaftlichen Institutionen müssen in die Lage versetzt werden, das vielschichtige Problem der pvE auch weiterhin nach allen Richtungen zu bearbeiten und Mittel und Wege zu seiner Lösung zu finden. An erster Stelle sind hier weitere Forschungen auf dem Gebiet der Enzephalitis-Pathogenese und der Impfstoffherstellung und -prüfung (s. u.) zu nennen.

Andere Erkrankungen nach Pockenschutzimpfung

Wie schon ausgeführt wurde, handelt es sich bei der durch die Pockenschutzimpfung ausgelösten Reaktion um eine durch Vermehrung und Generalisierung des Vakzine-Erregers bedingte Allgemeininfektion. Bei dieser können grundsätzlich die gleichen Nachkrankheiten und Störungen auftreten wie bei anderen Infektionskrankheiten. Bei den geschilderten Komplikationen des Zentralnervensystems, wie Fieberkrämpfen, Meningitis serosa und pvE, muß die Impfreaktion als auslösender Faktor angenommen werden. Dies ist jedoch bei anderen Erkrankungen des Zentralnervensystems, die gelegentlich mit der Impfreaktion zusammenfallen, nicht zu vermuten.

Ehrengut und Rüstow [*34*] haben die in der Literatur mitgeteilten Fälle von *Poliomyelitis* nach Pockenschutzimpfung einer kritischen Durchsicht unterzogen und theoretisch die Möglichkeit eines ursächlichen Zusammenhangs bejaht, wenn die Poliomyelitis zwischen dem 5. und 21. Tag nach der Impfung manifest wird. Bei der Mehrzahl der überprüften Fälle trat diese Manifestation zwischen dem 7. und 14. Tag nach der Impfung auf. Die Pockenschutzimpfung scheint somit während der genannten Zeit die Erkrankungsbereitschaft bei bereits latent mit Poliomyelitis Infizierten zu erhöhen, indessen ist ein bevorzugter Befall der geimpften Extremität durch Lähmungen nicht eindeutig beweisbar.

Siegert [*134*] berichtete über vier Poliomyelitisfälle mit schweren Lähmungen, die unter 330 Wiederimpflingen 31 bis 54 Tage nach der Impfung aufgetreten sind. Die Impfung fand kurz vor Beginn einer Poliomyelitis-Epidemiewelle statt und führte weder zu einer überschwelligen Häufung von Poliomyelitis-Erkrankungen unter den Impflingen noch zu einer Modifizierung des Krankheitsverlaufes, so daß bei diesen Fällen ein Zusammenhang zwischen Erkrankung und vorausgegangener Impfung abzulehnen ist. Lokalisation und Verlauf der Lähmungen boten keinen Anhalt für die Annahme, daß die Pockenschutzimpfung die nachfolgende Poliomyelitis-Infektion der vier Impflinge in ungünstigem Sinne beeinflußt und eine lokale Lähmungsdisposition geschaffen hatte. Eine Beziehung zwischen Poliomyelitis und Pockenschutzimpfung kann nach Siegert nach heutigen Erkenntnissen nur dann angenommen werden, wenn die geimpfte Extremität allein oder vorzugsweise in Kombination mit anderen Körperstellen innerhalb von 30 Tagen nach der Pockenschutzimpfung betroffen wird. Diese zeitliche Begrenzung ist nach Siegert willkürlich, aber eine Ausdehnung über diesen Zeitraum hinaus schließt keine weiteren statistisch gesicherten Fälle ein. Nach heutigen Erkenntnissen ist die Auseinandersetzung zwischen Vakzinevirus und Organismus bei der Erstimpfung in spätestens vier Wochen als beendet anzusehen. Bei der Wiederimpfung dürfte die noch vorhandene Restimmunität diesen Zeitraum eher noch verkürzen.

Erkrankungen an Poliomyelitis bei Impflingen sind am Tage der Impfung beobachtet worden. Entscheidend dürfte allein der Zeitpunkt des Kontaktes mit dem Virus der Kinderlähmung sein. Ehrengut und Rüstow ziehen aus ihren Erhebungen mit Recht den Schluß, daß zu einer grundsätzlichen Aussetzung der Pockenschutzimpfung während der Sommer- und Herbstmonate kein Anlaß bestehe, daß jedoch während einer Poliomyelitisepidemie keine Pockenschutzimpfungen durchgeführt werden sollten. Nach der vorgeschlagenen Neufassung der Richtlinien für die Abhaltung von Impf- und Nachschauterminen (s. Anhang 2, Anlage 3, S. 143) soll sich der Impfarzt über den Stand der Krankheiten des Zentralnervensystems sowie überhaupt übertragbarer Krankheiten in seinem Impfbezirk vor und während der Impfzeit fortlaufend unterrichten. Hierzu erscheint es jedoch erforderlich, daß in dem in Aussicht genommenen Gesetz zur Bekämpfung übertragbarer Krankheiten jede Form von Gehirnentzündung meldepflichtig gemacht wird. Wegen der Schwierigkeiten der Diagnose und da jede Erkrankung dieser Art zur Kenntnis der Impfärzte gelangen muß, sollte auch der Verdachtsfall meldepflichtig sein.

Wenn *Varizellen* mit der Pockenschutzimpfung zusammentreffen, so laufen sie gleichzeitig mit der Pustelreaktion ab. Kinder, die Varizellen überstanden haben, können kurz darauf mit vollem Erfolg gegen Pocken geimpft werden und Kinder, die gegen Pocken geimpft sind, können an Varizellen erkranken. Auch *Masern* und *Scharlach* verlaufen unabhängig von der Impfreaktion. Deren Ablauf wird aber zuweilen durch die Masern verzögert.

Beim Zusammentreffen von Vakzinereaktion und echter Variola kommt es wegen der engen Verwandtschaft von Variola- und Vakzinevirus zu einer gegenseitigen Beeinflussung der Entwicklung des Pustelexanthems, die allerdings vom Zeitpunkt der Impfung abhängig ist. Wenn bei Pockenepidemien Massenimpfungen durchgeführt werden, befinden sich unter den Impflingen auch Ansteckungs- und Krankheitsverdächtige, die als infiziert zu gelten haben. Je nach dem Zeitpunkt des Zusammentreffens zwischen Variola- und Vakzinevirus kommt es zur verschiedenen Entwicklung der beiden Pustelarten. Erfolgt die Impfung mindestens 3 Tage vor der Infektion mit echten Pocken, so schützt sie sicher, vorausgesetzt, daß kein besonderes virulentes Variolavirus die Epidemie verursacht, welches die noch nicht vollausgebildete Immunität durchbrechen würde. Je näher die Pockenschutzimpfung an das Ende dieser Inkubationszeit rückt, um so eher kommt es zur Entwicklung eines echten Pockenausschlages. Fällt die Impfung in das Prodromalstadium der Pocken, so können auf der Impfstelle Pusteln entstehen, die eine oberflächliche Ähnlichkeit mit Vakzinepusteln haben, sich aber in Wirklichkeit von echten Pockenpusteln nicht unterscheiden. Praktisch ist jeder nichtimmunisierte Mensch für Pocken empfänglich; daher ist eine Impfung in eine Pockenepidemie hinein nicht nur empfehlenswert, sondern unerläßlich. Ein Provokationseffekt (gesteigerte Letalität, besondere Schwere der Krankheit, Verkürzung der Inkubation) infolge der Pockenschutzimpfung kommt nicht vor.

Trifft eine Infektion mit *Influenza* auf eine ablaufende Vakzinereaktion, so kann es zu ernsten zerebralen Komplikationen kommen. Kosenow und Haussmann [*94*] schildern folgenden Fall: Ein 12jähriges Mädchen, im Säuglingsalter zweimal „ohne Erfolg" geimpft, wird am 27. April 1953 erneut gegen Pocken geimpft. Da es sich um eine „Erstimpfung" handelte, trat eine starke Lokalreaktion mit hohem Fieber ein. Am 11. Mai erneuter Fieberanstieg auf 40° mit typischen Zeichen einer Enzephalomyelitis. Im Serum gelang der Nachweis von Antikörpern gegen Influenza-Virus A. Die Enzephalitis, die nach einem vorübergehenden Zustand akuter Lebensbedrohung in Heilung überging, kann ebensogut als eine typische pvE wie auch als postinfektiöse Influenza-Enzephalitis aufgefaßt werden.

Erkrankungen, die durch die Pockenschutzimpfung ausgelöst werden können, hat Weber zusammengestellt. Zu diesen gehört die *Angina*. Bei der *Pneumonie* wird ein Zusammenhang mit der Impfung fast immer schwer zu beweisen sein, doch muß er als möglich betrachtet werden, wenn die Erkrankung innerhalb der ersten 2 Wochen nach der Impfung auftritt, und eine andere dominierende Ursache auszuschließen ist. Angesichts der frühzeitigen Generalisierung des Vakzinevirus im Organismus ist es nicht ausgeschlossen, daß die vakzinale Allgemeininfektion einmal die Entstehung einer Pneumonie begünstigen kann.

Ein Zusammenhang zwischen Pockenschutzimpfung und *Durchfallerkrankungen*, insbesondere Ernährungsstörungen der Säuglinge, ist im Sinne der „parenteralen Dyspepsie" wahrscheinlich, wenn andere Ursachen ausgeschlossen werden können.

Bei der *Spasmophilie* als einer Form von Krampfbereitschaft des Impflings kann jeder Infekt, also auch die Vakzination, einen eklamptischen Anfall auslösen. Krämpfe bei organischen Hirnerkrankungen (Hirnmißbildungen, Hydrozephalus, zerebrale Sklerose, Tumor cerebri u. a.), die in unmittelbarem zeitlichem Zusammenhang mit der Impfung auftreten, müssen als durch die Vakzination ausgelöst angesehen werden.

Polyneuritiden können nach allen aktiven Schutzimpfungen auftreten, also auch nach Vakzination.

Über das erste Auftreten oder die Auslösung neuer Schübe bei *Ekzem*, Psoriasis, Herpes zoster, Rheumatismus sowie haemorrhagischen Diathesen nach der Vakzination liegen nur vereinzelte Berichte vor.

Bei der *Meningitis tuberculosa*, deren klinischer Beginn etwa 3 bis 4 Wochen nach Einsetzen der anatomischen Veränderungen an den Hirnhäuten anzunehmen ist, wird bei den Fällen, die innerhalb der ersten 3 Wochen nach der Impfung auftreten, das Zusammentreffen mit der Vakzinereaktion zufällig sein. Die später manifest werdenden Erkrankungsfälle können mit der Impfung ursächlich zusammenhängen, wenn eine andere auslösende Ursache auszuschließen ist.

Verhütung der Impfschäden

Es wurde bereits dargelegt, daß trotz aller Vorsichtsmaßnahmen einige Impfschäden, vor allem aber die zerebralen Komplikationen, nicht immer zu vermeiden sind. Das Ziel der auf neuen wissenschaftlichen Erkenntnissen und Erfahrungen beruhenden Vorschläge für eine Neufassung der Ausführungs- und Durchführungsbestimmungen zum Impfgesetz (s. Anhang 2) muß außer einem zuverlässigen Impfschutz der Bevölkerung die weitgehende Vermeidung von Impfschäden sein.

Auf Grund der vorstehenden Ausführungen über Impfschäden und unter Berücksichtigung der noch zu erörternden Vorschriften über Organisation und Durchführung der Pockenschutzimpfung sowie der Herstellung und Prüfung der Pockenimpfstoffe müssen für die Verhütung von Impfschäden die Maßnahmen als wesentlich angesehen werden, die auf den Seiten 63ff. im einzelnen aufgeführt sind.

Wenn auch die auf S. 52 erörterten konstitutionellen und umweltbedingten Einflüsse auf Grund des bisher vorliegenden Materials keine *allgemeine* ausschlaggebende Bedeutung für das Zustandekommen von Impfschäden, insbesondere der pvE besitzen, so kann im *Einzelfall* doch eine familiäre Belastung als pathogenetischer Faktor in Erscheinung treten.

Die prinzipielle Befreiung wegen Überalterung kann eine Vergrößerung der Impflücke und damit eine Gefährdung des Impfschutzes der Gesamtbevölkerung herbeiführen, nämlich wenn die Überalterung des Impflings von impfunwilligen Eltern durch Hinauszögern der Erstimpfung absichtlich herbeigeführt wird. Dem muß dadurch gesteuert werden, daß die zuständigen Behörden in enger Zusammenarbeit mit den Gesundheitsämtern die Impflisten *laufend* überprüfen, die Impflinge zum frühestmöglichen Termin aufrufen und jedem Fall, in dem die Impfung ohne ärztliche Begründung unterbleibt, konsequent nachgehen. Bei zeitweise zurückgestellten Impflingen muß sich die Zurückstellung auf die unbedingt notwendige Dauer beschränken. Unmittelbar nach Ablauf der im ärztlichen Attest angegebenen Zeit muß der Impfling wieder zur Impfung aufgerufen werden. Der Impfarzt muß die Gefahr der Überalterung des Impflings immer im Auge behalten. Im übrigen ist schon aus den hier angegebenen Gründen die später zu erörternde Einrichtung von Dauerimpfstellen unerläßlich, damit gerade zurückgestellten Impflingen oder solchen, die der Impfung im öffentlichen Termin entzogen wurden, Gelegenheit gegeben ist, unabhängig von öffentlichen Impfterminen die Impfung nachzuholen. Eine auf diese Weise herbeigeführte frühzeitige und vollständige Erfassung der Impfpflichtigen bietet die beste Möglichkeit, einer Überalterung der Impflinge und einer Vergrößerung der Impflücke vorzubeugen. Die Wichtigkeit der Frühimpfung (2. Lebenshalbjahr) kann in Anbetracht der statistisch weitgehend gesicherten Zunahme der pvE jenseits des 3. Lebensjahres nicht genug betont werden.

Bei Massenimpfungen, die bei Pockengefahr oder anläßlich eines Pockenausbruches durchgeführt werden, ist stets damit zu rechnen, daß sich Erwachsene zur Impfung vorstellen, bei denen die Impfung und die Wiederimpfung in dem gesetzlich vorgeschriebenen Zeitraum unterblieben ist. In diesen Fällen ist ebenfalls mit dem Auftreten zerebraler Komplikationen nach der Impfung zu rechnen. Diese können aber im Hinblick auf das große Erkrankungsrisiko leichter in Kauf genommen werden. Im übrigen scheint nach den bei solchen Anlässen in anderen Ländern gesammelten Erfahrungen die Zahl der Fälle von pvE bei erwachsenen Erstimpflingen verhältnismäßig gering zu sein. So wurden in der Schweiz bei der Impfung von mehreren hunderttausend 20jährigen Rekruten, von denen angesichts der Freiwilligkeit der Impfung im größten Teil der Schweiz höchstwahrscheinlich ein großer Teil vorher nicht geimpft worden war, nur 3 Fälle von pvE beobachtet (s. Anhang 1, S. 120).Wesentlich andere Ergebnisse liegen allerdings aus Großbritannien (freiwillige Impfung) und den Niederlanden (Gewissensklausel) vor (vgl. Anhang 1, S. 117 u. 118).

Bei der Erörterung der Verhütung von Impfschäden verdient die Pockenschutzimpfung der erwachsenen Erstimpflinge, speziell der noch nicht geimpften Soldaten der Bundeswehr, eine besondere Beachtung. Echte Erstimpflinge sollen mit Rücksicht auf die Gefahr zerebraler Komplikationen unter Friedensverhältnissen nicht geimpft werden. Im Verteidigungsfall oder bei Verlegung in pockengefährdete Gebiete ist die Pockenschutzimpfung auch dieser Soldaten zu ihrem eigenen Schutz sowie zum Schutze der Bevölkerung notwendig.

Von der überwiegenden Mehrzahl der jetzt 20jährigen Rekruten (Jahrgang 1937) darf mit Sicherheit angenommen werden, daß sie mindestens eine erfolgreiche Pockenschutzimpfung durchgemacht haben. Die Wiederimpfung im 12. Lebensjahr fiel dagegen in die ersten Nachkriegsjahre, in welchen eine reguläre Erfassung zu den Impfterminen nicht immer möglich war. Wenn durch den Nachweis der Impfnarben bei diesen Einberufenen eine erfolgreiche Pockenschutzimpfung eindeutig festzustellen ist, handelt es sich um eine Wiederimpfung, die ohne Bedenken vorgenommen werden kann. Da die Impfreaktionen bei älteren Erstimpflingen im allgemeinen schwerer verläuft als bei Kleinkindern und auch länger, bis zu 14 Tagen, dauert, muß mit Ausfällen durch Dienstunfähigkeit gerechnet werden.

Bei Ausstellung eines internationalen Impfpasses für Auswanderer und Reisende müssen erwachsene Erstimpflinge auf die Möglichkeit des Auftretens einer zerebralen Komplikation hingewiesen werden.

Definition des Begriffes „Impfschaden“ und die Entschädigungspflicht des Staates bei einem Impfschaden (Aufopferungsanspruch)

Als Impfschaden ist jede der Dauer und der Schwere nach über das übliche Maß hinausgehende Beeinträchtigung der Gesundheit des Impflings anzusehen, die infolge der Impfung auftritt und ohne die Impfung nicht oder nicht in dieser Form entstanden wäre. Dazu gehören auch vakzinale Infektionen in der Umgebung des Impflings.

Bei einer gesetzlich angeordneten Impfung ist eine Entschädigungspflicht des Staates für einen unverschuldeten Impfschaden begründet, wenn die Schädigung über das übliche Maß einer Impfreaktion hinausgeht und ein besonderes Opfer darstellt. Die Anerkennung einer Entschädigungspflicht des Staates beruht auf folgenden Erwägungen:

Durch § 1 des Impfgesetzes vom 8. April 1874 (RGBl. I S. 31) ist die Pflichtimpfung mit Schutzpocken vorgeschrieben:

1. für jedes Kind vor dem Ablauf des auf sein Geburtsjahr folgenden Kalenderjahres, sofern es nicht nach ärztlichem Zeugnis (§ 10) die natürlichen Blattern überstanden hat;

2. jeden Zögling einer öffentlichen Lehranstalt oder einer Privatschule mit Ausnahme der Sonntags- und Abendschulen, innerhalb des Jahres, in welchem der Zögling das 12. Lebensjahr zurücklegt, sofern er nicht nach ärztlichem Zeugnis in den letzten 5 Jahren die natürlichen Blattern überstanden hat oder mit Erfolg geimpft worden ist.

Zur Zeit des Erlasses des Impfgesetzes war vorherrschende Auffassung, daß eine bei einem gesunden Impfling nach den Regeln der ärztlichen Kunst durchgeführte Impfung für alle Impflinge die gleichen, keinesfalls aber nachteilige Folgen haben würde. Der Befürchtung, daß gesundheitliche Gefahren für den Impfling infolge unachtsamer Durchführung der Impfung entstehen könnten, wurde dadurch begegnet, daß mit der Impfung Ärzte beauftragt wurden. Außerdem wurde fahrlässiges Handeln bei der Ausführung der Impfung nach § 17 des Gesetzes unter Strafe gestellt. Darüber hinaus wurde noch ein besonderer Schutz des Impflings in § 2 des Gesetzes vorgesehen, wonach die Impfung bei einer möglichen Gesundheitsgefährdung des Impflings zu unterbleiben hat.

Folgerungen aus Fällen zu ziehen, in denen die Impfung gleichwohl ohne Verschulden eines Beteiligten zu einem Impfschaden führt, hat der Gesetzgeber unterlassen. Es mußte daher der Rechtsprechung überlassen bleiben, darüber zu entscheiden, ob und inwieweit in diesen Fällen ein Anspruch des Betroffenen auf Entschädigung gegen den Staat begründet ist.

Das Reichsgericht hatte ein Entschädigungspflicht des Staates bei einem unverschuldeten Impfschaden unter dem Gesichtspunkt eines Aufopferungsanspruches gemäß dem in § 75 Einl. ALR enthaltenen Rechtsgrundsatz, wonach derjenige, der auf Grund eines hoheitlichen Eingriffs ein besonderes Opfer zu bringen genötigt wird, abgelehnt (RGZ 176, 305). Es vertrat die Auffassung, daß die Anwendung des in § 75 Einl. ALR enthaltenen Rechtsgrundsatzes nur dann bejaht werden könne, wenn ein Eingriff in die Eigentumssphäre des einzelnen vorlag, nicht aber, wenn der Eingriff eine Verletzung der Gesundheit oder des Lebens zur Folge habe.

Der Bundesgerichtshof hat in seinem Urteil vom 19. Februar 1953 (BGHZ 9, 83) einen entgegengesetzten Standpunkt eingenommen. Er geht von der grundsätzlichen Auffassung aus, daß infolge Schweigens des Impfgesetzes über Entschädigungsansprüche, die ohne Verschulden eines Beteiligten hervorgerufen sind, Ansprüche des Geschädigten nicht ausgeschlossen seien. Die Entschädigungspflicht des Staates nach § 75 Einl. ALR umfasse jedes Sonderopfer an irgendwelchen Rechtsgütern. Eine gegenständige Beschränkung der Entschädigungspflicht auf Eingriffe in das Eigentum oder sonstige vermögenswerte Rechte könne auch aus der Kabinettsorder vom 4. Dezember 1831 (Pr. GS S. 252) nicht entnommen werden. Leben und Gesundheit stünden in Erkenntnis des Wertes der Einzelpersönlichkeit im heutigen sozialen Rechtsstaat als verfassungsmäßig geschütztes Grundrecht auf Leben und körperliche Unversehrtheit nicht hinter vermögenswerten Rechten zurück, sondern seien zumindest in gleicher Weise schutzwürdig. Es würde der allgemeinen Rechtsanschauung widersprechen, einen Aufopferungsanspruch bei hoheitlichen Eingriffen in das Eigentum und sonstige vermögenswerte Rechte anzuerkennen, ihn aber bei Eingriffen kraft Hoheitsrechtes in sonstige geschützte Lebensgüter, wie insbesondere die körperliche Unversehrtheit, zu versagen, zumal im allgemeinen die Verletzung der Gesundheit auch wesentliche Vermögensschäden zur Folge habe. Die Stellung jedes einzelnen im heutigen Rechtsstaat und der ihm von diesem verfassungsmäßig garantierte Schutz seiner wichtigsten Lebensgüter (Leben, Gesundheit, Freiheit, Eigentum) gebiete, daß ein Schaden, der ihm im Interesse der Allgemeinheit durch einen Eingriff in diese Lebensgüter zugefügt wird, von der Allgemeinheit getragen werde.

Die Entschädigungspflicht des Staates bei unverschuldeten Impfschäden ist in der Bundesrepublik bereits in Berlin durch § 18 Absatz 3 des Seuchenbekämpfungsergänzungsgesetzes vom 8. November 1951 (GV-Blatt S. 1105) gesetzlich festgelegt. Nordrhein-Westfalen hat am 10. Februar 1953 ein Gesetz über die Entschädigung bei Erkrankungen und Körperschäden als Folge von Impfungen (Impfschädengesetz) erlassen (GV NW S. 166; s. Anhang 3). Während in § 18 Abs. 3 des Berliner Seuchenbekämpfungsergänzungsgesetzes nur ganz allgemein bestimmt wird, daß bei Impfschäden auf Antrag eine angemessene Entschädigung zu gewähren ist, werden im Impfschädengesetz von Nordrhein-Westfalen die Voraussetzungen für die Anerkennung eines Impfschadens und der Umfang der Entschädigungsleistung näher geregelt. Nach § 2 dieses Gesetzes genügt schon die Wahrscheinlichkeit eines ursächlichen Zusammenhangs mit der Impfung zur Anerkennung eines Impfschadens. Die Entschädigung besteht in der Übernahme der Kosten für eine notwendige Heilbehandlung sowie in der Gewährung von Erziehungsbeihilfen für Schul- und Berufsausbildung, einer Rente, einer Pflegezulage und eines Bestattungsgeldes (§ 3). Über den Entschädigungsantrag, der binnen einer Ausschlußfrist von 6 Monaten nach der Impfung gestellt werden muß, entscheidet der Regierungspräsident (§ 7).*

* Neuerdings hat auch Hessen am 6. Oktober 1958 ein Impfschadengesetz erlassen (GV für das Land Hessen, Nr. 28, S. 147).

In Auswirkung der vorerwähnten Entscheidung des Bundesgerichtshofes vom 19. Februar 1953 haben folgende Länder Verwaltungsanordnungen erlassen, die eine einheitliche Behandlung aller Impfschadenfälle gewährleisten sollen:

1. Baden-Württemberg:	Runderlaß des Innenministeriums in Württemberg vom 31. August 1953 betr. Aufopferungsanspruch wegen Impfschadens,
2. Bayern:	„Regelung der Entschädigung bei Impfschäden" durch Bekanntmachung des Bayer. Staatsministeriums des Innern vom 28. Februar 1957 (s. Anhang 3),
3. Hamburg:	§ 13 der „Vorläufigen Richtlinien zur Regelung des Impfwesens für Pockenschutzimpfung in der Freien- und Hansestadt Hamburg" vom 12. April 1954 (s. Anhang 3),
4. Rheinland-Pfalz:	„Regelung der Anträge auf Impfdauerschaden im Lande Rheinland-Pfalz" durch Runderlaß des Ministerium des Innern vom 9. Oktober 1953 (s. Anhang 3),
5. Schleswig-Holstein:	„Richtlinien für die Regelung der Entschädigung bei Impfdauerschäden" durch den Runderlaß des Innenministeriums vom 3. Juni 1954 (s. Anhang 3).

Das Urteil des Bundesgerichtshofes hat ganz allgemein die Frage aufgeworfen, ob der dem Grunde nach bejahte Aufopferungsanspruch eines Impfgeschädigten gesetzlich geregelt werden sollte. Wenn auch von einer gesetzlichen Neuregelung ebensowenig wie von einer grundsätzlichen neuen richterlichen Entscheidung stets sogleich die Lösung aller Rechtsfragen erwartet werden kann, so ist sie doch geeignet, die verwaltungsmäßige Entscheidung der Einzelfälle wesentlich zu erleichtern. Sie verdient den Vorzug vor der anderen Möglichkeit, die weitere Entwicklung der Rechtsprechung zu überlassen, weil die entscheidende Frage einer „staatlichen Entschädigungspflicht" nunmehr als ausgereift und geklärt angesehen werden kann, nachdem das Impfgesetz seit über 80 Jahren in Geltung ist, die höchstrichterliche Rechtsprechung und die z. Z. in der Literatur überwiegende Auffassung die Frage grundsätzlich bejaht haben und sie auch bereits in zwei Ländern gesetzlich verankert ist. Die Voraussetzung und den Umfang eines Aufopferungsanspruches bei Impfschäden, der dem Opfer und den sonstigen gegebenen Erfordernissen Rechnung trägt, näher zu bestimmen, sollte ein Anreiz für den Gesetzgeber sein. Der Bundesgerichtshof hat in seiner o. a. Entscheidung die Frage, inwieweit ein solcher Entschädigungsanspruch reicht, offengelassen. Er hat lediglich gesagt, daß der Aufopferungsanspruch keine Schadensersatzleistung im Sinne des BGB sei, sondern ein angemessener Ausgleich desjenigen, was der Betroffene im Interesse der Allgemeinheit aufgeopfert habe.

Gegen eine Regelung des Aufopferungsanspruches durch Gesetz wird geltend gemacht, daß ein Gesetz grundsätzlich nur dann anzustreben sei, wenn die Verhältnisse eine Kodifizierung verlangten und die Regelung nicht der Rechtsprechung der Gerichte überlassen werden könne. Diese Voraussetzung sei hinsichtlich des Aufopferungsanspruches bei einem Impfschaden nicht gegeben. Gerade das Urteil des Bundesgerichtshofes zeige, daß Gerichte auch ohne gesetzliche Regelung in der Lage seien, eine befriedigende Entscheidung zu treffen. Hinzu komme, daß alljährlich nur wenige Fälle eines einwandfrei nachgewiesenen Impfschadens aufträten, für deren Beurteilung die Schaffung eines besonderen Gesetzes nicht erforderlich erscheine. Ein solches wäre überdies geeignet, einen Anreiz zu geben, aus Gewinnsucht auch solche Erkrankungen und Todesfälle als

Impfschaden hinzustellen, die tatsächlich mit der Impfung nicht im ursächlichen Zusammenhang stehen. Ein Gesetz werde auch immer lückenhaft bleiben, weil es im einzelnen nicht alle Ansprüche, die als Folge eines Impfschadens gerechtfertigt wären, erfassen könne.

Das Bundesgesundheitsamt hat sich mit den Gründen, die für und gegen eine gesetzliche Regelung des Aufopferungsanspruches bei Impfschaden sprechen, befaßt und ist im Ergebnis zu der Auffassung gekommen, daß einer einheitlichen gesetzlichen Regelung dieser Materie der Vorzug zu geben ist.

Die im Abschnitt „Impfschäden“ erörterten Fragen und mitgeteilten Untersuchungsergebnisse lassen sich wie folgt zusammenfassen:

1. Die Pockenschutzimpfung ist eine Allgemeininfektion. Neben individuellen Unterschieden im normalen Verlauf der Impfreaktion kann es gelegentlich zu krankhaften Störungen kommen, die zu Impfschäden führen können.

2. Es gibt Komplikationen, an deren Entstehung das Vakzinevirus selbst beteiligt ist. Impfschäden, die durch Einwirkung von Eitererregern entstehen, sind das Erysipel, die Phlegmone und eitrige Abszesse der regionären Lymphknoten.

3. Zu den krankhaften Störungen des Zentralnervensystems, die im Verlauf der Impfreaktion auftreten können, gehören Fieberkrämpfe und meningeale Reizerscheinungen. Der wichtigste und folgenschwerste Impfschaden ist die postvakzinale Enzephalomyelitis. Untersuchungen der Altersverteilung der pvE haben gezeigt, daß an einer Zunahme der Enzephalomyelitishäufigkeit jenseits des 3. Lebensjahres nicht gezweifelt werden kann. Sichere Unterschiede in der Erkrankungshäufigkeit scheinen innerhalb der ersten 3 Lebensjahre nicht zu bestehen.

4. Bei einem Teil der Erkrankten bleiben Restsymptome, wie spastische Lähmungen, Bewegungsunruhe und epileptiforme Anfälle für die Dauer bestehen. Die Letalität beträgt in Deutschland etwa 35%.

5. Konstitutionellen und dispositionellen Faktoren kann auf Grund der bisher vorliegenden Kenntnisse nur eine allgemeine Bedeutung zugebilligt werden. Im Einzelfall besteht keine Möglichkeit, bestimmte konstitutionelle Abweichungen für die Entstehung einer pvE verantwortlich zu machen.

6. Um die Häufigkeit von Impfschäden möglichst herabzusetzen, erscheinen u. a. folgende Maßnahmen geeignet:

a) Auswahl eines geeigneten gewebefreundlichen Pockenimpfstoffes, der nach einheitlichen Vorschriften hinsichtlich seiner Wirksamkeit, Lagerung und Verträglichkeit hergestellt und geprüft ist (nähere Ausführungen hierzu s. Abschnitt II/3: „Impfstoffe“, S. 72).

b) Auflockerung der öffentlichen Impftermine durch Begrenzung der Zahl der zu einem Termin geladenen Impfpflichtigen, Hinzuziehung eines zweiten Arztes, Einrichtung mobiler Impfstellen auf dem Lande bzw. Hinbringen der Impflinge zu einem geeigneten Impflokal und Einrichtung von Dauerimpfstellen in Mütterberatungsstellen der Gesundheitsämter oder Polikliniken (nähere Ausführungen hierzu s. Abschnitt II/2: „Organisation und Durchführung der Pockenschutzimpfung“, S. 63).

c) Gründliche Aufklärung der Eltern oder Erziehungsberechtigten des Impflings durch rechtzeitige Verteilung der Merkblätter vor Beginn der Impfungen (Näheres hierzu s. Anhang 2, S. 127 sowie Anlagen 1 und 2).

d) Gewissenhafte Erhebung der Vorgeschichte des Impflings unter Berücksichtigung der Familienanamnese durch Befragung der Eltern oder Erziehungsberechtigten zur Feststellung von Impfhinderungsgründen (Näheres hierzu siehe Abschnitt II/2: „Organisation und Durchführung der Pockenschutzimpfung").

e) Voruntersuchung des Impfpflichtigen bei öffentlichen Impfterminen durch einen zweiten Arzt, die der Untersuchung des Impfarztes vorauszugehen hat, mit dem Ziel einer schärferen Auswahl der zurückzustellenden Kinder (Näheres hierzu s. Abschnitt II/2: „Organisation und Durchführung der Pockenschutzimpfung").

f) Beschränkung einer zeitweisen Zurückstellung auf den unbedingt notwendigen Zeitraum.

g) Frühzeitige Erfassung der Impflinge und laufende Überprüfung der Impflisten zur Vermeidung der Überalterung.

h) Befreiung jedes Impflings, der das 3. Lebensjahr überschritten hat, von der Impfpflicht durch den Impfarzt (vgl. Anhang 2, Anlage 9, S. 166).

2. Organisation und Durchführung der Pockenschutzimpfung

Impftermine

Das Impfgesetz und seine Ausführungsbestimmungen verpflichten den Impfarzt, sich durch die Untersuchung des Impflings davon zu überzeugen, daß kein Impfhinderungsgrund vorliegt. In den Durchführungsbestimmungen sind die Impfhinderungsgründe aufgeführt. Im Rahmen der bisher üblichen Massentermine war eine genügend eingehende Erhebung der Vorgeschichte und Voruntersuchung der Impflinge technisch meist gar nicht möglich. Im Zusammenhang mit dem vorliegenden Gutachten sind daher Untersuchungen darüber angestellt worden, ob und auf welche Weise diesem Mißstand begegnet werden könnte. Hierzu boten sich praktisch folgende Möglichkeiten:

1. Durchführung der Massenimpftermine in hygienisch unbedenklichen Impflokalen;
2. Beschränkung der Zahl der zu einem Termin geladenen Erstimpflinge;
3. Zuziehung eines zweiten Arztes zur Entlastung des Impfarztes;
4. Einrichtung von Dauerimpfstellen.

Zu 1: Für die Abhaltung von Impfterminen erscheinen vor allem die Mütterberatungsstellen als geeignete Räumlichkeiten. Da aus praktischen Erwägungen die Zahl der innerhalb von 2 bis 3 Stunden abzufertigenden Impflinge nicht unter ein gewisses Maß herabgesetzt werden kann, sind hierfür nur größere Beratungsstellen geeignet, in denen der Raumbedarf für den Impftermin ohne Schwierigkeiten befriedigt und ein Zusammendrängen der wartenden Mütter und Kinder vermieden werden kann. Je größer der Warteraum ist, desto geringer ist erfahrungsgemäß die Unruhe. Die genannten räumlichen Voraussetzungen sind aber — wie HERRLICH bei der praktischen Erprobung dieser Möglichkeit in München feststellen mußte — auch in der Großstadt nur verhältnismäßig selten gegeben. HERRLICH sah sich daher genötigt, zumindest die Wiederimpfungen in den Turnsälen von Schulen durchzuführen. Angesichts dieser Erfahrungen ist kaum damit zu rechnen, daß in ländlichen Impfbezirken eine Verlegung der Impftermine in Mütterberatungsstellen möglich ist. Außerdem dürfte in solchen Gebieten und insbesondere in Bezirken mit Streusiedlung (Gebirge, Marsch) kaum jemals eine ausreichende Zahl von Mütterberatungsstellen in einer der Siedlungsdichte entsprechenden Streuung vorhanden sein. Dort ist daher die Abhaltung der Mütterberatungssprechstunden weitgehend an zufällig vorhandene und meist nur bedingt geeignete Räumlichkeiten gebunden. Diese praktischen Erfahrungen zeigen, daß die unter 1. genannte Möglichkeit, die äußeren Bedingungen des Impftermins günstiger zu gestalten, nur selten zu verwirklichen sein wird.

Zu 2: Eine zu starke Belastung des Impfarztes läßt sich nach den Erfahrungen zahlreicher Impfärzte bis zu einem gewissen Grade vermeiden, wenn nicht mehr als 30 bis 50 Kinder in einer Stunde geimpft werden. In Niedersachsen sind durch Erlaß des Sozialministeriums vom 26. Mai 1953 (Nieders. Min.Bl. S. 235, s. Anhang 2) die Impfärzte angewiesen worden, nicht mehr als 30 Kinder stündlich bei einem Impftermin abzufertigen. Dies läßt sich, wenn die Wartezeit in erträglichen Grenzen gehalten werden soll, nur dadurch erreichen, daß die Impflinge zu bestimmten Uhrzeiten bestellt werden. Die praktische Erprobung dieses Verfahrens durch die in der Kommission des Bundesgesundheitsamtes vertretenen Impfärzte hat aber ergeben, daß sich die Mütter meist nicht an diese vorgeschriebenen Uhrzeiten halten und damit die angestrebte Regelung illusorisch machen. In Zukunft wird deshalb durch entsprechende Belehrung der Bevölkerung diesem Nachteil nach Möglichkeit gesteuert werden müssen, damit die wissenschaftliche Erkenntnis zum Nutzen des Impflings in die Praxis umgesetzt werden kann.

Zu 3: Versuche mit der Zuziehung eines zweiten Arztes zum Impftermin wurden in München durch HERRLICH und in Augsburg durch RUFF durchgeführt. Dabei oblagen dem zweiten Arzt die Voruntersuchung der Impflinge, dem Impfarzt — getrennt davon — die nochmalige Untersuchung und die Impfung selbst, für die er allein die Verantwortung trägt. Als voruntersuchende Ärzte wurden bei Erstimpfungen Kinderärzte, meist aus den Mütterberatungsstellen, bei Wiederimpflingen die zuständigen Schulärzte herangezogen. Ferner waren die für den Bezirk zuständigen Fürsorgerinnen anwesend. Diese Methode gestattete eine gründlichere Untersuchung und eine schnellere Abfertigung der Impflinge, als dies sonst möglich ist. Der Impfarzt wurde durch den zweiten Arzt, der das Kind untersuchte und die Mutter noch mündlich befragen konnte, entlastet und auf Besonderheiten hingewiesen. Er untersuchte das Kind aber auch selbst und konnte gemeinsam mit dem voruntersuchenden Arzt in Zweifelsfällen die Entscheidung über die Impfung treffen. Die Fachausbildung des Kinderarztes und die meist langjährige spezielle Erfahrung des Impfarztes ergänzten sich somit. Jeder Massenansturm konnte zuverlässig beherrscht und gelenkt werden, die Mütter hatten durchweg das Gefühl einer guten Betreuung ihrer Kinder. Im übrigen wiegt, falls später der Verdacht auf einen Impfschaden geäußert wird, das Urteil von zwei Ärzten schwerer, da die im Impftermin erhobenen Befunde eine objektive Beurteilung des Falles gestatten.

Diese von HERRLICH und RUFF in Großstädten gesammelten Erfahrungen wurden durch gleichgerichtete Versuche ergänzt, die PÜRCKHAUER und WOHLRAB in ländlichen Gebieten unternahmen. Auch hier waren die Ergebnisse ermutigend. Die Impfärzte verhielten sich zwar anfangs teilweise ablehnend, äußerten sich aber nach Abschluß der Termine im allgemeinen zustimmend. Die Entlastung des Impfarztes erwies sich auch hier als vorteilhaft (ausführlichere Erhebung der Vorgeschichte, gründlichere Untersuchung der Impflinge). Nur in etwa 10% der Fälle traten Differenzen zwischen den Auffassungen des Impf- und des Kinderarztes bezüglich der Impffähigkeit auf. Von den Kinderärzten wurde es allgemein begrüßt, daß sie anläßlich der Impftermine eine gute Übersicht über den Gesundheitszustand der Kinder ihres Einzugsgebietes erhielten. Indessen war es in den Landbezirken schwierig, ja oft unmöglich, einen zur Mithilfe bereiten Arzt zu finden. Deshalb wäre es in Zukunft Aufgabe des zuständigen Gesundheitsamtes, für einen zweiten Arzt Sorge zu tragen.

Auf dem Lande lassen sich nur schwer geeignete Räume finden, insbesondere wenn neben dem Warte- und Impfraum auch ein Raum für den Kinderarzt zur Untersuchung vorhanden sein muß. Diese Schwierigkeiten in ländlichen Bezirken lassen sich — und das trifft auch für das unter 1. erörterte Verfahren zu — dadurch beheben, daß die Zahl der Impflinge möglichst klein gehalten wird. Bei weniger als 30 Kindern je Stunde könnte auf den zweiten Arzt verzichtet werden.

Zu 4: Die kritische Sichtung der bisherigen praktischen Erfahrungen bei der Abhaltung von Impfterminen läßt es wünschenswert erscheinen, daß der Bevölkerung Gelegenheit gegeben wird, Impfungen auch außerhalb der öffentlichen Termine vornehmen zu lassen. Hierfür erscheint die Einrichtung von Dauerimpfstellen z. B. in Mütterberatungsstellen der Gesundheitsämter oder Polikliniken zweckmäßig. Sie stellt die praktisch bedeutsamste Methode zur Auflockerung der Impftermine dar. Die Begrenzung der öffentlichen Impftermine auf eine bestimmte Jahreszeit (Mai bis September), wie sie das Impfgesetz in § 6 Abs. 2 vorsieht, ist heute nicht mehr notwendig. Der Hauptgrund für die Beschränkung der öffentlichen Impftermine auf die Monate Mai bis September war seinerzeit die Tatsache, daß in ländlichen Gebieten in der wärmeren Jahreszeit günstigere Verkehrsverhältnisse vorlagen. Deshalb waren im Sommer zusätzliche Belastungen für die Erstimpflinge — an diese wurde wohl in erster Linie im Bundesrat bei der Beratung des Entwurfs zum Impfgesetz gedacht — am leichtesten vermeidbar. Die Entwicklung, die das Verkehrswesen in Deutschland, insbesondere der Nahverkehr in ländlichen Bezirken, in den 80 Jahren seit der Verkündung des Impfgesetzes genommen hat, sowie neuere epidemiologische und sonstige wissenschaftliche Erkenntnisse lassen heute diese Begründung nicht mehr als stichhaltig erscheinen. Dies kam bereits in den Beschlüssen des Bundesrats zur Ausführung des Impfgesetzes vom 22. März 1917 zum Ausdruck, in denen den Ärzten empfohlen wurde, öffentliche Impftermine zur Zeit der größten Sommerhitze zu vermeiden. Der Grund für diese Empfehlung war wohl die Erkenntnis, daß Kinder im Alter der Erstimpflinge während der heißen Jahreszeit von Darmerkrankungen besonders häufig heimgesucht werden. Die Empfehlung bedeutete eine weitere, wenn auch nicht gesetzlich begründete, so doch im Sinne einer Richtlinie richtungweisende Einschränkung der Impfzeit.

Birk [*10*] hat überdies 1936 die Ansicht vertreten, daß das Frühjahr (Mai) die ungünstigste Zeit für die Abhaltung öffentlicher Impftermine sei, weil die Kinder, d. h. in erster Linie die Erstimpflinge, nach den Wintermonaten eine besonders geringe Widerstandsfähigkeit gegen Infekte aufwiesen. Diese Ansicht, welche die Zusammendrängung aller öffentlichen Termine für die Pockenschutzimpfung auf den September bedeutet hätte, wurde von Rudolf [*129*] an Hand statistischer Unterlagen über den jahreszeitlichen Verlauf der Erkrankungshäufigkeit und der Sterbefälle in den betreffenden Altersgruppen widerlegt. Rudolf hat in der gleichen Arbeit auch auf die Häufung der Kinderlähmungsfälle in den Spätsommermonaten, die ihr Maximum im September zu erreichen pflegen, hingewiesen und betont, daß unter diesen Gesichtspunkten der Abhaltung von öffentlichen Impfterminen im September schwere Bedenken entgegenstehen.

Diese epidemiologischen Gesichtspunkte sind in neuester Zeit immer mehr in den Vordergrund getreten und haben die ursprüngliche Begründung des § 6 des Impfgesetzes fast in Vergessenheit geraten lassen. Sie fanden Ausdruck im Runderlaß des Hessischen Ministers des Innern betr. Pockenschutzimpfung 1954 vom 8. April 1954 — VII/Med c 18 d — 02/03 — Tgb. Nr. 2575/54 — Erlaß Nr. 203 —, in dem es auf Seite 3 heißt:

„Die *terminliche Anberaumung* der Impfungen wird mehr als früher in das verantwortliche Ermessen der Gesundheitsämter gestellt, je nach regionaler und saisongemäßer Seuchenbewegung, Wetterlage und anderen mitspielenden Faktoren. Grundsatz aber bleibt die Unterlassung der Vakzination während der Hochsommermonate (Juli bis August) sowie bei herbstlicher Poliomyelitis- oder ähnlich bedeutungsvoller Epidemiehäufung.

Diesem modernen Gesichtspunkt der Bestverträglichkeit der Impfung Rechnung tragend, darf erforderlichenfalls auch vor dem 1. Mai und nach dem 30. September geimpft werden."

Die Bestimmung des Impfgesetzes über die Impfzeiten ist schon früher durch den sogen. Schulseuchenerlaß vom 30. April 1942 (RMBliV S. 951) modifiziert worden. Die Ziff. 9 seiner Anlage sieht für den Fall einer Pockenerkrankung in Schulen vor, daß grundsätzlich alle Personen, die in der Schule mit den Kranken in Berührung gekommen sind, vom Gesundheitsamt unverzüglich (also ohne Rücksicht auf die Jahreszeit) zu impfen sind. In diesem Fall handelt es sich aber nicht um die im Impfgesetz vorgesehene *allgemeine* Impfung gegen Pocken, sondern um eine aus *besonderem* Anlaß erforderlich gewordene Schutzimpfung.

Nach einem Urteil des Oberverwaltungsgerichts Lüneburg vom 18. Mai 1955 handelt es sich bei der durch das Impfgesetz eingeführten Impfpflicht um zwingendes Recht, das auch nicht durch eine auf neuen wissenschaftlichen Erkenntnissen beruhende Verwaltungsübung außer Kraft gesetzt worden ist. Das Gericht sieht einen Rechtsanspruch des Impflings darauf für gegeben an, daß der Termin zur unentgeltlichen Impfung nicht außerhalb der in § 6 Abs. 2 vorgesehenen Zeiten anberaumt wird. Falls es sich als zweckmäßig oder notwendig erweist, diese zeitliche Begrenzung zu ändern oder aufzuheben, müsse das Gesetz geändert werden. Demgegenüber wird die Auffassung vertreten, daß die genannte Vorschrift lediglich besage, der Impfarzt habe die öffentlichen unentgeltlichen Impfungen wenigstens zu den aufgeführten Zeiten durchzuführen. Ein Verbot der öffentlichen Impfungen zu anderen Zeiten sei aber an keiner Stelle des Gesetzes ausgesprochen.

Demnach müsse es zulässig sein, öffentliche Impfungen auch außerhalb der gesetzlich vorgeschriebenen Impfzeiten durchzuführen, soweit die Notwendigkeit hierzu besteht, die entsprechenden örtlichen Voraussetzungen gegeben sind und auch innerhalb der Monate Mai bis September öffentliche Impftermine angesetzt werden.

Tatsächlich erscheint es in Anbetracht der Fassung des § 6 Abs. 2 zweifelhaft, ob eine Impfung außerhalb des in dieser Bestimmung genannten Zeitraumes erzwungen werden kann. Aus der Begründung zu dem Entwurf des Impfgesetzes ergibt sich, daß die zeitliche Beschränkung in § 6 Abs. 2 im wesentlichen auf Gründen verkehrstechnischer Art beruht, die heute nicht mehr gegeben sind. Eine authentische Auslegung der genannten Vorschrift kann auch künftig der Rechtsprechung überlassen bleiben. Die erfolgreiche Durchführung des Gesetzes wird zwar durch die vom Oberverwaltungsgericht Lüneburg gewählte Auslegung erschwert, jedoch nicht unmöglich gemacht.

Aus diesen Darlegungen darf der Schluß gezogen werden, daß die Einrichtung von Dauerimpfstellen nicht nur aus sachlichen Erwägungen heraus gerechtfertigt, sondern auch nach dem Sinn des Impfgesetzes zulässig ist.

In der sowjetischen Besatzungszone wurde bereits 1953 laut Anweisung über die Durchführung einer zusätzlichen Impfaktion gegen Pocken die Einrichtung von Dauerimpfstellen in jeder Beratungsstelle für Mütter und Kinder geplant (KIMA [*90*]). Wo solche Beratungsstellen fehlen, wurden Impfstellen in den Polikliniken und Ambulatorien eingerichtet. Diese Maßnahme hat sich nach mündlichen Mitteilungen aus der SBZ sehr bewährt.

Zusammenfassend ist hinsichtlich der Durchführung der Impftermine festzustellen:

Auf Grund praktischer Erfahrungen ist eine Auflockerung der öffentlichen Impftermine anzustreben. Hierfür werden folgende Maßnahmen empfohlen:

1. Beschränkung der Zahl der zu einem Termin geladenen Erstimpflinge auf 50 je Stunde;

2. Hinzuziehung eines zweiten Arztes. Er soll bei Erstimpfterminen nach Möglichkeit Facharzt für Pädiatrie sein; bei Wiederimpfterminen empfiehlt sich Zusammenarbeit mit dem Schularzt;

3. Einrichtung von Dauerimpfstellen z. B. in Mütterberatungsstellen der Gesundheitsämter oder Polikliniken.

Die Einführung dieser Neuerungen erfordert u. a. eine erhebliche Erhöhung der für die Pockenschutzimpfung aufzubringenden Mittel. Da aber aus epidemiologischen Gründen auf die Beibehaltung der gesetzlichen Impfpflicht in der Bundesrepublik nicht verzichtet werden kann (vgl. S. 18), muß nach Auffassung des Bundesgesundheitsamtes alles getan werden, um vermeidbare Gefährdungen der Impflinge und unnötige, das Impfgeschäft erschwerende Belastungen der Impfärzte zu verhindern. Es ist zu hoffen, daß die aufgewendeten Mehrkosten und der Nachteil vermehrter Zurückstellungen bei dem unter 2. genannten Verfahren durch eine Verstärkung der Impffreudigkeit der Bevölkerung infolge rascherer Abwicklung der Impfung und durch den Rückgang der Impfschäden überhaupt und insbesondere derjenigen, die auf eine Überlastung der Impfärzte zurückzuführen sind, ausgeglichen werden.

Ergänzend ist noch darauf hinzuweisen, daß eine stärkere Einschaltung von Privatimpfungen durch niedergelassene Ärzte ebenfalls zur Auflockerung der Impftermine beitragen kann. Hier muß indessen der privaten Initiative der Vorrang gelassen werden. Behördliche Maßnahmen könnten lediglich den Charakter von Empfehlungen an die Ärzteschaft und die Erziehungsberechtigten haben.

Impfmethoden

Das Impfgesetz schreibt die Impfung mit vier Impfschnitten vor. Durch Runderlaß des RMdI vom 10. April 1934 (— IIIa III 648/34 I —) wurde unter Änderung des Impfgesetzes die Zahl der Impfschnitte auf zwei vermindert. Da nach den Untersuchungen von GROTH und MÜNSTERER [*57*, *58*] die erzielte Immunität mit der Größe der Pustelfläche zusammenhängt, erhoben sich seinerzeit Bedenken gegen diese Reduzierung der Impfschnitte. Die Belastung durch den zweiten Weltkrieg und durch die gewaltige Flüchtlingsbewegung hat aber gezeigt, daß die im deutschen Volk bestehende Immunität ausreichte, um Pockenausbrüche in Deutschland zu verhindern. Die Zweischnittimpfung hat sich also bewährt.

Die „*multiple pressure-Methode*" wurde ursprünglich von ROSENTHAL [*128*] in Chikago für die Tuberkulose-Impfung eingeführt und auf Grund der guten Ergebnisse von verschiedenen amerikanischen Ärzten für die Pockenschutzimpfung übernommen. HERRLICH [*70*] berichtet, daß z. B. in New York, Washington, Atlanta, New Orleans und Detroit von den dortigen Impfärzten nach der multiplen pressure-Methode geimpft wird. In England wurde diese Impfmethode 1948 den Impfärzten an Stelle der Schnittimpfung empfohlen [*106*]. REES [*126*] teilt mit, daß die Ergebnisse der Punktimpfung denen der älteren Methoden überlegen seien. Etwa 5% der von ihm nach der Schnitt- und Punktmethode geimpften Kleinkinder reagierten auf keine dieser Impfmethoden. Die späteren Erfahrungen in England entsprachen jedoch nicht den Erwartungen. Den englischen Impfärzten wurde 1956 empfohlen, die Schnittimpfung an Stelle der Punktimpfung zu wählen, um das Risiko erfolgloser Impfungen herabzusetzen. MC CLEAN [*99*] berichtet, daß er mit der Punktimpfung mit weitaus geringerem örtlichen Trauma als bei der Schnittimpfung und dementsprechend seltenem Vorkommen von Sekundärinfektionen eine hohe Erfolgsrate erziele. Bei Wiederimpfungen bevorzugt er jedoch die Schnittmethode, da sie dort nach seinen Erfahrungen eine wesentlich höhere Erfolgsrate ergibt. BOUSFIELD [*14*] stellte fest, daß bei 11,5% der Säuglinge in den ersten Lebensmonaten die Mehrfachpunktimpfung nicht anging. Bei Kindern über 5 Monate wurden indessen keine Ausfälle beobachtet. Daß andere Autoren bei Kindern von 2 bis 8 Monaten 11 bis 18% Ausfälle erwähnen, führt BOUSFIELD auf die für eine erfolglose Impfung bekannten Ursachen wie unsachgemäße Aufbewahrung des Impfstoffes und ungeeignete Mittel zur Hautreinigung zurück. Er hält die Mehrfachpunktimpfung für die Methode der Wahl. BIANCHI [*9*] bewertet die Schnitt- und die Mehrfachpunktimpfung hinsichtlich der erzielten Immunität gleich. Er zieht beide Verfahren der intrakutanen oder subkutanen Impfung vor. Nach DUNLOP [*31*] wird die Pockenschutzimpfung bei der niederländischen Marine mit der Mehrfachpunktmethode ausgeführt.

Die Technik der Punktimpfung ist folgende: Auf eine vorbereitete Hautfläche über dem Deltamuskel des linken Oberarmes wird 1 Tropfen Lymphe auf etwa 3 mm² aufgetragen. Die

Spitze einer Impfnadel wird dann tangential zur Haut fest und schnell ungefähr 30mal innerhalb von 10 Sekunden in den Tropfen gepreßt, wobei die Nadel jedesmal ganz von der Haut abgehoben wird. Die Nadelspitze wird nicht in die Haut hineingetrieben; diese dringt vielmehr bei jedem Druck infolge der Elastizität der Haut etwas in die Epidermis ein, so daß der Impfstoff in die tieferen Epidermisschichten geführt wird. Der Impfvorgang dauert länger als bei der Schnittimpfung. Zwecks Verringerung der örtlichen und allgemeinen Impfreaktion kann die Zahl der Druckbewegungen von 30 auf 10 oder weniger herabgesetzt werden.

Die Reaktion auf die Erstimpfung bei Kleinkindern erreicht ihr Maximum am 8. bis 9. Tage, jedoch ist sie gewöhnlich schon am 7. Tage festzustellen. Bei Erstimpflingen kommt es zu einer typischen Vakzinepustel, die zu einer geringen Narbe führt. Bei Wiederimpflingen kann die örtliche Reaktion jederzeit innerhalb von 10 Tagen eintreten. Eine genaue Feststellung des Ergebnisses ist bei einer Nachschau am 3. und einer weiteren am 6. oder 7. Tage möglich. Auch hier ist eine Immunitätsreaktion mit Schwellung und Juckreiz an der Impfstelle oder eine beschleunigte Reaktion oder „Vaccinella" zu unterscheiden. In England wird empfohlen, bei der Wiederimpfung die Punktmethode wenigstens an zwei Stellen mit jeweils 30 Druckbewegungen vorzunehmen, wenn bekannt oder anzunehmen ist, daß der Impfling einer Pockenerkrankung ausgesetzt ist. Die bisherigen Erfahrungen in Nordamerika deuten darauf hin, daß die Immunität nach der Punktimpfung zwar geringer als nach der Zweischnittimpfung, aber wahrscheinlich ausreichend ist, doch wird ein endgültiges Urteil über den Wert der Punktimpfung erst möglich sein, wenn die Zahl der Wiederimpflinge oder die Seuchenlage die Voraussetzung hierfür schaffen.

Die *subkutane Pockenschutzimpfung* geht auf Arbeiten von CHAUVEAU [*23*] aus dem Jahre 1868 zurück, der sie zuerst an Pferden und Rindern, dann auch bei Kindern ausführte und bewies, daß auf diese Weise eine Immunisierung erzielt werden kann. Das Verfahren ist in neueren Versuchen zum Studium der Immunitätsverhältnisse an Kaninchen und Meerschweinchen von GINS [*43*] und SATO [*130*] benutzt worden. Bei Kindern wurde die subkutane Impfung von NOBL [*112*] und KNÖPFELMACHER [*91, 92*] zu Anfang dieses Jahrhunderts auf Grund ihrer guten Resultate für die praktische Anwendung empfohlen. Andere empfehlende Berichte liegen vor von FEARNSIDE und GIBSON [*38*] sowie von GOODALL [*51*]. Im Jahre 1939 hat ZEDERBAUER [*156*] bei 1600 subkutan geimpften Klein- und Schulkindern einen fast 100%igen Impferfolg bei Erstimpflingen und ein Angehen der Impfung bei etwa der Hälfte der Wiederimpflinge beobachtet. Im gleichen Sinne äußert sich auch HOFBAUER [*81, 82*], der während des Zeitraums von 9 Jahren rund 1800 Kinder subkutan impfte. Die erzielte Grundimmunität ließ dagegen zu wünschen übrig. So sah er z. B. unter 127 früher subkutan geimpften Schulkindern anläßlich der kutanen Nachimpfung nur bei 13 eine Immunitätsreaktion, während bei den übrigen Kindern 28 Bläschenreaktionen, 42 Pustelbildungen mit beschleunigtem Ablauf und 44 Erstimpfungsreaktionen auftraten. HOFBAUER hält aber seine Erfahrungen, gemessen an den Millionenziffern der kutanen Schnittimpfung, noch nicht für verwertbar. TÜRK [*149*] sowie HAMBURGER [*60*] nennen als Vorteile der subkutanen Pockenschutzimpfung die Vermeidung von Impfpusteln und damit die Ausschaltung zweier häufig vorkommender Impfschäden bei der kutanen Impfung: die Auto-Inokulation und die Vakzineinfektion nicht geimpfter Geschwister. Als weitere Vorteile werden angeführt 100%iges Angehen der Erstimpfung, Wegfall der Narben, rasche und einfache Durchführbarkeit der Impfung — mit entsprechender Assistenz könnten in einer Stunde etwa 150 (!) Kinder geimpft werden —, einfache Pflege des Impflings und schließlich die Verwendung eines Impfstoffes, der aus einem standardisierten Trockenimpfstoff gewonnen wird und genau dosiert werden kann. Türk und Hamburger betonen außerdem, daß die Enzephalomyelitis nach Pockenschutzimpfung bei der subkutanen Impfung seltener sei als bei der kutanen. Sie stehen aber auf dem Standpunkt, daß die klinischen und praktischen Erfahrungen bei weitem noch nicht ausreichen, um ein endgültiges Urteil zu fällen.

Den Vorteilen stehen zwei wichtige Nachteile gegenüber, nämlich die geringere Dauer der erzielten Immunität — etwa 5 Jahre gegenüber den 10 Jahren bei der Schnittimpfung — und das Fehlen von Narben als einfacher Impfnachweis. Bianchi [*9*] betont, daß bisher noch kein Beweis dafür erbracht worden sei, daß die Gefahr der pvE durch die subkutane Impfung vermieden oder eingeschränkt werden könne.

Über die Technik der subkutanen Impfung und über die klinische Reaktion äußern sich Kaiser und Reuss [*88*, *89*] wie folgt: 0,1 cm^3 des Pockenimpfstoffes wird 1 cm weit unter die wie üblich vorbereitete Haut injiziert. Die Nachschau erfolgt bei Erstimpflingen am 14., bei Wiederimpflingen am 4. Tage nach der Impfung. Die klinische Reaktion besteht aus Fieber, Infiltrat und Rötung. Das Fieber tritt, wie die Hautrötung, am 7. Tage auf und dauert wie diese 3 bis 4 Tage; es schwankt zwischen 37,5 und 39°. Die Hautrötung bedeckt im allgemeinen wenige Quadratzentimeter, bisweilen aber auch wesentlich mehr. Das subkutane Infiltrat bei Erstimpflingen besteht aus einer kirschkern- bis pflaumengroßen, derben, gut tastbaren und abgegrenzten Schwellung. Die Begleitsymptome sind Lymphknotenschwellung, Spannungsgefühl im Bereich der Impfstelle, selten Kopfschmerzen. An Komplikationen wurden vakzinale Exantheme, in einigen Fällen auch generalisierte Aussaat von Pusteln, die aber nicht übertragbar waren, beobachtet. Die Dauer der erzielten Immunität betrug nach den Erfahrungen dieser Autoren 4 bis 6 Jahre. Die Hoffnung auf völlige Vermeidung der pvE hat sich nicht erfüllt. Ein endgültiges Urteil wird erst dann möglich sein, wenn die Methode bei einer hinreichend großen Zahl von Impflingen angewendet worden ist.

Berger und Puntigam [*7*] untersuchten im Tierexperiment den klinischen Verlauf der Impfreaktion in bezug auf den Immunisierungseffekt. Sie impften 30 Rinder teils kutan, teils subkutan mit Vakzinevirus und beobachteten 22 Tage lang Blutbild und Antikörperbildung. Sämtliche Reaktionen waren bei den subkutan geimpften Tieren deutlich abgeschwächt. Die Neutralisationsversuche zeigten, daß die Antikörperbildung bei der subkutanen Impfmethode geringer ist, doch konnte bei einer nachfolgenden kutanen Impfung der subkutan vorbehandelten Rinder mit einem Impfstoff gleicher Menge und gleichen Titers im Neutralisationsversuch ein erhebliches Ansteigen der viruliziden Antikörper beobachtet werden. Da die subkutane Pockenschutzimpfung beim Menschen nur 4 bis 6 Jahre wirksam bleibt, gegenüber einer etwa 10jährigen Immunität nach kutaner Impfung, wird von den Autoren eine Kombination beider Impfmethoden empfohlen. Der Erstimpfling soll durch die schonendere Subkutan-Impfung in den Zustand eines Wiederimpflings versetzt und dann zur Verlängerung des Impfschutzes nach etwa 3 bis 4 Wochen kutan nachgeimpft werden. Auf jeden

Fall stellt die subkutane Impfung eine geringere Belastung für den Impfling dar. Puntigam [*121*] impfte 460 Erstimpflinge ohne Zwischenfall subkutan. Von diesen Kindern waren 355 = 77% älter als 2 Jahre. Da Erfahrungen über die Bewährung der subkutanen Pockenschutzimpfung beim Menschen während einer Pockenepidemie nicht vorliegen, kann die Einführung dieser Methode für die öffentlichen Impftermine vorerst nicht empfohlen werden. Das gleiche gilt für die intrakutane Injektionsimpfung. Statistische Untersuchungen haben ergeben, daß die Häufigkeit der pvE durch die subkutane Impfung nicht herabgesetzt wurde (Puntigam [*121*], Berger [*6*]).

Im Rahmen dieses Gutachtens wurden der klinische Verlauf der bisherigen Schnittimpfung, der Punktimpfung und der subkutanen Impfung durch Hansen u. Mitarb. [*61*] vergleichend geprüft. Aus diesen Untersuchungen ließen sich jedoch keine praktisch anwendbaren Schlüsse ziehen.

Die wichtigsten Kriterien für den Wert einer Impfmethode sind Immunitätsgrad und Immunitätsdauer. Beide sind bei der bisher in Deutschland ausschließlich geübten Zweischnitt-Impfung offenbar ausreichend, wie die epidemiologischen Erfahrungen bewiesen haben. Nach der Mehrfachpunktimpfung dürfte eine etwas geringere, aber wahrscheinlich noch ausreichende Immunität auftreten. Da dieses Verfahren den außerordentlichen Vorteil der ziemlich exakten Dosierung der in den Körper gelangenden Impfstoffmenge bieten soll, wäre eine probeweise Anwendung neben der Schnittimpfung auch in öffentlichen Impfterminen zu erwägen, wenn die Impfärzte eine entsprechende Ausbildung erfahren.

Die Erfahrungen hinsichtlich der geringeren Immunitätsdauer nach der Subkutanimpfung, deren abschließende Beurteilung auch wegen der verschwindend geringen Zahl der bisher durchgeführten Impfungen unmöglich ist, machen diese für öffentliche Impftermine noch ungeeignet. In besonders gelagerten Fällen bestehen aber gegen die Subkutanimpfung allein oder als Vorimpfung keine Bedenken. Falls aber die Subkutanimpfung allgemein zugelassen würde, wären die Kinder schon früher als nach der kutanen Impfung, d. h. also nach 5 bis 6 Jahren, nachzuimpfen. Eine solche „Zwischenimpfung" ist nach dem Impfgesetz zur Zeit unmöglich. Ob sich die Subkutanimpfung bei einer Pockenepidemie bewährt, muß als fraglich bezeichnet werden.

Zusammenfassend ist über die hier abgehandelten Impfmethoden folgendes zu sagen:

1. Die bisher übliche Zweischnittimpfung hat sich bewährt und muß beibehalten werden.

2. Die Mehrfachpunktimpfung („multiple pressure") hat den Vorteil, daß der in den Körper eingebrachte Impfstoff ziemlich genau dosiert werden kann. Gegen die Anwendung dieser Methode in öffentlichen Impfterminen bestehen keine Bedenken, sofern die Impfärzte in der Ausübung dieses Verfahrens ausgebildet werden.

3. Die subkutane Impfung setzt die vergleichsweise geringsten klinischen Reaktionen. Ihre Anwendung sollte mit Rücksicht auf die verhältnismäßig geringe Dauer der damit erreichten Immunität auf Sonderfälle beschränkt bleiben. Der Wert dieses Verfahrens ist noch nicht abschließend zu beurteilen.

4. Ob allein durch die Anwendung einer dieser Methoden die Häufigkeit der neuralen Impfkomplikationen herabgesetzt werden kann, ist noch nicht geklärt.

3. Pocken-Impfstoffe

Lange Zeit herrschte die Ansicht vor, daß die Vakzinevirusstämme, aus denen die Pockenimpfstoffe hergestellt werden, nur geringe qualitative Differenzen aufweisen. Indessen hatten sich in neuerer Zeit auf Grund tierexperimenteller Erfahrungen Zweifel an der Richtigkeit dieser Auffassung ergeben. Experimentelle Untersuchungen des Ausschusses für Pockenimpfstoffe der Kommission des Bundesgesundheitsamtes hatten daher zum Ziele, qualitative Unterschiede der einzelnen Vakzinestämme festzustellen. Diese Untersuchungen wurden in der Landesimpfanstalt München vorwiegend an Bruteiern, im Hygiene-Institut der Universität Marburg an Kaninchen und Bruteiern durchgeführt. Sie setzten Arbeiten aus den Jahren 1925 bis 1932 auf wesentlich breiterer Basis fort.

Als wichtigste Ergebnisse sind folgende hervorzuheben:

Bei Verimpfung auf die Eihaut ergaben sich, wenn Impfstoffe verschiedener Herkunft (Kälberlymphe, Esellymphe, Kuhpockenvirus, Neuro- und Testislapine) verimpft wurden, Verschiedenheiten hinsichtlich des Zeitpunktes der Generalisierung und der Auswirkungen auf das Gefäßsystem (Haemorrhagien), die sich als stammspezifisch und konstant erwiesen.

Die an Kaninchen durchgeführten Untersuchungen ergaben, daß es einerseits Impfstoffe gibt, die bei kutaner Impfung als gewebefreundlich zu bezeichnen sind, andererseits solche, die stärker gewebezerstörend wirken. Bei den in stärkerem Grade gewebeangreifenden Lymphen fiel die gegenüber den gewebefreundlichen Lymphen viel intensivere Vakzinepustelbildung mit tiefer Dellung, Neigung zu stärkeren Nekrosen, Ausbildung schwarzbrauner Schorfe, die länger auf der Haut hafteten, auf. Bei intrazerebraler Impfung war die Häufigkeit der Todesfälle an Meningoenzephalitis bei den einzelnen Impfstoffen unterschiedlich. Aus Rohstoffen *frisch* hergestellte Stammlymphen wiesen eine wesentlich höhere Gewebepathogenität für das Versuchstier auf als Lymphen, die 6 bis 8 Monate bei $+4°$ C gelagert worden waren. Die Lagerung setzte auch die Letalität an Enzephalitis nach intrazerebraler Impfung beim Kaninchen herab. Ein bei der Verimpfung frischer Impfstoffe beobachtetes vakzinales Syndrom (Feuchtigkeit aus Nase und Auge, z. T. mit positivem Vakzinevirus-Nachweis) wurde mit der Dauer der Lagerung geringer oder verschwand ganz.

Histologische Untersuchungen an Hautstücken von Kaninchen, die 3 bis 4 Tage zuvor mit verschiedenen Vakzinevirus-Stämmen geimpft worden waren, ergaben beträchtliche Unterschiede in der Stärke der an der Haut ablaufenden vakzinalen Prozesse, vor allem hinsichtlich der Beteiligung des Gefäßsystems.

Aus diesen Untersuchungen am Brutei und am Kaninchen konnte gefolgert werden, daß 1. die Vakzinevirus-Stämme an sich charakteristische Verschiedenheiten der Pathogenität für das Versuchstier aufweisen, 2. die gewebeangreifende Wirkung durch eine mehrere Monate dauernde Lagerung verringert werden kann.

Damit ist also die Möglichkeit gegeben, eine Stammauswahl zu treffen, sowie durch die Art der Behandlung der aus dem Stamm bereiteten Lymphe die Impfreaktionen, wenigstens im Tierversuch, zu beeinflussen.

Da außerdem während der Frühjahrsimpftermine 1955 festgestellt werden konnte, daß die verschiedenen Stämme eine unterschiedliche Verträglichkeit besaßen, die zum Teil mit ihrem Verhalten beim Versuchstier oder im Brutei übereinstimmten, erscheint nunmehr eine Revision der Vorschriften über Zubereitung, Bestimmung der Wirksamkeit und Qualitätsbeurteilung der Impfstoffe zum Zweck einer Vereinheitlichung notwendig.

Die Ergebnisse der Pockenschutzimpfung mit gelagerten Impfstoffen verschiedener Herkunft waren bei den Impfterminen 1955 im Versorgungsgebiet der Münchener Impfanstalt folgende:

Stamm	Zahl der Impfungen	Anzahl der impfenden Gesundh.-Ämter	Angabe der Gesundh.-Ämter über die Stärke der Reaktion:			Impferfolg negativ in %
			normal	milde	stark	
München......	103 000	58	49	7	2	5,2
Bern.........	84 000	53	42	9	2	2,9
Ankara.......	127 000	56	41	13	2	4,1

Überall wurde mit Impfstoffen geimpft, die mit Glyzerinzusatz 6 Monate bei +4° C gelagert worden waren. Insgesamt wurden 315955 Kinder geimpft, davon rund 103000 mit dem Stamm München, etwa 85000 mit dem Stamm Bern und etwa 128000 mit dem Stamm Ankara. Der Impferfolg betrug beim Stamm Bern fast 97%, beim Stamm Ankara etwa 96% und beim Stamm München etwa 95%. Die Reaktionen waren bei den Nachschauterminen meist normal, doch zeigte sich, daß der Gipfel der Reaktionen gegenüber früheren Impfterminen um 1 bis 2 Tage verzögert auftrat. Die Folge hiervon war, daß sich bei der Nachschau „milde“ Reaktionen zeigten. Untersuchungen in München selbst ergaben, daß es sich um eine verlängerte Inkubation handelte, die möglicherweise auf die Lagerung der Lymphe zurückzuführen ist. Die geringste Zahl zerebraler Komplikationen verursachte der Stamm Bern, an zweiter Stelle stand der Stamm München, an dritter Stelle der Stamm Ankara.

Tabelle 18. *Übersicht über die beobachteten Komplikationen*

Stamm	Postvakzinale Enzephalomyelitis		Meningitis	Generalisierte Vakzine	Sekundäre Vakzine	Nebenpocken	Vakzinales Exanthem
	als sicher angenommen	Verdacht					
München	3	1	8	10	17	13	1
Bern....	0	2	4	3	5	50	9
Ankara..	3	2	—	1	19	781	4
Insgesamt	6	5	12	14	41	844	14

Die Zahlen waren insgesamt niedriger als in den Vorjahren (1952: 11, 1953: 22, 1954: 10 Fälle von pvE).

Beim Stamm Ankara fiel die hohe Zahl von Nebenpocken auf. Der Stamm Ankara hatte im Eihautversuch eine starke Neigung zur Generalisierung gezeigt. Bei den Stämmen Bern und München waren Nebenpocken seltener; andererseits traten beim Stamm München 10 Fälle von generalisierter Vakzine, beim Stamm Bern 3 und beim Stamm Ankara nur 1 Fall auf.

Diese Befunde lassen es angezeigt erscheinen, künftighin nur mit gelagerten Impfstoffen zu impfen und in erster Linie den Vakzinevirusstamm Bern zur Herstellung von Impfstoff zu benutzen.

Die Stämme München und Ankara werden in München als Rohstoff bereitgehalten für den Fall, daß sich bei dem Stamm Bern im Laufe der Jahre bei den Überprüfungen unerwünschte Änderungen ergeben sollten. Die Landesimpfanstalt München ist bereit, den Stamm Bern auch anderen Impfanstalten zur Herstellung von Impfstoffen zur Verfügung zu stellen.

Von der Landesimpfanstalt *Darmstadt* wurden 1955 vier Lymphchargen verwandt, und zwar Lymphe 1 aus Rohstoff von Kalb 3 des Jahres 1952, Lymphe 2 aus Rohstoff von Kalb 4 des Jahres 1953, Lymphe 3 aus Rohstoff von Kalb 5 des Jahres 1953 und Lymphe 4 aus Rohstoff von Kalb 2 des Jahres 1954, die sämtlich sechs Monate bei + 4° C gelagert worden waren. Die Lymphe 2 (Kalb 4/1953) wurde von einem Kalb gewonnen, das mit dem Vakzinevirusstamm München beimpft worden war. Die anderen drei Lymphen wurden aus dem Darmstädter Stamm hergestellt. Außerdem wurde die Lymphe 1 (Kalb 3/1952) mit 10 mg Streptomycin statt 1 mg je Kubikzentimeter Stammlymphe und mit 10%igem statt 60%igem Glyzerinzusatz hergestellt. Fünf Wochen später wurde durch Auffüllen mit Glyzerin die Stammlymphe 1 auf den vorgeschriebenen Glyzeringehalt von 60% gebracht.

Mit 182000 Portionen wurden etwa 100000 Kinder geimpft. Nach den Berichten der Gesundheitsämter war die Impfung mit Lymphe 1 in 69%, mit Lymphe 2 in 79%, mit Lymphe 3 in 90% und mit Lymphe 4 in 91% erfolgreich. Die geringere Wirksamkeit der Lymphe 1 ist vielleicht auf die zehnfache Dosis Streptomycin je Kubikzentimeter Stammlymphe zurückzuführen. Die Erstimpflinge reagierten häufig schlechter als die Wiederimpflinge. So betrugen 1955 die Erfolge bei den Erstimpflingen 70%, dagegen bei den Wiederimpflingen 87%. Der Impferfolg betrug:

	Erstimpflinge	Wiederimpflinge
bei Lymphe 1	53%	82%
,, ,, 2	72%	86%
,, ,, 3	85%	95%
,, ,, 4	86%	95%

dagegen in früheren Jahren:

	Erstimpflinge	Wiederimpflinge
1951	86%	93%
1952	85%	96%
1953	90%	92%

Die 1955 verwendeten gelagerten Lymphen haben sich also als etwas weniger wirksam erwiesen als die in den Vorjahren verwendeten, nicht gelagerten Lymphen. Hierzu ist zu bemerken, daß die Impfergebnisse der einzelnen Gesundheitsämter mit der gleichen Lymphe außerordentlich unterschiedlich waren. Dies dürfte auf Unterschiede der Impftechnik zurückzuführen sein. Die Erfolgsquote betrug bei Erst- *und* Wiederimpflingen zusammen 1949: 89%, 1950: 90%, 1951: 90%, 1952: 91%, 1953: 92%, 1954: 87%, 1955 (ohne Berücksichtigung von Lymphe 1): 84%.

In Hessen wurden 1955 sechs gesicherte Enzephalomyelitisfälle beobachtet, von denen drei tödlich verliefen. Die Kinder waren 5 Monate, 5 Monate, 9 Monate, 16 Monate, 12 Jahre und 12 Jahre alt. Alle waren innerhalb fünf Wochen geimpft worden (25. 4., 2. 5., 7. 5., 16. 5. u. 31. 5. 1955). Von ihnen erhielten vier die wenig wirksame Lymphe 1 und je eines Lymphe 2 und Lymphe 3. Von den sechs Fällen von pvE stammen fünf aus dem nördlichen Landesbereich. Außer diesen sechs gesicherten sind noch sechs fragliche Enzephalomyelitisfälle beobachtet worden, welche auch jetzt noch nicht völlig geklärt sind. Von diesen sind zwei gestorben. Außerdem ereigneten sich im Jahre 1955 11 Störungen des postvakzinalen Verlaufs, von denen drei tödlich verliefen. Bei den drei Todesfällen lautete die klinische Diagnose Pneumonie bzw. Gehirnschädigung bzw. Status thymolymphaticus. Im Jahr 1954 traten demgegenüber bei 116000 Geimpften 14 postvakzinale Enzephalomyelitiden, außerdem vier ernstere nicht-enzephalitische Komplikationen auf. In den früheren Jahren betrugen die Enzephalomyelitiszahlen unter der Berücksichtigung dessen, daß bei einem Teil von ihnen später die Frage offenblieb, ob es sich wirklich um Enzephalomyelitis gehandelt hat oder nicht, 1949: 15, 1950: 5, 1951: 3, 1952: 4, 1954: 14. Es kommen also 1949: 1 Fall von Enzephalomyelitis auf 9300 Impfungen, 1950: 1 auf 15000, 1951: 1 auf 20000, 1952: 1 auf 28000, 1953: 1 auf 22500, 1954: 1 auf 8300 und 1955: 1 auf 17000, allerdings ohne Berücksichtigung der sechs noch nicht gesicherten Fälle.

Die Zahl der Impflinge des Frühjahrs 1955 im Versorgungsgebiet der *Westberliner* Impfanstalt betrug 33 042. Die Impfungen wurden nur mit dem Vakzinevirusstamm Berlin durchgeführt, der die Stämme München und Köln gemischt enthält. Auch diese Lymphe war 6 Monate bei +4° C gelagert worden. Der Impferfolg betrug durchweg 90%. Insgesamt wurden 7 Impfschäden gemeldet, und zwar nur zerebrale Komplikationen.

Im Vorjahr 1954 war bei 38 705 Impfungen (13 708 Erst- und 24 997 Wiederimpfungen) 1 Todesfall nach pvE beobachtet worden, der histologisch gesichert wurde. Bei den übrigen 3 gemeldeten Impfschäden handelte es sich um einen 3jährigen Erstimpfling mit Verdacht auf Impfenzephalomyelitis, um einen Erstimpfling im 4. Lebensjahr (Schwester des oben genannten tödlichen Enzephalomyelitisfalles) mit Bronchopneumonie und um einen 12jährigen Wiederimpfling mit Impfenzephalomyelitis.

Laboratoriumsuntersuchungen an Kälberlymphen und Tierpockenstämmen wurden von Herrlich, Herzberg und Kunert durchgeführt. Dabei wurden Kälberlymphen, und zwar als Stamm- oder Versandlymphen mit einem Zusatz von 62% Glyzerin, bis zu 16 Monaten bei +4° C gelagert und an Bruteiern oder durch Verimpfung auf Kaninchen geprüft. Insbesondere wurde untersucht, in welchem Maße sich Veränderungen des Titers oder der Gewebepathogenität makroskopisch und evtl. histologisch bemerkbar machen.

Herrlich hat gemeinsam mit Mayr [*73, 74*] umfangreiche Versuche über das Verhalten der Vakzinevirusstämme im Brutei vorgenommen. Zur Prüfung der Impfstoffe wurde möglichst einheitliches Tiermaterial verwendet, um individuelle Unterschiede auszuschalten. Es wurden Hühnerpocken-, Ektromelie-, Taubenpockenvirus u. a. untersucht. Die Vakzine- wie die Tierpockenstämme wurden von Kaninchen auf die Chorioallantois des Bruteis übertragen. Dabei ergaben sich

Unterschiede der Pathogenität, die der Verschiedenartigkeit der Viren entsprachen. Diese Unterschiede betrafen die Größe der Pusteln auf der Haut des Kaninchens (Sobernheimtest), die Häufigkeit haemorrhagischer Reaktionen (dies auch bei der Intrakutanprobe nach GROTH) und das Ausmaß der Gewebezerstörung (Dauer der Krustenhaftung). Bei der intrazerebralen Impfung am Kaninchen wurden die pathogenen Eigenschaften besonders deutlich.

Die Eihaut scheint eine gute Möglichkeit zu bieten, die Qualität einer Lymphe zu beurteilen. Einen Anhalt hierfür gibt vor allem das Ausmaß der Generalisierung. Die Zeit bis zum Auftreten der Sekundärherde wurde festgestellt. Dafür wurde der Begriff Z G_{50} festgelegt, d. h. der Zeitpunkt der Generalisierung von 50% der Eihautkulturen. Der Z G_{50} stellt ein fixiertes Qualitätsmoment dar, mit dessen Hilfe eine schnell generalisierende von einer langsam generalisierenden Lymphe unterschieden werden kann. Jeder Stamm zeigt eine charakteristische Generalisierung, die nach einer meist konstanten Zahl von Stunden makroskopisch feststellbar wird. Das Ausmaß der Generalisierung war im Beginn sowie nach 6 Monaten Lagerung gleich. Nach 8 Monaten Lagerung sank dieses Ausmaß der Generalisierung ab, doch war dieser Befund nicht regelmäßig zu erheben. Bei Einimpfung des Virus in die Allantoishöhle war der Einfluß der Lagerung deutlicher. Wurde das Maß der Generalisierung des Impfstoffes vor der Lagerung mit ++++ bezeichnet, so betrug es nach einer Lagerung von 8 bis 12 Monaten nur + oder es war überhaupt keine Generalisierung mehr festzustellen. Dieser Befund ist in zahlreichen Versuchen bestätigt worden. *Demnach beeinflußt die Lagerung die endotheliale Haftfähigkeit des Virus.*

Die Titer der Lymphen wurden mit der Eihauttitration nach BURNET [*21*], der Kornealimpfung am Meerschweinchen nach GINS [*42*], dem Intrakutanversuch nach GROTH [*55*] und der Kaninchenhautimpfung nach CALMETTE-GUERIN [*22*] und HERZBERG (s. Anhang 2, S. 163) geprüft. Die gleichmäßigsten Werte erzielte HERRLICH bei der Titration auf der Eihaut und mit dem Kaninchenhautversuch nach CALMETTE-HERZBERG (s. Tab. 19).

Diese Untersuchungen zeigten, daß der Titer der Lymphen während der Lagerung bei +4° C zwar in den ersten Wochen gewöhnlich um eine Zehnerpotenz abnimmt, sich dann aber über weitere Monate hin annähernd auf gleicher Höhe hält. So ergaben die Titrationen für die Lymphe München 10/53 mit der Eihautmethode einen Titer, der bei 3 bis 15 Monate langer Lagerung um $1:4 \cdot 10^6$ lag, während die kutane Impfung am Kaninchen für die gleiche Zeit Titer von 1 : 2 bis $3 \cdot 10^6$ lieferte.

Die Impfung nach GROTH und der Meerschweinchenversuch nach GINS wurden von HERRLICH nicht mehr routinemäßig durchgeführt. Für die Grothsche Methode ist das verlangte Tiermaterial sehr schwierig zu beschaffen. Auch berücksichtigt sie nicht den Verlauf der Vakzinepustelbildung. Der Ginssche Versuch am Meerschweinchen lieferte Werte, die um 1 bis 2 Zehnerpotenzen niedriger lagen als die Werte auf der Eihaut bzw. auf dem Kaninchen.

KUNERT prüfte den Berliner Vakzinevirusstamm nach den gleichen Methoden. Die Eihautimpfung erfolgte nur auf die Allantois, nicht in die Allantoishöhle. Dabei wurden Verdünnungsreihen der Stammlymphe von 10^{-1} bis 10^{-7} angelegt. Bei der Eihautmethode ergaben sich bei Beginn der Versuchsreihe noch bei einer Verdünnung von 10^{-6} deutlich ausgebildete Vakzinepusteln. Die Grothsche

Tabelle 19. *Verlauf der Haltbarkeitsprüfung der Lymphe 10/53, 1:5 mit 62% Glyzerinwasser bei 4° C mit Penicillin und Streptomycin vom 14. III. 1954 bis 22. VI. 1955 (15 Monate)*

Tag der Titrierung	Infektionstiter					Qualität			
	GROTH	GINS	CALMETTE-HERZBERG kutan	CALMETTE-HERZBERG intrazerebral	Ei	intrakutan	Generalisierung auf der Allantoismembran	Generalisierung bei Allantoishöhlenbeimpfung	Mesenchym-Reaktion in der Allantois
14. III. 54	10^{-6}	10^{-5}			$1{,}5 \cdot 10^{-7}$	ohne Nekrose, ohne Haemorrhagien	zwischen 48 u. 72 Stunden ZG_{50} = 68 Std. Quantität: = ++++	ZG_{50} = 68 Std. Quantität: = ++++	starke entzündliche Reaktion, Ausbildung von Kapillarkränzen um den Virusherd, Allantois ganz getrübt
13. V. 54	10^{-5}	10^{-4}	$2 \cdot 10^{-6}$	10^{-7}	$4 \cdot 10^{-6}$	ohne Nekrose, ohne Haemorrhagien	zwischen 48 u. 72 Stunden ZG_{50} = 68 Std. Qantität: = ++++		starke entzündliche Reaktion, Ausbildung von Kapillarkränzen um den Virusherd, Allantois ganz getrübt
22. IX. 54	10^{-5}	10^{-4}	10^{-6} bis $2 \cdot 10^{-6}$		$2 \cdot 10^{-6}$	ohne Nekrose, ohne Haemorrhagien	zwischen 48 u. 72 Stunden ZG_{50} = 68 Std. Quantität: = ++++		starke entzündliche Reaktion, Ausbildung von Kapillarkränzen um den Virusherd, Allantois ganz getrübt
4. II. 55	10^{-6}	10^{-4}	$2 \cdot 10^{-6}$		$4 \cdot 10^{-6}$	ohne Nekrose, ohne Haemorrhagien	ZG_{50} = *96* Std. Quantität: = ++		Ausbildung von Kapillarkränzen geblieben. Allantois in der Umgebung wenig getrübt
22. VI. 55	10^{-6}	10^{-4}	$3 \cdot 10^{-6}$		$4{,}7 \cdot 10^{-6}$	ohne Nekrose, ohne Haemorrhagien, ohne Oedeme	ZG_{50} = 70 Std. Qant.: = +++ bis ++++	ZG_{50} = 70 Std. Quantität: = + bis *negativ*	Kapillarkränze geblieben. Allantois um die Herde wenig getrübt.

ZG_{50} = Zeitpunkt der Generalisierung bei 50% der beimpften Eihäute.

Methode wurde entsprechend der Münchener Untersuchungsreihe nur in den Verdünnungen von 10^{-3} bis 10^{-5} angesetzt. Rötung und Schwellung der Impfstelle trat bei Beginn der Untersuchungsreihe noch bis zu einer Verdünnung von 10^{-5} auf. Die Ginssche Methode ergab bei der Sofortprüfung einen Titer von $1:10^6$. Bei der Burnet-Methode wurden die Eier, unabhängig davon, ob sie noch lebten oder abgestorben waren, nach 72 Stunden geöffnet. Der für alle Versuchsreihen verwendete Impfstoff wurde bei $+4°$ C im elektrischen Kühlschrank gelagert und alle 2 Monate untersucht. Die nach 2 Monaten sich ergebenden Titer sind in Tab. 20 wiedergegeben.

Das Ergebnis des Kaninchenhauttestes war nicht zu verwerten. Nach 4 Monaten ergab die Intrakutanmethode einen weiteren Abfall bis 10^{-2}, die Kaninchenhauttestung erstmalig einen Titer von 10^{-5}. Die Hornhautmethode ergab gegenüber dem Beginn keine Veränderung, ebenso wie die Testung auf der Eihaut. Auf dieser war aber die Gewebepathogenität des Berliner Stammes deutlich festzustellen. Am Kaninchen wurden die Bildung, die Eintrocknung und das Abfallen der Pusteln laufend beobachtet. Alle Pusteln fielen zur gleichen Zeit ab, sie waren nicht haemorrhagisch. Die Narben zeigten bei den Kaninchen (weiße Riesen) das gleiche Bild, das auf der menschlichen Haut nach Abfallen der eingetrockneten Pusteldecke zu beobachten ist. Nach 6 Monaten waren die Titer aller Tests bis auf ein geringfügiges Ansteigen auf 10^{-3} bei den intrakutan geimpften Tieren praktisch gleichgeblieben. Nach 9 Monaten zeigte die Hornhauttestung einen deutlichen Abfall auf 10^{-4}, die Eihautkultur einen geringfügigen Abfall auf 10^{-6}; die beiden anderen Tests ergaben gleiche Titerhöhen. Auf Grund des Ergebnisses von 10^{-3} nach der Grothschen Methode nach 11 Monaten Lagerung hätte dieser Impfstoff als ungeeignet angesehen werden müssen, wenn die Ergebnisse der anderen Testmethoden nicht zur Verfügung gestanden hätten. Es scheint sich aber hierbei um individuelle Unterschiede der Reaktionsfähigkeit der Kaninchen zu handeln. Epikutaner Kaninchenhauttest und Ginsscher Hornhauttest wiesen nach 11 Monaten keine Abweichung vom Ausgangswert auf; bei der Eihautkultur war aber ein deutlicher Abfall auf 10^{-4} festzustellen. Nur bei 10^{-4} war eine Pustelbildung bzw. Generalisierung zu beobachten, bei den höheren Verdünnungen nicht mehr. Das Absinken des Eihauttiters auf $1:10^4$ wurde auf einen technischen Fehler zurückgeführt; die Wiederholung des Versuches nach weiteren 2 Monaten Lagerung bestätigte diese Vermutung.

Nach diesen Erfahrungen ist dringend anzuraten, den Meerschweinchenhornhauttest nach Gins, den Kaninchenkutantest nach Calmette-Herzberg und die Eihautmethode nach Burnet in die Prüfung von Pockenimpfstoffen einzubeziehen. Die Intrakutanimpfung am Kaninchen nach Groth liefert zwar augenscheinlich unzureichende und oft zu niedrige Werte, doch kann auf sie nicht verzichtet werden, da sie für die Beurteilung der Pustelbildung, der Verschorfung, des Schorfabfalls und der Narbenbildung besonders geeignet ist. *Die Versuchsergebnisse zeigen, daß die intrakutane und epikutane Prüfung am Kaninchen und im Eihauttest ein Maß für die Gewebepathogenität eines Pockenimpfstoffes abgeben können.*

Die experimentellen Untersuchungen von Herzberg mit gelagerten Impfstoffen erstreckten sich vor allem auf das Verhalten von Kaninchen nach intrazerebraler bzw. kutaner Impfung. Herzbe g hatte schon früher über 45 größere Versuchsreihen berichtet; diese Zahl ist inzwischen auf 62 angestiegen. Für jede

Tabelle 20

Verfahren	sofort 19. X. 54	nach 2 Mon. 18. XII. 54	nach 4 Mon. 15. II. 55	nach 6 Mon. 12. IV. 55	nach 9 Mon. 5. VII. 55	nach 11 Mon. 6. IX. 55	nach 13 Monaten 9. XI. 55	nach 13 Monaten 16. XI. 55
Stammlymphe K 14/52	1 cm³ Stammlymphe + 9 cm³ NaCl, 30 Min. Kühlschrank, von den oberen 2 cm³ wurden weitere Verdünnungsreihen für die angegebenen Verfahren hergestellt						Verdünnung 1 : 10 *nicht* im Kühlschrank absitzen lassen, sofort weiterverdünnt. Beimpfte Eier wurden 5 Tage bebrütet.	Verdünnung 1 : 10 im Kühlschrank 30 Min. absitzen lassen, dann erst wurden von den oberen 2 cm³ weitere Verdünnungen hergestellt. Beimpfte Eier wurden 5 Tage bebrütet.
Groth	10^{-5}	10^{-3}	10^{-2}	10^{-3}	10^{-3}	10^{-3}		
Calmette-Herzberg	nicht ausgeführt	ungenau, nicht lange genug abgelesen	10^{-5}	10^{-5}	10^{-5}	10^{-5}	nicht ausgeführt	
Gins	10^{-6}	10^{-6}	10^{-6}	10^{-6}	10^{-4}	10^{-4}		
Burnet ...... Ablesung nach 72 Stunden	10^{-7}	10^{-7}	10^{-7}	$5 \cdot 10^{-6}$	10^{-6}	10^{-4}	10^{-6}	$5 \cdot 10^{-6}$

Einzeluntersuchung wurden durchschnittlich 8 bis 10 Kaninchen angesetzt, für die vollständige Beurteilung einer Lymphe im Laufe von etwa 12 Monaten eine sechsmalige Wiederholung mit insgesamt 60 Kaninchen. Damit wurde das Verhalten der Lymphen während einer Lagerung bei +4° C bis zu 16 Monaten überschaubar. Die Ergebnisse, die nach einer Lagerungszeit von 6 bis 8 Monaten erhoben worden waren, wurden auch in den späteren Zeitpunkten bestätigt. Die Tendenz der Lymphen, durch Lagerung für das Versuchstier verträglicher zu werden, war regelmäßig auch in den späteren Versuchsreihen festzustellen.

Die Ergebnisse dieser Versuche mit den Lymphen München, Ankara, Bern, Berlin und Darmstadt lassen sich folgendermaßen zusammenfassen:

1. Es gibt Lymphen, die als gewebefreundlich zu bezeichnen und solche, die stärker gewebezerstörend sind. Die gewebefreundlichen Lymphen führen bei kutaner Impfung zu normaler Vakzinepustelbildung ohne stärkeres Ödem; die Pusteln verschorfen vom sechsten Tage an, die Schorfe fallen in 10 bis 14 Tagen ab. Tiefere Nekrosen und Haemorrhagien fehlen. Lymphen, die stärkere gewebeangreifendere Wirkungen haben, fallen durch violettrote Wallbildung der Pustel, tiefe Dellung mit stärkeren Nekrosen und schwarzbraune Schorfe auf, die 3 bis 4 Wochen festhaften können, ehe sie abfallen. Sie bieten z. T. das Bild haemorrhagischer Pusteln. Bei intrazerebraler Impfung ist die Zahl der Todesfälle an Meningoenzephalitis bei solchen Lymphen meist ebenfalls hoch. *Damit ist festgestellt, daß verschiedene Stämme verschiedene Gewebepathogenität besitzen.*

2. Frisch hergestellte Stammlymphen hatten durchgängig eine wesentlich höhere Pathogenität für das Versuchstier als Lymphen, die 6 bis 8 Monate bei +4° C gelagert waren. Durch die Lagerung verloren die Lymphen deutlich an tödlicher Wirkung bei intrazerebraler Impfung am Kaninchen. Ein bei der Verimpfung frischer Lymphen beobachtetes vakzinales Syndrom (Feuchtigkeit aus Nase und Augen mit positivem Vakzinevirusnachweis) wurde mit längerer Lagerung deutlich geringer oder verschwand ganz. *Die ursprünglich vorhandene Virulenz einer Lymphe wurde also durch Lagerung unter Glyzerinzusatz deutlich vermindert.*

Die unter 1 und 2 mitgeteilten Befunde, die im wesentlichen den klinischen Ablauf der Vakzineinfektion am Kaninchen betreffen, konnten durch vergleichende histologische Untersuchungen geimpfter Hautstellen kontrolliert werden. Schleussing hat diese Untersuchungen im Rahmen dieses Gutachtens der vakzineinfizierten Kaninchenhaut durchgeführt. Er stellte Gefäßveränderungen und Blutaustritte von sehr verschiedener Stärke fest, je nach der Lymphe, die verimpft worden war. Es ließ sich aber auch zeigen, daß diese Veränderungen quantitativ erheblich nachließen, wenn gelagerte Lymphen verimpft wurden. Diese vergleichenden Untersuchungen sind mit den Lymphen München und Ankara durchgeführt worden.

Die Titerbestimmungen wurden mit den gleichen Methoden durchgeführt wie die in Berlin und München. Bezüglich der Bewertung der Verfahren ist zu unterscheiden zwischen Empfindlichkeit der einzelnen Verfahren und der Ablesbarkeit der Gewebereaktionen.

Die höchsten Titerwerte ergeben sich bei der intrazerebralen Impfung*. Sie liegen meist bei 10^{-7}, oft bei 10^{-8}. Dieser Titer wurde mit dem Eihautverfahren

* Die Ohthawara-Methode (intratestale Kaninchen-Impfung) wurde nicht vergleichend geprüft, weil für jede Lymphverdünnung 1 Kaninchenbock nötig gewesen wäre.

nur selten erreicht. Die intrazerebrale Impfung verlangt je Lymphe 8 Kaninchen und ist daher als Titerbestimmungsmethode nicht überall anwendbar. Sie liefert jedoch einen sehr guten Einblick in die Verträglichkeit des Impfstoffes. An zweiter Stelle steht bezüglich der Titerhöhe die Chorioallantoisimpfung. Sie zeichnet sich durch die Konstanz der Werte aus, die mit mehreren, im Abstand von Monaten durchgeführten Bestimmungen zu erhalten sind. Diese Konstanz der Titerwerte ist auch in Tabelle 20 zu erkennen. Das Eihautverfahren erlaubt weiterhin, die Neigung zur Generalisierung und ihren Zeitpunkt zu bestimmen. Mittels des Eihautversuchs oder der Allantoisimpfung kann man weiterhin feststellen, ob und wann diese Sekundärherdbildung nachläßt oder aufhört. In den Arbeiten von HERRLICH und MAYR [*73*, *74*] einerseits und HERZBERG [*78*] andererseits sind solche Beobachtungen mitgeteilt.

An dritter Stelle steht bezüglich der Höhe des Titers die Impfung der skarifizierten Kaninchenhaut nach CALMETTE-SOBERNHEIM in der quantitativen Abänderung nach HERZBERG. Vergleichende Untersuchungen von HERZBERG ergaben, daß die Werte auf der Kaninchenhaut im allgemeinen mit denen auf der Eihaut gut übereinstimmen, jedoch etwas niedriger liegen. Dies gilt auch für Lymphen, die bis zu 10 Monaten gelagert worden waren. Bei länger gelagerten Lymphen scheint der Titer auf der Kaninchenhaut etwas stärker nachzulassen als der Titer auf der Eihaut. Der Wert der kutanen Impfung besteht darin, daß sie den klinischen Verlauf der entstandenen Einzelpusteln über 14 Tage bis 3 Wochen, vom Beginn bis zum Schorfabfall, wie beim Erstimpfling zu verfolgen gestattet. So werden eindrucksvolle Kriterien für das gewebefreundliche oder gewebeangreifende Verhalten jedes Stammes erhalten, nach denen sich die einzelnen Vakzinestämme auf der Haut gut unterscheiden. Voraussetzung ist, daß sie parallel auf das gleiche Tier verimpft werden, da bei Kaninchen individuelle Schwankungen vorkommen.

Die intrakutane Impfung nach GROTH wurde von HERZBERG anfangs auch angewandt; er konnte hierfür aber nicht das erforderliche Tiermaterial beschaffen (reinrassige Albinos). Er fand auch starke Unterschiede zwischen dem Ausfall der intrakutanen und dem der kutanen Impfung, und zwar derart, daß eine Lymphe im Intrakutanversuch als ausgesprochen schwach bezeichnet wurde, im kutanen Versuch dagegen Reaktionen hervorrief. HERZBERG hat sich daher ebenso wie HERRLICH entschlossen, in Zukunft von der Titerbestimmung nach GROTH abzusehen.

Die *Meerschweinchen-Hornhautimpfung* nach GINS wird gern angewandt, weil sie mit 3 Meerschweinchen verhältnismäßig leicht und schnell durchführbar ist und einen ungefähren Anhalt dafür bietet, wie stark der gewonnene Rohstoff bzw. die Stammlymphe ist. Das Resultat liegt in 3 bis 5 Tagen vor. Fast durchgängig aber liegen die an der Meerschweinchenhornhaut feststellbaren Titer um eine Zehnerpotenz niedriger als die auf der Eihaut ermittelten und auch noch deutlich unterhalb des kutanen Titers. Da das Verfahren außerdem nichts über die Virulenz eines Stammes aussagt, ist es wenig zur laufenden Kontrolle von Impfstoffen geeignet. Auch aus Tabelle 20 geht hervor, daß die Titerwerte bei 9 und 11 Monate gelagerten Lymphen im Meerschweinchenversuch sehr viel stärker nachgelassen haben als bei der Kaninchenhaut- und der Chorioallantois-Impfung.

Bei der Titerbestimmung der Lymphen auf der Eihaut wurde außer auf die

Titerhöhe und die Generalisierungstendenz darauf geachtet, wie viele Hühnchen bei einer Bebrütungszeit von 5 Tagen am Leben bleiben und wie viele absterben. Auf diese Weise sollte ein Anhaltspunkt gewonnen werden, ob sich Absterbeunterschiede bezüglich der verschiedenen Stämme an sich und ferner nach einer bestimmten Lagerungszeit gegenüber dem Ausgangsverhalten ergeben. Die in dieser Richtung durchgeführten Untersuchungen können sich bisher nicht auf ein genügend großes Zahlenmaterial stützen. Immerhin zeigen die bereits vorliegenden Befunde, daß eine Lagerung der Lymphe über 6 bis 10 Monate bei $+4°$ C die Absterberate verringert. Bei 0° gelagerte Lymphen blieben für das Brutei virulenter als bei $+4°$ C gelagerte, doch war dies nicht regelmäßig der Fall. Die Lymphe München war z. B. für Bruteier sowohl nach Lagerung bei $+4°$ C als auch bei 0° weniger virulent als die unter gleichen Verhältnissen gelagerte und verimpfte Lymphe Ankara. Vielleicht hing dies mit dem anfänglich hohen Generalisierungsvermögen der Lymphe Ankara im Brutei zusammen. Außerdem können sich bei allen Eihautversuchen die Ergebnisse ändern, wenn die verimpfte Virusmenge von 10^{-6} auf 10^{-5} oder 10^{-4} gesteigert wird.

Aus diesen Versuchen ergab sich folgende Bewertung der Verträglichkeit der verschiedenen Impfstoffe:

Die Lymphe *Bern*, die als 10 Monate gelagerte Lymphe aus Bern übersendet worden war, besaß trotz eines hohen Titers ein gewebefreundliches Verhalten und eine gute Verträglichkeit bei intrazerebraler und kutaner Verimpfung. Sie war als sehr geeignet zu betrachten.

Die Lymphe *Ankara* führte schon nach dreimonatiger Lagerung auf der Kaninchenhaut und nach intrazerebraler Impfung zu einer guten Verträglichkeit. Sie verursachte auf der Kaninchenhaut kräftige vakzinale Reaktionen, aber keine stärkeren Gewebeschäden, kein stärkeres Ödem und keine Haemorrhagien. Auf der Eihaut hatte sie in den ersten Monaten eine starke Generalisierungstendenz erkennen lassen. Nach 5 Monaten fand sich bei der in Marburg aufbewahrten Probe, daß die Neigung zur Sekundärherdbildung nachließ. Wie bereits bemerkt, fanden HERRLICH und MAYR [*74*] das gleiche Nachlassen der Sekundärbildung ausgeprägter und regelmäßiger, wenn sie in die Allantoishöhle statt auf die Eihautmembran selbst verimpften. Nun verursachte der Stamm Ankara als 6 Monate gelagerte Lymphe bei Kinderimpfungen am häufigsten von den untersuchten Lymphen Nebenpocken. Es liegen aber keine Erfahrungen aus Impfterminen darüber vor, wie sich dieselbe Lymphe nach 10 Monate langer Lagerung verhält und ob die Tendenz zur Sekundärherdbildung beim Menschen ebenso wie auf der Eihaut nachläßt. Bemerkenswerterweise wurden von der Lymphe Ankara die wenigsten Fälle von generalisierter Vakzine beim Impfling gemeldet. Wahrscheinlich wird die Sekundärherdbildung auf der Eihaut eher mit den Nebenpocken des Impflings, weniger mit den konstitutionell bedingten Fällen von generalisierter Vakzine in Beziehung gesetzt werden können.

Auch die Lymphe *München* wurde, wie die Lymphe Ankara und die Lymphe Berlin, in 16 Monaten in 6 Versuchen mit je 10 Kaninchen geprüft. Auch war schon nach einer 6 Monate dauernden Lagerung die klinische Verträglichkeit für Kaninchen erhöht. Der Stamm München gehört aber auf Grund seiner Reaktionen auf der Kaninchenhaut und der Erscheinungen, die er als frisch bereitete Lymphe am Zentralnervensystem und den Schleimhäuten hervorruft, zu den ausgesprochen starken, z. T. intensiv gewebeangreifenden Lymphen. Dies zeigten vor allem die histologischen Untersuchungen von SCHLEUSSING. Der Stamm erscheint demnach im Vergleich mit dem Stamm Ankara als weniger gut geeignet.

Die Lymphe *Berlin* ist anfangs stark pathogen für die Kaninchenhaut; sie führt zu starken Nekrosen und Ödembildung. Die Schorfe können schwarzrot aussehen und haemorrhagischen Charakter haben. Ähnliche Beobachtungen machte KUNERT bei intrakutaner Prüfung. Die Lymphe war noch nach 8 Monaten recht kaninchenpathogen; erst nach 12 Monaten Lagerung ließ sie eine bessere Verträglichkeit erkennen. HERZBERG hält diesen Stamm z. Z. für reichlich virulent und weniger gut verträglich als die Stämme Bern, Ankara und München.

Die Lymphe *Darmstadt* war in den ersten Monaten bei intrazerebraler Verimpfung ebenfalls recht kaninchenpathogen. Manche Chargen der Lymphe Darmstadt bewahrten ihren Titer weniger gut als die Lymphen München oder Ankara. Diese Feststellung, zusammen mit der höheren Tierpathogenität, ließ den in der Lymphe Darmstadt verwendeten Stamm weniger geeignet erscheinen als die Stämme Bern, Ankara und München.

Diese Bewertung der Verträglichkeit der Stämme im Tierversuch erfolgte ohne Kenntnis der Beurteilung dieser Lymphen durch die Bayerische Landesimpfanstalt. HERRLICH beabsichtigt, in Zukunft in erster Linie den Stamm Bern für die Herstellung der Lymphen zu verwenden. Daneben sollen die Stämme München und Ankara als Rohstoff weiter tiefgekühlt aufbewahrt bleiben, da nicht bekannt ist, ob die z. Z. festgestellte gute Verträglichkeit des Stammes Bern konstant bleiben wird. Im Falle einer Änderung bestünde die Möglichkeit, auf die jetzt recht genau geprüften Stämme Ankara bzw. München zurückzugreifen.

Ergänzend sei auf die in Marburg ebenfalls geprüfte *Eihautlymphe* eingegangen. Dieser Stamm wird von HERZBERG [77] seit 20 Jahren auf dem Brutei fortgezüchtet und befindet sich in der 220. ununterbrochenen Bruteipassage. Unmittelbar nach der Ernte hat er bei intrazerebraler und bei Eihautimpfung einen sehr hohen Titer (10^6 bis 10^8). Bei kutaner Impfung liegt der Titer niedriger, aber immerhin noch über 10^6. Die Lymphe hat eine sehr gute Hautverträglichkeit und — im Tierversuch — ein gutes Immunisierungsvermögen. Bei Lagerung kommt es bisher zu einem stärkeren Titerverlust als bei den Dermolymphen. Daher ist sie für öffentliche Impftermine vorläufig weniger geeignet. Als Lymphe, die von vornherein bakterienfrei ist, behält sie weiterhin ihren Wert.

Auf Grund dieser Untersuchungen erscheint eine Vereinheitlichung der Methoden der Impfstoffherstellung zweckmäßig. Dazu bedarf es im wesentlichen nur einer Angleichung der Impfstoffherstellung in den verschiedenen Impfanstalten. Die Einheitlichkeit der Herstellung ist aber eine der Voraussetzungen für vergleichende Untersuchungen über Wirksamkeit und Verträglichkeit der Impfstoffe.

Die Vorschläge über Vereinheitlichung der Zubereitung der Impfstoffe (Art der Tierpassage, Glyzeringehalt der Lymphe, Technik der Titerbestimmungen, Dauer der Lagerung der Stammlymphe oder des fertigen Versandimpfstoffes vor der Abgabe, Gewinnung gleichmäßig wirkender Impfstoffe durch Erfahrungsaustausch in regelmäßigen Zeitabständen), über Vereinheitlichung der Bestimmung der Wirksamkeit der Impfstoffe und über die Qualitätsbeurteilung der Impfstoffe finden sich in Anhang 2, Anlage 7, Abschnitt IX, XIII, XIV und XV. Diese Anlage enthält auch den Entwurf einer Neufassung der Bestimmungen über Anstaltsräume und Personal, über Auswahl, Impfung und Beobachtung der Tiere, über die Rohstoffabnahme, über Abgabe des fertigen Impfstoffes, über Listenführung sowie über wissenschaftliche Untersuchungen und Lehrtätigkeit an diesen Anstalten.

Die Einheitlichkeit der Herstellung, der Prüfung und der Qualitätsbeurteilung des Pockenimpfstoffes ließe sich am einfachsten durch eine zentrale Überwachung erzielen. Diese scheint in Analogie zu anderen Impfstoffen das Gegebene zu sein, doch bestehen schwerwiegende Einwände. Zunächst wäre es ein Fehler, die anderen beim Menschen angewendeten Impfstoffe ohne weiteres als Vergleich heranzuziehen. Die Kälberlymphe enthält einen modifizierten lebenden Erreger, dessen Reaktionen nie ganz konstant zu halten sind. Das liegt an der Art des Impfstoffes. Diese Schwankungen möglichst klein zu halten, ist die Aufgabe des Impfanstaltsleiters. Zur Impfstoffprüfung gehören deshalb neben den Untersuchungen auf Begleitkeime vor allem solche auf Wirksamkeit. Die Wirksamkeitsprüfungen erfolgen zuerst am Tier und dann am Menschen, letztere während der Impfungen in der Impfanstalt. Auf die hierbei gewonnenen Erfahrungen muß sich der Impfanstaltsleiter stützen. Das läßt sich mit den Impfstoffchargen, die eine Impfanstalt herstellt, ohne Schwierigkeit durchführen, zumal der Impfanstaltsleiter meist auch Impfarzt ist. Außerdem kennt er seine Lymphe und ihren Werdegang genau. Eine zentrale Stelle würde der Aufgabe, *alle* in der Bundesrepublik hergestellten Impfstoffchargen in der angegebenen Weise zu prüfen, nicht gewachsen sein.

Weniger bedeutsam als früher ist heute die Forderung, die Lymphe auf Freisein von Bakterien zu untersuchen. Zur Zeit werden die Lymphen mit antibiotisch wirkenden Substanzen versetzt. Infolgedessen waren fast alle in den letzten Jahren geprüften Lymphen bakteriologisch einwandfrei. Hierüber haben Gohar und Bashatli [*50*], Sevin und Chenet [*132*], Herrlich und Bednara [*71*], Rao [*123*] und McClean [*99*] ausführlich berichtet. Durch eine bakteriologische Prüfung wäre also kaum etwas für die Beurteilung der Lymphe zu gewinnen, denn ein Impfstoff ist durch das Ergebnis einer bakteriologischen Untersuchung nicht charakterisiert.

Aus diesen Gründen erscheint es zweckmäßig, in zwei großen Impfanstalten vergleichende Prüfungen der verwendeten Vakzinevirusstämme durchzuführen. Eine solche Prüfung mehrerer Stämme stellt nach den bisherigen Erfahrungen das beste Kontrollverfahren dar.

Zur Förderung der Gewinnung besonders gleichmäßig wirkender Impfstoffe und im Interesse einer einheitlichen Impfstoffüberwachung empfiehlt das Bundesgesundheitsamt, daß die Impfanstaltsleiter in regelmäßigen Zeitabständen ihre Erfahrungen austauschen oder gegebenenfalls den zuständigen Länderbehörden entsprechende Vorschläge unterbreiten. Eine Konferenz der Impfanstaltsleiter soll diesen Behörden in allen Fragen der Pockenschutzimpfnng als beratendes Organ zur Verfügung stehen. Aus den gleichen Gründen wird die wissenschaftliche Kommission des Bundesgesundheitsamtes für Fragen der Pockenschutzimpfung auch in Zukunft zur weiteren Klärung der anstehenden Fragen zusammentreten.

Die Empfehlung, in zwei größeren Impfanstalten eine vergleichende Prüfung mehrerer Vakzinevirusstämme durchführen zu lassen, rechtfertigt einige Ausführungen über die Zahl der für die Bundesrepublik notwendigen Impfanstalten. Zwei bis drei große Impfanstalten dürften den Jahresbedarf an Pockenimpfstoff in der Bundesrepublik mengenmäßig ohne Schwierigkeiten decken können. Einige Gründe sprechen aber gegen eine solche Verminderung. Wenn eine Impfanstalt durch Betriebsstörung ausfällt oder bei der Herstellung der Lymphe Mißgeschick hat, muß eine andere Impfanstalt helfend eingreifen können. Für die Bereitstellung der Lymphen zu den öffentlichen Impfterminen sind zuerst Tierimpfungen, dann Impfungen an Kindern erforderlich. Diese Art der Prüfung würde — im äußersten Falle — in einer einzigen Impfanstalt kaum durchführbar sein. Aus diesen Gründen sollten im Bundesgebiet nicht weniger als drei Impfanstalten und eine in West-Berlin vorhanden sein.

Aus der zusammenfassenden Darstellung der Ergebnisse der experimentellen Untersuchungen über die einheitliche Herstellung des Pockenschutzimpfstoffes, seiner virologischen Prüfung auf Wirksamkeit und seiner Qualitätsbeurteilung ergibt sich im Hinblick auf das Ziel einer Verminderung der Impfschäden, insbesondere der zerebralen Komplikationen, die unabdingbare Aufgabe, die Forschung zur Verbesserung der Impfstoffe weiterzutreiben und die Fortschritte der Virologie auf das Kuhpockenvirus anzuwenden. Diese Aufgabe leitet sich aus der Pflicht des Staates her, die gesetzlich vorgeschriebene Pockenschutzimpfung so ungefährlich wie nur möglich zu gestalten.

4. Berichterstattung

(vgl. hierzu Anhang 2)

Die in den Abschnitten „Impfschäden", „Organisation und Durchführung der Pockenschutzimpfung" sowie „Impfstoffe" dargestellten Untersuchungsergebnisse waren Veranlassung, die Verordnung des RMdI vom 22. Januar 1940 (RGBl. I S. 214) zur Ausführung des Impfgesetzes und den Runderlaß des RMdI vom 19. April 1940 (RMBliV S. 834) zur Durchführung des Impfgesetzes unter Berücksichtigung der bisherigen Erfahrungen und der neuen wissenschaftlichen Erkenntnisse weitgehend neu zu fassen. Die hier vorgeschlagene Neufassung (s. Anhang 2) für den Wortlaut beider Bestimmungen wie auch die Vorschläge für Abänderungen der Formblätter, Listen und Merkblätter waren in erster Linie unter dem Gesichtspunkt zu betrachten, ob es ausreicht, die gewonnenen neuen Erkenntnisse und Erfahrungen in diese Bestimmungen aufzunehmen, oder ob es notwendig ist, das Impfgesetz selbst in dem einen oder anderen Punkte abzuändern. Nach Auffassung des Bundesgesundheitsamtes besteht kein zwingender Grund, das Impfgesetz zu ändern, sondern nur die vorgenannte Verordnung und den Erlaß.

Die in diesem Gutachten vorgeschlagene Neufassung der Bestimmungen machte es notwendig, auch Vorschläge für eine einheitliche statistische Erfassung des gesamten Impfgeschäftes sowie für eine einheitliche Berichterstattung auszuarbeiten.

Der Anhang 2 gliedert sich in den Entwurf einer Neufassung der VO des RMdI zur Ausführung des Impfgesetzes vom 22. Januar 1940 mit seinen Anlagen 1 bis 7 unter Wegfall der bisherigen Anlagen 5 und 6 und den Entwurf einer Neufassung des Runderlasses des RMdI vom 19. April 1940 mit seinen Anlagen

1 bis 7 sowie den neu vorgelegten Entwürfen der Anlagen 8, 9 und 10. Es ist nicht erforderlich, im einzelnen auf die verschiedenen Änderungsvorschläge einzugehen, da diese im Anhang 2 angeführt und begründet sind.

Die medizinalstatistische Erfassung des Impfgeschäftes und ihre Verarbeitung zu entsprechenden Berichten ist grundsätzlich eine ärztliche Aufgabe. Eine Mitarbeit anderer statistischer Stellen scheint nicht nur nicht erforderlich, sondern bei der Schwierigkeit der Materie eher ungünstig, um so mehr, da die Berichterstattung nicht nur das Ergebnis der Schutzimpfung bringen soll, sondern auch der Aufsichtsbehörde über die Einhaltung der gesetzlichen Bestimmungen bei der Durchführung des Impfgeschäftes Aufschluß zu geben hat. Die Notwendigkeit einer Berichterstattung an das Bundesgesundheitsamt ergibt sich daraus, daß die Einheitlichkeit von statistischer Bearbeitung und wissenschaftlicher Auswertung nur auf Grund des Urmaterials der Gesundheitsämter möglich ist. Dies trifft vor allem auf die Berichterstattung über Impfschäden zu. Nur auf Grund einheitlicher Berichte, die nach Klärung des Einzelfalles durch Schlußberichte ergänzt werden, ist eine zuverlässige Impfschädenstatistik aufzubauen. Ein Übereinkommen mit den obersten Gesundheitsbehörden der Länder hierüber erscheint daher unerläßlich. Nur eine einheitliche Bearbeitung, deren Ergebnisse im übrigen den Ländern zur Verfügung stehen, gestattet Vergleiche zwischen den einzelnen Ländern der Bundesrepublik. Die Berichterstattung innerhalb der Länder auf dem Dienstwege wird hierdurch nicht berührt.

Das Bundesgesundheitsamt hält den baldigen Erlaß der vorgeschlagenen Neufassung der Vorschriften für erforderlich. Die im Anhang 2 gemachten Vorschläge für eine Neufassung sind als Mindestforderung anzusehen.

III.

Zusammenfassung

Die echten Pocken sind durch Chemotherapie und Antibiotika nicht zu heilen oder zu verhüten. Die aktive Immunisierung durch Schutzpockenimpfstoff bietet noch immer den einzig wirksamen Schutz.

Die durch mangelhafte Durchführung der Pockenschutzimpfung bedingte katastrophale Seuchenlage in Deutschland und in den benachbarten Ländern führte zum Impfgesetz vom 8. April 1874. Bereits vor der Jahrhundertwende zeigte sich in Deutschland der Erfolg dieser Regelung. Auch in den anderen europäischen Ländern verschwanden die endemischen Pocken während der nächsten Jahrzehnte. Portugal wurde allerdings erst 1954 pockenfrei. Die wichtigsten endemischen Pockenherde der Welt sind auch heute noch große Teile von Indien einschließlich der pakistanischen Grenzgebiete, Indonesien, weite Gebiete Zentralafrikas und einige Länder Südamerikas.

Die überwiegende Mehrzahl der Länder der Erde haben Gesetze zur Pockenschutzimpfung erlassen, die mit wenigen Ausnahmen die Pflicht zu einer einmaligen oder mehrmaligen Impfung statuieren. In einigen Ländern Europas ist die Gewissensklausel eingeführt oder, wie in einigen Kantonen der Schweiz, die Impfung nur empfohlen worden oder völlig freiwillig. Das Fehlen einer Impfpflicht führte in diesen Ländern immer wieder zur Verbreitung von eingeschleppten Pocken. In Deutschland muß an der Impfpflicht festgehalten werden, da die Bevölkerung nur auf diese Weise vor Pockenausbrüchen geschützt werden kann. Die Einschleppung der Pocken nach Europa läßt sich auch heute noch nicht mit Sicherheit verhindern. Die Einführung eines Impfzertifikats bei der Einreise aus „Pockenländern" in die Bundesrepublik wird empfohlen.

In Deutschland ist nach 1945 eine Schwächung des Impfschutzes der Bevölkerung eingetreten. Auf Grund statistischer Unterlagen beträgt die „Impflücke" für das Jahr 1954 20%, für das Jahr 1955 19%. Infolge des Immunitätsschwundes im Alter ist ein großer Teil der Bevölkerung nicht gegen die Pocken geschützt. Die für die erfolgreiche Bekämpfung der Pocken im Katastrophenfall notwendige Durchimmunisierung der Bevölkerung ist wahrscheinlich nicht mehr vorhanden. Für die mangelhafte Durchführung des Impfgesetzes ist nicht nur die Desorganisation in den Nachkriegsjahren verantwortlich zu machen, sondern auch der Mangel an Verständnis für die Notwendigkeit der Pockenschutzimpfung und eine gewisse Scheu der Ärzte vor möglichen Komplikationen der Impfung. Die Bevölkerung und die Ärzte kennen das Krankheitsbild der Pocken nicht mehr aus eigener Anschauung. Damit ist auch die Furcht vor den Pocken und ihrer hohen Letalität, vor allem im Kindesalter, geschwunden.

In Deutschland hat man sich nach dem Kriege auf Länderbasis bemüht, durch Verordnungen die Impflücke zu schließen und die Durchführung des Impfgesetzes sicherzustellen. Im vorliegenden Gutachten wurden die Durchführungsbestimmungen zum Impfgesetz überprüft und Vorschläge zu einer Neufassung auf Grund neuerer wissenschaftlicher Erkenntnisse und praktischer Erfahrungen gemacht. Diese Vorschläge haben zum Ziel, die ärztliche Betreuung der impfpflichtigen Kinder so zu verbessern, daß Impfschäden möglichst vermieden werden und ein zuverlässiger Impfschutz der Bevölkerung erreicht wird.

Die Vorschläge betreffen die Auswahl geeigneter Impfstoffe, die Organisation der öffentlichen Impftermine, die Einrichtung von Dauerimpfstellen, die Aufklärung der Eltern oder Erziehungsberechtigten sowie die Zurückstellungsgründe. Die Impfschäden wiegen in der öffentlichen Meinung schwerer als der durch die Impfung hervorgerufene Impfschutz. Daher muß alles getan werden, um die Komplikationen nach der Pockenschutzimpfung auf ein Mindestmaß zu beschränken.

Der folgenschwerste Impfschaden überhaupt ist die postvakzinale Enzephalomyelitis. Es handelt sich dabei um eine Erkrankung des Gehirns und Rückenmarks, die unter hohem Fieber, Krämpfen und Bewußtlosigkeit zu Lähmungen und zum Tode führen kann. Der Krankheitsverlauf und das klinisch vielgestaltige Krankheitsbild bereiten große differentialdiagnostische Schwierigkeiten. Die Ursache der Krankheit ist bis jetzt ungeklärt. Eine Zunahme der Häufigkeit jenseits des 3. Lebensjahres ist statistisch weitgehend gesichert. Zur Erfüllung des Aufopferungsanspruches im Falle eines bleibenden Schadens oder tödlichen Ausganges nach der Impfung sind wissenschaftliche Unterlagen notwendig. Im Todesfall gibt erst die Sektion eine Aufklärung. Die Meldepflicht für alle Fälle zerebraler Komplikationen nach Pockenschutzimpfung ist unumgänglich.

Die einzige z. Z. wissenschaftlich begründbare Maßnahme zur Verminderung der postvakzinalen Enzephalomyelitis ist die Zurückstellung aller Erstimpflinge jenseits des 3. Lebensjahres. Durch eine möglichst frühzeitige und vollständige Erfassung der Impfpflichtigen zur Impfung in den ersten beiden Lebensjahren wird einer Überalterung vorgebeugt.

Für die Verminderung von Impfschäden sind folgende Maßnahmen erforderlich:

1. Auswahl eines geeigneten gewebefreundlichen Pockenimpfstoffes, der nach einheitlichen Vorschriften hinsichtlich seiner Wirksamkeit, Lagerung und Verträglichkeit hergestellt und geprüft ist.

2. Auflockerung der öffentlichen Impftermine durch Begrenzung der Zahl der zu einem Termin geladenen Impfpflichtigen, Hinzuziehung eines zweiten Arztes, Einrichtung mobiler Impfstellen auf dem Lande und Einrichtung von Dauerimpfstellen in Mütterberatungsstellen der Gesundheitsämter oder Polikliniken.

3. Gründliche Aufklärung der Eltern oder Erziehungsberechtigten des Impflings durch rechtzeitige Verteilung der Merkblätter vor Beginn der Impfungen.

4. Gewissenhafte Erhebung der Vorgeschichte des Impflings unter Berücksichtigung der Familienanamnese durch Befragung der Eltern oder Erziehungsberechtigten zur Feststellung von Impfhinderungsgründen.

5. Voruntersuchung des Impfpflichtigen bei öffentlichen Impfungen durch einen zweiten Arzt, die der Untersuchung des Impfarztes vorauszugehen hat, mit dem Ziel einer schärferen Auswahl zurückzustellender Kinder.

6. Beschränkung einer zeitweisen Zurückstellung auf den unbedingt notwendigen Zeitraum.

7. Frühzeitige Erfassung und laufende Überwachung der Impflinge sowie laufende Überprüfung der Impflisten zur Vermeidung der Überalterung.

8. Befreiung jedes Impflings, der das 3. Lebensjahr überschritten hat, von der Impfpflicht durch den Impfarzt.

In Deutschland bestehen zur Zeit 8 Impfanstalten, hiervon eine in der sowjetischen Besatzungszone. Nach Ansicht des Bundesgesundheitsamtes reichen für die Bundesrepublik 4 staatliche Impfanstalten zur Sicherstellung des Impfstoffbedarfs aus, von denen eine in West-Berlin liegen muß.

Auf Grund von experimentellen Untersuchungen wurden Kriterien für die Beurteilung der Wirksamkeit und Verträglichkeit der Impfstoffe aufgestellt. Insbesondere wird auf die Verwendung eines gewebefreundlichen, für die Impfung am Menschen geeigneten Vakzinestammes hingewiesen. Der Vakzinevirusstamm „Bern“ ist zur Zeit der geeignetste und sollte für die Herstellung von Impfstoff bevorzugt verwendet werden. Eine bessere Verträglichkeit der Lymphe ist durch die Lagerung der mit Glyzerin versetzten Stamm- oder Versandlymphe für die Dauer von mindestens 6 Monaten bei $+4°$ C erreichbar. Eine gegenseitige Impfstoffkontrolle der verschiedenen Impfanstalten ist notwendig.

Zwecks einer einheitlichen Impfstoffüberwachung und zum Austausch von Erfahrungen über die Pockenschutzimpfung empfiehlt das Bundesgesundheitsamt einen Erfahrungsaustausch der Impfanstaltsleiter in regelmäßigen Zeitabständen.

Die Berichterstattung über die Pockenschutzimpfung soll nicht nur den Aufsichtsbehörden über die Einhaltung der gesetzlichen Bestimmungen sowie über die Erfahrungen und Ergebnisse bei der Durchführung der Impftermine der

Schutzimpfung Aufschluß geben, sondern auch Unterlagen für die Forschung, insbesondere hinsichtlich der Impfschäden, liefern. Der Entwurf einer Neufassung der derzeitigen Bestimmungen über die Berichterstattung im Rahmen der Durchführung des Impfgesetzes wird vorgelegt.

Das Bundesgesundheitsamt ist der Auffassung, daß die vorgeschlagene Neufassung der derzeitigen Verordnung zur Ausführung des Impfgesetzes vom 22. Januar 1940 und des Runderlasses zur Durchführung des Impfgesetzes vom 19. April 1940 die nach dem derzeitigen Stand der wissenschaftlichen Erkenntnis wünschenswerten Verbesserungen des Impfwesens, auch bezüglich der Verminderung von Impfschäden, erreichen kann und daß es einer Änderung des Impfgesetzes nicht bedarf.

Literatur

[1] Alivicatos, G. P., T. R. Triantafyllou u. K. Salemis: Ipurgion Ygiensis, Jeniki Dievthinsis Ygienis, Periodos Tetarti Etos, Athen **1**, 151 (1950).
[2] André-Balisaux, G.: Ref. Zbl. ges. Kinderheilk. **48**, 290 (1954).
[3] Andres, K. H., u. Mitarb.: Dtsch. med. Wschr. **1958**, 12.
[4] Behrend, R. Ch.: Exogene Faktoren in der Pathogenese der Poliomyelitis. Stuttgart: Georg Thieme 1956.
[5] Berger, K. u. F. Puntigam: Wien. med. Wschr. **1954**, 487.
[6] Berger, K.: Wien. klin. Wschr. **1955**, 956.
[7] Berger, K. u. F. Puntigam: Wien. med. Wschr. **1952**, 68.
[8] Betke, K.: Med. Klin. **1954**, 1205.
[9] Bianchi, I.: Ann. Sanità pubbl. **16**/2, 379 (1955); ref.: Excerpta med. (Amst.), Sect. XVII, **2**, Nr. 567 (1956),
[10] Birk, W.: Vermeidbare Kinderkrankheiten. Stuttgart: Ferdinand Encke 1936.
[11] Blattern und Schutzpockenimpfung. Denkschrift des Reichsgesundheitsamtes, 4. Auflage, Berlin 1925.
[12] Bogaert, L. van: zit. nach H. Pette: Mschr. Kinderheilk. **100**, 154 (1952).
[13] Le Bourdellès, B., M. Berger, M. Rodallec, M. Viguié u. R. Bellec: Presse méd. **1955**, 1247.
[14] Bousfield, G. A.: Med. Offr. **1955**, 183; ref.: Excerpta med. (Amst.), Sect. XVII, **2**, Nr. 2278 (1956).
[15] Bouwdijk-Bastiaanse, E. S. van: Bull. Acad. Méd. Paris **94**, 815 (1925),
[16] —, Z. ges. Neurol. Psychiatr. **134**, 658 (1931).
[17] Breger, J.: Pocken und Impfstatistik in: Handbuch der Pockenbekämpfung und Impfung von O. Lentz und H. A. Gins. Berlin: Richard Schoetz 1927.
[18] Bull. Org. mond. Santé **1**, 48 (1947).
[19] BMdI 4224 -01 - 737 I/55 15. XI. 1955; IV. 2 -4224 -2428/56 23. VII. 1956.
[20] Bureau, Y., H. Barierre u. Y. Brunfau: Sem. Hôp. Paris **1955**, 405; ref.: Excerpta med. (Amst.). Sect. XVII, **2**, Nr. 3096 (1956).
[21] Burnet, F. M.: The Use of the Developing Egg in Virus Research. Med. Research Council (brit.), Special Rept. Series No. 220 (1936).
[22] Calmette, A. u. C. Guérin: Ann. Inst. Pasteur **15**, 161 (1901).
[23] Chauveau, A.: C. R. Acad. Sci. (Paris) **1868**, 289.
[24] Chron. Wld. Hlth. Org. **10**, Nr. 9—10 (1956).
[25] Chron. Org. mond. Santé **12**, 1 (1958).
[26] Curtius, F.: Handbuch f. inn. Med. Bd. VI 1. Teil, S. 272 („Konstitution"). Berlin/Göttingen/Heidelberg: Springer 1954.
[27] Darányi, J.: Münch. med. Wschr. **1951**, 1578.
[28] Doetsch, H.: Dtsch. med. Rdsch. **3**, 647 (1949).
[29] Downie, A. W. u. A. MacDonald: Brit. med. Bull. **1953**, 191; ref.: Kongr.-Zbl. ges. inn. Med. **159**, 87 (1955).
[30] Drogendijk, A. C.: Mitt. öst. Sanit.-Verwalt. **55**, 1 (1954); ref.: Excerpta med. (Amst.), Sect. XVII, **2**, 157 (1956).

[31] Dunlop, S. J. C.: Ned. milit-geneesk. T. 8, 197 (1955); ref.: Excerpta med. (Amst.), Sect. XVII, 2, 816 (1956).
[32] Eckstein, A.: Klin. Wschr. **1929**, 1153.
[33] Eckstein, A., F. Sioli, H. Herzberg-Kremmer u. K. Herzberg: Klin. Wschr. **1932**, 1053.
[34] Ehrengut, W. u. H. Rüstrow: Öff. Gesundh.-Dienst **19**, 64 (1957).
[35] Epidem. vital Statist. Rep. **VI**, 235 (1953).
[36] Erlaß des Hessischen Innenministers VII med c Hyg Nr. 9592 vom 30. XI. 1951. Betreff: Bekanntgaben zur Allgemein- und Seuchenhygiene, lfd. Nr. 5/51; hier: Pockenschutzimpfung (nicht veröffentlicht).
[37] Fabre, I.: Epidem. vital Statist. Rep. **1**, 269 (1948).
[38] Fearnside, C. F. u. D. Gibson: Indian J. med. Res. **7**,1 (1920).
[39] Femmer, J.: Die Verhütung der postvakzinalen Enzephalitis, Physikatsarbeit 1948, Akademie f. Staatmedizin Düsseldorf.
[40] Garcia Sanchez, F., H. Celis Salazar u. C. Carboney Mora: Bol. Ofic. sanit. panamer. **38**/3, 296 (1955); ref.: Excerpta med. (Amst.), Sect. XVII, **2**, Nr. 2277 (1956).
[41] Gins, H. A.: Der Pockenschutz des deutschen Volkes. Berlin: Richard Schoetz 1917.
[42] —, Dtsch. med. Wschr. **1925**, 1515.
[43] —, Z. ges. Hyg. Infekt.-Kr. **106**, 213 (1926).
[44] —, Zbl. ges. Kinderheilk. **24**, 145 (1930).
[45] —, Dtsch. med. Wschr. **1933**, 677.
[46] —, Lehrgang für Impfärzte, 2. Auflage. Berlin: Berlinische Verlagsanstalt 1954.
[47] —, Persönliche Mitteilung vom 8. IV. 1957.
[48] Gins, H. A., H. Hackenthal u. N. Kamentzewa: Zbl. Bakt., I. Abt. Orig. **110**, 115 (1929).
[49] Gispen, R., H. P. Lansberg u. W. Nanning: Antonie v. Leeuwenhoek **22**/1 89 (1956); ref.: Excerpta med. (Amst.), Sect. XVII, **2**, Nr. 3098 (1956).
[50] Gohar, M. A. u. A. Bashatli: J. trop. Med. Hyg. **49**, 115 (1946).
[51] Goodall, I. R.: Lancet **1919**, 285.
[52] Grafe, E.: Handbuch d. inn. Med. Bd. VII, 2. Teil, S. 102, 4. Auflage („Der Diabetes mellitus des Menschen"). Berlin/Göttingen/Heidelberg: Springer 1955.
[53] Graul, E.: Erfahrungen in der Epidemiologie und den Bekämpfungsmaßnahmen der Pocken, gesammelt anläßlich einer vom Verf. in Thrazien in den Jahren 1943/44 beobachteten Pockenepidemie. (Aus der Akademie für Staatsmedizin Hamburg 1947).
[54] Greenberg, M., A. Yankauer, S. Krugman, J. J. Osborn, R. S. Ward u. J. Dancis: Pediatrics **1949**, **465**.
[55] Groth, A.: Z. Hyg. Infekt.-Kr. **92**, 129 (1921).
[56] —, Ergebn. inn. Med. Kinderheilk. **49**, 580 (1935).
[57] Groth, A. u. H. O. Münsterer: Münch. med. Wschr. **1934**, 1842.
[58] —, Ergebn. Hyg. Bakt. **17**, 1 (1935).
[59] Hall, M.: Wien. med. Wschr. **1955**, 928.
[60] Hamburger, F.: Münch. med. Wschr. **1951**, 1657.
[61] Hansen, F. u. W. Müller-Rentzsch: Z. Kinderheilk. **80**, 190 (1957).
[62] Henneberg, G.: Pockenverbreitung in Europa 1919—1948, Weltseuchenatlas II. Hamburg: Falk-Verlag 1956.
[63] —, Pocken in Afrika 1920—1953, Weltseuchenatlas II. Hamburg: Falk-Verlag 1956.
[64] —, Globale Verbreitung der Pocken 1949—1955, Weltseuchenatlas III, 1957.
[65] Herrlich, A.: Münch. med. Wschr. **1952**, 2371 u. 2433.
[66] —, Münch. med. Wschr. **1954**, 529.
[67] —, Z. ges. exp. Med. **124**, 146 (1954).
[68] —, Münch. med. Wschr. **1955**, 303.
[69] —, Münch. med. Wschr. **1956**, 1165.
[70] —, Briefliche Mitteilungen an die Pockenkommission vom 9. III. 1956.
[71] Herrlich, A. u. M. Bednara: Z. Hyg. Infekt.-Kr. **131**, 460 (1950) u. **134**, 110 (1952).
[72] Herrlich, A., W. Ehrengut u. J. Weber: Münch. med. Wschr. **1956**, 156.
[73] Herrlich, A. u. A. Mayr: Arch. Hyg. (Berl.) **138**, 479 (1954).
[74] —, Arch. Hyg. (Berl.) **139**, **444** (1955).

[75] HERZBERG, K.: Klin. Wschr. **1932**, 2064.
[76] —, Z. Immun.-Forschg. **86**, 417 (1935).
[77] —, Zbl. Bakt., I. Abt. Orig. **154**, 1 (1949).
[78] —, Zbl. Bakt., I. Abt. Orig. **162**, 408 (1955).
[79] —, Persönliche Mitteilungen der Impfanstalten Bern, Kopenhagen und Paris.
[80] HERZBERG-KREMMER, M. u. K. HERZBERG: Zbl. Bakt., I. Abt. Orig. Bd. **119**, 175 (1930).
[81] HOFBAUER, A.: Wien. klin. Wschr. **1949**, 848.
[82] —, Arch. Hyg. (Berl.) **135**, 262 (1951).
[83] HOTTINGER: zit. nach W. FEER: Schweiz. med. Wschr. **1937**, 1031.
[84] JEUNE, M., R. SCHIER, R. CARROU u. F. CHALLUT: Presse méd. **1955**, 962; ref.: Zbl. Bakt., I. Abt. Ref. **157**, 579 (1955).
[85] KAISER, M.: Wien. med. Wschr. **1930**, 1683.
[86] —, Arch. Kinderheilk. **93**, 1 (1931).
[87] —, Pocken und Pockenschutzimpfung. Wien: Springer 1949.
[88] KAISER, M. u. A. REUSS: Öst. Z. Kinderheilk. **7**, 1 (1952).
[89] —, Wien. klin. Wschr. **1953**, 746.
[90] KIMA, TH.: Dtsch. Gesundh.-Wes. **1954**, 695.
[91] KNÖPFELMACHER, W.: Wien. med. Wschr. **1906**, 2198.
[92] —, Jb. Kinderheilk. **64**, 613 (1906).
[93] KNORRE, G. VON: Z. inn. Med. **6**, 725 (1951).
[94] KOSENOW, W. u. H. G. HAUSSMANN: Dtsch. med. Wschr. **1954**, 1930.
[95] KURKIN, P. J.: Arch. soz. Hyg. **1916**, Erg.-Heft 3.
[96] LION: Deutsche Vierteljahresschrift für öffentliche Gesundheitspflege, **1870**, Bd. 2
[97] LUCKSCH, F.: Med. Klin. **1932**, 1554.
[98] MACARTHUR, P.: Lancet **1952**, 1104.
[99] MCCLEAN, D.: Bull. Org. mond. Santé **13**, 437 (1955).
[100] MATHIEU, L., S. HADOT, E. HADOT, VINCENT u. HUEBER: Arch. Mal. Coeur **48**, 802 (1955); ref.: Excerpta med. (Amst.), Sect. XVII, **2**, Nr. 2282 (1956).
[101] MATTHES, A. u. H. J. PIESBERGEN: Dtsch. med. Wschr. **1956**, 1121.
[102] Medizinalstatistische Mitteilungen aus dem Kaiserlichen Gesundheitsamt, **11**, 224 (1908).
[103] Medizinalstatistische Mitteilungen aus dem Kaiserlichen Gesundheitsamt, **16**, 22 (1913).
[104] Medizinalstatistische Mitteilungen aus dem Kaiserlichen Gesundheitsamt, **16**, 25 (1913).
[105] MEIER, E.: Ärztl. Wschr. **1956**, 521.
[106] Memorandum 312 on Vaccination against Smallpox, Ministry of Health H. M. S. O. London 1948.
[107] Memorandum 312 on Vaccination against Smallpox (revised), Ministry of Health, H. M. S. O. London 1956.
[108] MERZWEILER, K.: Derm. Wschr. **1956**, 22.
[109] MÜLLER, E.: Münch. med. Wschr. **1955**, 788.
[110] MÜLLER, TH.: Schweiz. med. Wschr. **1946**, 1073.
[111] MURRAY, L. H.: Epidem. vital Statist. Rep. **IV**, Nr. 11—12 (1951).
[112] NOBL, G.: Wien. klin. Wschr. **1906**, 975.
[113] Office Internat.d'Hyg. Publ., Paris 1936—1940.
[114] PASCHEN, E.: Handbuch der pathogenen Mikroorganismen VIII/2, 821. Jena, Berlin und Wien: Gustav Fischer und Urban & Schwarzenberg 1930.
[115] —, Handbuch der Haut- und Geschlechtskrankheiten, Bd. II, 164. Berlin: Springer 1932.
[116] PAUL, J.: Arch. Kinderheilk. **149**, 155 (1954).
[117] PETTE, H.: Die akut entzündlichen Erkrankungen des Nervensystems. Leipzig: G. Thieme 1942.
[118] PEUST, E.: Arch. Psychiatr. Nervenkr. **79**, 623 (1926).
[119] PORGE, J.-F.: Concours méd. **78**, 979 (1956); ref.: Excerpta med. (Amst.), Sect. XVII, **2**, Nr. 3097 (1956).
[120] PRINZING, F.: Handbuch der mediz. Statistik, 2. Auflage. Jena: G. Fischer 1931.

[121] PUNTIGAM, F.: Dtsch. med. Wschr. **1954**, 1087.
[122] RANDKEPP, F.: Ref. Zbl. ges. Kinderheilk. **20**, 684 (1927).
[123] RAO, R. S.: Indian J. med. Res. **40**, 353 (1952); ref.: Zbl. Bakt. I. Abt. Ref. **153**, 311 (1954).
[124] Rapp. épidém. démogr. 8, 430 (1955).
[125] Rec. internat. Législ. sanit. **5** (1954), Nr. 2.
[126] REES, R. I. W.: Lancet **1948 II**, 943.
[127] RIES, H.: Z. Kinderheilk. **73**, 342 (1953).
[128] ROSENTHAL, S. R.: Amer. Rev. Tuberc. **39**, 128 (1939).
[129] RUDOLF, W.: Veröff. Volksges.wes. **53**, 81 (1936).
[130] SATO, K.: Z. Immun.-Forsch. **32**, 481 (1921).
[131] SAUER, W. u. C. L. P. TRÜB: Arch. Hyg. (Berl.) **141**, 198 (1957).
[132] SEVIN, A. u. C. CHENET: C. R. Soc. Biol. (Paris) **141**, 725 (1947).
[133] SIEGERT, R.: Zbl. Bakt. I. Abt. Orig. **158**, 314 (1952).
[134] —, Schweiz. med. Wschr. **1955**, 329.
[135] SILLEVIS SMITT, W. G.: Ref. Zbl. ges. Kinderheilk. **43**, 42 (1953).
[136] SMEETS, J. G. H. u. J. M. SOETERS: Maandschr. Kindergeneesk. **19**, 325 (1951).
[137] SPATZ, H.: Handbuch d. Geisteskrankh. Bd. XI. Berlin: Springer 1930.
[138] —, Arch. Psychiatr. Nervenkr. **101**, 267 (1934).
[139] SPIELMEYER, W.: Mschr. Kinderheilk. **44**, 195 (1929).
[140] —, Z. ges. Neurol. Psychiatr. **123**, 161 (1930).
[141] —, Z. Hyg. Infekt.-Kr. **113**, 170 (1931).
[142] SULZER, H.: Jb. Kinderheilk. **128**, 394 (1930).
[143] SCHROEPLER, G.: Med. Klin. **1955**, 1138.
[144] Statistisches Bundesamt: VIII M 10 **1957**, Nr. 1977 u. Nr. 2209.
[145] STOWMAN. K.: UNNRA Epid. Bull. **1**, 371 (1945); zit. in Epidem. vital Statist. Rep. **IV**, Nr. 11—12 (1951).
[146] TACCONE, G.: Boll. Special. med. chir. **4**, 329 (1930).
[147] TERBURGH, J. T.: Ned. T. Geneesk. **1927**, 1810.
[148] TRÜB, C. L. P. u. W. SAUER: Arch. Hyg. (Berl.) **139**, 432 (1955).
[149] TÜRK, E.: Wien. med. Wschr. **1951**, 774.
[150] TURNBULL, M. H. u. J. MCINTOSH: Brit. J. Exp. Path. **7**, 181 (1926).
[151] —, Brit. med. J. **1928**, II, 391.
[152] VILLINGER, W.: Münch. med. Wschr. **1921**, 913.
[153] Weekly epidem. Rec. **1951**, Nr. 18—23.
[154] Weekly epidem. Rec. **1955/56**.
[155] WEISSE, K., W. KRÜCKE u R. SIEGERT: Z. Kinderheilk. **73**, 23 (1953).
[156] ZEDERBAUER, G.: Münch. med. Wschr. **1939**, 930.

Anhang 1

1. Gesetze über die Pockenschutzimpfung und ihre Durchführung in den europäischen und außereuropäischen Staaten sowie Angaben über das Vorkommen der Pocken seit 1948.

Die folgenden Angaben beruhen im wesentlichen auf Mitteilungen der diplomatischen Vertretungen der Bundesrepublik im Ausland. Sie wurden vielfach aus den im Literaturverzeichnis angegebenen Quellen ergänzt. Zahlen zur Pockenstatistik wurden den epidemiologischen Berichten und der Medizinalstatistik (Documentation) der Weltgesundheitsorganisation entnommen [*2*, *3*, *4*, *5*].

Das Bundesgesundheitsamt hatte die diplomatischen Vertretungen im Ausland um die Beantwortung folgender Fragen gebeten:

1. Welche Gesetze bestehen zur Durchführung der Pockenschutzimpfung?
2. Wie groß ist die Zahl der geimpften Klein- und Schulkinder?
3. Wie groß ist die Zahl der Pockenerkrankungs- und Sterbefälle seit 1948 und den darauffolgenden Jahren?

Europa

Deutschland

(vgl. Anhang 3)

1. Impfgesetz vom 8. April 1874 (RGBl. S. 31).
2. Runderlaß des Reichsministeriums des Innern zur Durchführung des Impfgesetzes vom 19. April 1940 (RMBliV. Sp. 835).

Bundesrepublik

Über die Durchführung des Impfgesetzes in der *Bundesrepublik Deutschland* in den Jahren 1952 bis 1954 im Vergleich zum Jahre 1938 geben die folgenden Zahlen Aufschluß [*6*]:

	Erstimpfungen				Wiederimpfungen			
	1938	1952	1953	1954	1938	1952	1953	1954
Vom Hundert der Impfpflichtigen								
wurden geimpft	74,8	63,9	62,9	62,3	91,3	84,3	82,3	79,5
blieben ungeimpft								
ärztlich Zurückgestellte	17,0	17,4	20,3	21,3	4,9	7,1	9,1	12,2
der Impfung Entzogene	3,1	10,3	9,9	9,4	0,6	6,0	6,1	5,3
aus anderen Gründen	5,1	8,4	6,9	7,0	3,2	2,6	2,5	3,0
Vom Hundert der Impfungen verliefen								
mit Erfolg	91,2	90,3	87,1	87,9	92,5	94,3	93,4	93,3
ohne Erfolg	8,2	8,0	11,0	10,3	7,0	4,6	5,5	5,7
Ergebnis unbekannt	0,6	1,7	1,9	1,8	0,5	1,1	1,1	1,0

Sowjetische Besatzungszone

1. Anweisungen über die Durchführung einer zusätzlichen Impfaktion zum Schutze vor Pocken (Zbl. Min. f. Gesundheitswesen Nr. 40, S. 492 vom 24. Oktober 1953).
2. Verfügungen und Mitteilungen des Ministeriums für Gesundheitswesen Nr. 4 vom 14. Juni 1955.

Für die Sowjetische Besatzungszone sind Zahlen über Erst- und Wiederimpfungen nicht erhältlich.

Dänemark

Nach dem Gesetz vom 31. März 1931 besteht Impfpflicht für jedes Kind, bevor es sieben Jahre alt wird. In jedem Fall muß es geimpft werden, bevor es in die Schule kommt. Die Wiederimpfung ist freiwillig. Zur Zeit werden 99% der Klein- und Schulkinder gegen Pocken geimpft. 1951 wurden 66 927 und 1952 49 059 Erst- und Wiederimpfungen durchgeführt. Im Jahre 1924 wurden zuletzt 25 Pocken-Erkrankungsfälle beobachtet.

Schweden

Es besteht Impfpflicht nach dem Gesetz vom 2. Juni 1916 mit Gewissensklausel seit 1948. Die Erstimpfung erfolgt spätestens im sechsten Lebensjahr, bei Mißerfolg Wiederholung im darauffolgenden Jahre. Ist auch diese Impfung ohne Erfolg, wird das Kind als vakziniert betrachtet [*12*]. Im Jahre 1952 wurden 112 136 Erst- und Wiederimpfungen ausgeführt, die Zahl der hierauf entfallenden Erstimpfungen ist nicht bekannt. Im Jahre 1953 wurden 100 247 Erstimpfungen und 4 500 Wiederimpfungen durchgeführt. Im Jahre 1932 traten 10 Erkrankungsfälle auf, 1950 wurde 1 Todesfall gemeldet.

Norwegen

Frühere Impfgesetze wurden 1910, 1940 und 1947 erlassen. Das Impfgesetz vom 26. November 1954 trat am 1. Juli 1955 in Kraft. Danach kann die Impfung angeordnet werden bei Pockenausbruch, bei Soldaten und beruflich besonders Gefährdeten sowie für Einreisende aus dem Ausland. Alle Kinder sollen bis zum Ende des auf das Geburtsjahr folgenden Kalenderjahres geimpft und im Verlauf des zehnten Lebensjahres wiedergeimpft werden. Im Epidemiefalle können für Ungeimpfte Bewegungs-, Aufenthalts- und Beschäftigungsbeschränkungen verfügt werden. Bei Antritt eines Dienstes auf Fahrzeugen für Auslandsfahrten muß die Impfung nachgewiesen werden. In den Jahren 1933 bis 1946 wurden 99,9% der Kinder der Lebensjahre 0 bis 15 geimpft. Erstimpfungen 1951: 40 230, Wiederimpfungen 20 097. Im Jahre 1952 erfolgten 33 163 Erst- und 26 092 Wiederimpfungen. Im Jahre 1945 trat 1 Erkrankungsfall auf. 1950 wurde 1 Sterbefall gemeldet.

Finnland

Es besteht keine Impfpflicht. Beinahe sämtliche Kleinkinder werden gegen Pocken geimpft. Schulkinder werden beim Eintritt in die Schule fast ausnahmslos geimpft. Im Jahre 1952 wurden 58 755 Erst- und Wiederimpfungen ausgeführt. Die letzten beiden Pockenfälle traten 1937 auf.

Island

Nach dem Gesetz vom 17. April 1950 besteht Impfpflicht für alle Kinder im Alter von sechs bis zwölf Monaten. Die meisten Klein- und Schulkinder werden gegen Pocken geimpft. Im Jahre 1950 erfolgten 11 960 Erst- und Wiederimpfungen, 1951: 4 571 Erst- und Wiederimpfungen. Pockenfälle sind seit 1900 nicht aufgetreten.

Großbritannien

In England und Wales wurde die obligatorische Pockenschutzerstimpfung durch Gesetz vom Jahre 1853 allgemein vorgeschrieben [*7*]. Durch Gesetz vom 12. August 1898 wurde die sogen. Gewissensklausel eingeführt [*7*]: Eltern und Pfleger eines Kindes sind wegen Impfverweigerung nicht strafbar, wenn sie innerhalb der ersten vier Monate nach dessen Geburt vor der zuständigen Behörde die Erklärung abgeben, daß sie nach Überzeugung und Gewissen die Vermutung hegen, die Impfung könnte der Gesundheit des Kindes nachteilig sein, und wenn sie innerhalb der nächsten sieben Tage eine behördliche Bescheinigung dieser Gewissensbedenken dem zuständigen Impfarzt einreichen. Im National Health Service Act 1946 Part III, Sect. 26, werden die Impfgesetze von 1867 bis 1907 aufgehoben [*8*]. Seitdem ist die Impfung völlig freiwillig. In England wurden 1952: 314 701 Erst- und 107 173 Wiederimpfungen, 1953:

474 366 Erst- und 245 984 Wiederimpfungen, in Schottland 1953: 62 412 Erst- undWiederimpfungen ausgeführt. Nach den Berichten des Ministry of Health sind 1948 nur 20% der Kinder zwischen 0 und 15 Jahren, bezogen auf den einzelnen Jahrgang, geimpft worden. Die entsprechenden Durchschnittszahlen für 1940 waren 31,5%, für 1946: 41,6%. Als Durchschnittszahl der Jahre 1937 bis 1946 wird 36,8% für den einzelnen Jahrgang angenommen [*9*]. In England und Wales betrugen die Prozentzahlen der Kinder, die im ersten Lebensjahr gegen Pocken geimpft wurden, 1950: 23,8%; 1951: 29,6%; 1952: 30,7%; 1953: 34,0% [*10*].

Die Pockenfälle in England betrugen:

1948:	0	Erkrankungsfälle,	
1949:	19		davon 5 Sterbefälle
1950:	8		kein Sterbefall
1951:	27		davon 10 Sterbefälle (Variola major)
1952:	135		davon 1 Sterbefall (Variola minor)
1953:	30		davon 8 Sterbefälle
1954:	kein Erkrankungsfall		
1955:	„ „		

Die Pockenfälle in Schottland betrugen:

1950: 19 Erkrankungsfälle, davon 6 Sterbefälle.

Irland

Es besteht Impfpflicht nach einem Gesetz aus dem Jahr 1940 ab drittem Lebensmonat mit Gewissensklausel. Im Falle des Ausbruchs von Pocken wird die Gewissensklausel außer Kraft gesetzt [*12*]. Die Durchführung ist entsprechend der Gewissensklausel sehr mangelhaft. Die Eltern werden aufgefordert, ihre Kinder zur Pockenschutzimpfung vorzuführen. Die Zahl der Eltern, die die Impfung ihrer Kinder ablehnen, ist verhältnismäßig groß. Im Jahre 1952 wurden 9 764 Kinder unter 15 Jahren und 1 837 Kinder über 15 Jahre geimpft, 1953: 10 332 Kinder unter 15 Jahren und 2 249 über 15 Jahre. Die Zahl der Lebendgeburten in diesen beiden Jahren betrug 64 631 und 62 558. Der letzte Pockenfall trat im Jahre 1948 auf.

Niederlande

Das Pockenschutzgesetz vom 22. Dezember 1939 ist am 1. Januar 1940 in Kraft getreten. Die Eltern sind verpflichtet, dem Bürgermeister ihres Wohnortes entweder den Nachweis zu erbringen, daß ihr Kind vor Erreichung des ersten Lebensjahres gegen Pocken geimpft ist oder eine Erklärung vorzulegen, aus der die Gründe einer Nichtimpfung hervorgehen. Die Eltern solcher Kinder, die im ersten Lebensjahr nicht geimpft wurden, oder von Kindern, für die eine nicht medizinisch begründete Beschwerdeschrift eingereicht wurde, werden im zweiten Lebensjahr des Kindes vom Bürgermeister ihres Wohnortes eingeladen, vor einem Ausschuß zu erscheinen, welcher den Eltern durch objektive Aufklärung ein besseres Verständnis für die Pockenschutzimpfung vermittelt. Durch Verfügung vom 14. Dezember 1954 des Kriegs- und Marineministers sind die Angehörigen der Seemacht, der Land- und Luftstreitkräfte verpflichtet, sich der Erst- und Wiederimpfung gegen Pocken zu unterziehen. In den Niederlanden ereigneten sich 1951: 52 Fälle von Variola minor mit 2 Sterbefällen. 1952 und 1953 traten keine Pockenfälle auf, im Jahre 1954: 40 Fälle von Variola minor ohne Sterbefall. 1950 fanden 129 425 Erst- und Wiederimpfungen, 1954: 177 397 Erst- und Wiederimpfungen statt.

Belgien

Es besteht Impfpflicht für alle Kinder zwischen dem 3. und 12. Lebensmonat nach Gesetz vom 6. Februar 1946. Praktisch werden alle Schulkinder geimpft. 1952 wurden 51 870 Erst- und Wiederimpfungen gemeldet, aber 297 048 Impfportionen ausgegeben! 1948 ereigneten sich 10 Pockenfälle, von denen 9 tödlich verliefen, 1949: 3 Fälle, mit 2 Todesfällen, 1950: 2 Sterbefälle. 3 Erkrankungsfälle wurden 1955 aus der Gegend von Spaa gemeldet.

Luxemburg

Es besteht Impfpflicht nach Gesetz vom 27. Juni 1906. Die Erstimpfung hat im ersten und die Wiederimpfung im elften Lebensjahr zu erfolgen. Klein- und Schulkinder werden zu 100% geimpft. Im Jahre 1954 wurden 8000 Erst- und Wiederimpfungen durchgeführt. Die letzten Pockenfälle traten 1947 auf: 3 Erkrankungsfälle (Variola minor).

Frankreich

Es besteht Impfpflicht seit dem 15. Februar 1902. Die Impfung erfolgt im Alter von 1 Jahr, 11 Jahren und 21 Jahren. Weitere Gesetze, die Pockenschutzimpfung betreffend, stammen aus den Jahren 1935 und 1948. Eine genaue Statistik über die Durchführung der Pockenschutzimpfung bei Klein- und Schulkindern gibt es nicht, jedoch soll die Mehrzahl der Kinder vor Ablauf des ersten Lebensjahres geimpft werden. Alle Schulkinder werden gegen Pocken geimpft. Über die Zahl der Pockenfälle seit 1948 wird folgendes berichtet:

1948:	3	Erkrankungsfälle, kein Sterbefall
1949:	2	Erkrankungsfälle, kein Sterbefall
1950:		kein Erkrankungsfall
1951:		Erkrankungsfälle nicht gemeldet
1952:	75	Erkrankungsfälle, davon 5 Sterbefälle
1953:		kein Erkrankungsfall
1954:	15	Erkrankungsfälle, kein Sterbefall
1955:	95	Erkrankungsfälle. davon 20 Sterbefälle

Spanien

Impfgesetz vom 8. März 1924 Art. 202: Impfpflicht besteht in den ersten 6 Lebensmonaten, Wiederimpfung im 7. Lebensjahr [*11*]. Im Jahre 1952 wurden 1 707 449 Erst- und Wiederimpfungen und 1953 1 789 364 Erst- und Wiederimpfungen ausgeführt.

An Pockenfällen ereigneten sich:

1948:	20	Erkrankungsfälle,	davon 1 Sterbefall
1948:	4		davon 2 Sterbefälle
1950:	2		davon 2 Sterbefälle
1951:	3		kein Sterbefall
1952:	1		
1953:	1		
1954:	2		

Portugal

Es besteht Impfpflicht nach den Gesetzen vom 2. März 1899 und 23. August 1911. Die Pockenschutzimpfung muß im 1. Lebensjahr, die Wiederimpfung zwischen dem 7. und 8. und dem 14. und 15. Lebensjahr vorgenommen werden. In den letzten Jahren hat die Generalgesundheitsdirektion empfohlen, die Pockenschutzimpfung alle 5 Jahre zu wiederholen. Im Jahre 1952 wurden 159 546 Erstimpfungen und 328 279 Wiederimpfungen, 1953: 176 731 Erst- und 304 747 Wiederimpfungen durchgeführt.

Pockenfälle traten auf:

1948:	336	Erkrankungsfälle,	davon 22 Sterbefälle
1949:	54		davon 11
1950:	65		davon 2
1951:	78		davon 3
1952:	36		davon 1
1053:	9		davon 1
1954:	keine Erkrankungsfälle		
1955:	keine Erkrankungsfälle		

Schweiz

Es besteht Impflicht in den Kantonen Solothurn, Graubünden, Freiburg, Tessin, Waadt, Wallis, Neuenburg und Genf. Die Pockenschutzimpfung war vom 1. Juni 1944 bis 31. Dezember 1948 für die gesamte Schweiz obligatorisch.

Gesetze: 1. Bundesratsbeschlüsse über Pockenschutzimpfung vom 12. Juni und 30. August 1944; 2. Bundesratsbeschluß über Aufhebung des Bundesratsbeschlusses über die Pockenschutzimpfung vom 26. November 1948.

Im Bulletin des eidgenössischen Gesundheitsamtes vom 9. Juli 1949, Beilage A, wird folgendes verordnet:

1. Im Kanton *Graubünden* besteht Impfpflicht. Pockenschutzerstimpfung zwischen dem 4. und 28. Lebensmonat, Wiederimpfung im 12. bzw. 13. Lebensjahr.

2. Im Kanton *Waadt* besteht Impfpflicht. Impfung zwischen dem 3. und 15. Lebensmonat oder später.

3. Im Kanton *Aargau* besteht Impfpflicht. Erstimpfung zwischen dem 4. und 18. Lebensmonat. Die Wiederimpfung vor Austritt aus der Schulpflicht, sofern seit der letzten Impfung mehr als 6 Jahre verflossen sind.

4. Im Kanton *Genf* besteht Impfpflicht. Impfung zwischen dem 4. und 18. Lebensmonat.

5. Im Kanton *Schaffhausen* ist die Impfung freiwillig. Es wird empfohlen, die Pockenschutzerstimpfung zwischen dem 4. und 18. Lebensmonat und die Wiederimpfung 15 Jahre später vorzunehmen.

6. Im Kanton *Basel-Land* besteht Pflicht zur Pockenschutzerstimpfung für die Zeit vom 4. bis 18. Lebensmonat, die Wiederimpfung wird empfohlen zwischen dem 12. bis 15. Lebensjahr, ausgenommen, wenn in den vorhergehenden 8 Jahren eine Impfung stattgefunden hat [*12*].

7. Im Kanton *Luzern* besteht Impfpflicht. Erstimpfung im Alter von 6 bis 18 Monaten, Wiederimpfung 6 Jahre später [*12*].

Für die restlichen Kantone mit Impfpflicht sind keine näheren Angaben vorhanden. In den Kantonen mit Impfpflicht werden 100% der Klein- und Schulkinder geimpft. In den Kantonen mit freiwilliger Impfung werden 40 bis 50% zum Teil aber noch weniger der Klein- und Schulkinder geimpft. Seit dem Ende des zweiten Weltkrieges wurde ein Pockenfall (1947) gemeldet. Es handelte sich um eine aus Nordafrika zugereiste Person, die die Schweizer Grenze im Inkubationsstadium überschritten hatte. Eine Weiterverbreitung trat nicht ein.

Österreich

Es besteht Impfpflicht nach dem Bundesgesetz vom 30. Juni 1948. Erstimpfung zwischen dem 12. und 24. Lebensmonat, Wiederimpfung mit 12 Jahren. Von den impfpflichtigen Kindern (Erst- und Wiederimpflinge) werden durchschnittlich 56,7% mit Erfolg geimpft. Im Jahre 1951 wurden 899 980 Erst- und 1 452 287 Wiederimpfungen durchgeführt. 1923 wurden 17 Pockenfälle beobachtet, seitdem wurden keine Erkrankungsfälle mehr festgestellt.

Italien

Es besteht Impfpflicht nach dem Gesetz von 1892 und durch Königliches Dekret vom 27. Juli 1934. Erstimpfung im 1. Lebensjahr, Wiederimpfung im 8. Lebensjahr. Eine weitere Impfung wird bei Eintritt in die Wehrmacht vorgenommen. Bei Pockengefahr werden weitere Wiederholungsimpfungen durchgeführt. Schätzungsweise werden alle Klein- und Schulkinder geimpft. 1951 wurden 899 980 Erst- und 1 452 787 Wiederimpfungen, 1952: 909 457 Erst- und 767 956 Wiederimpfungen, 1953: 874 227 Erst- und 891 472 Wiederimpfungen ausgeführt. 1948 traten 9 Erkrankungsfälle, davon 1 Sterbefall, 1949: 4 Erkrankungsfälle und 1950: 1 Erkrankungsfall auf. Seitdem sind Erkrankungsfälle nicht mehr aufgetreten.

Griechenland

Es besteht Impfpflicht seit 1936; Erstimpfung im Alter von 2 bis 14 Monaten, Wiederimpfung im Alter von 8 bis 10 Jahren. Bei Schulantritt (mit 7 Jahren) wird ein Impfzeugnis verlangt [*12*]. 1951 wurden 45 302 Erst- und 10 317 Wiederimpfungen, 1954: 200 814 Erst- und 63 261 Wiederimpfungen ausgeführt. Der letzte Pockenausbruch ereignete sich 1950 in Athen und Piräus mit 13 Erkrankungs-, davon 3 Sterbefällen.

Jugoslawien

Es besteht Impfpflicht seit 1930. Erstimpfung zwischen dem 3. und 21. Lebensmonat, Wiederimpfung im 6. und 12. Lebensjahr [*12*]. Etwa 90% der Klein- und Schulkinder werden gegen Pocken geimpft. Im Jahre 1951 wurden 677 814, 1952: 805 693, 1953: 714 039 Erst- und Wiederimpfungen ausgeführt. Der letzte Erkrankungsfall ereignete sich 1930.

Ungarn

Die Pockenschutzimpfung ist obligatorisch durch Gesetz von 1876 und 1887.

Tschechoslowakei

Es besteht Impfpflicht nach einem Gesetz von 1919. Erstimpfung aller Kinder im 1. Lebensjahr, die Wiederimpfung im 7. und 14. Lebensjahr.

Polen

Es besteht Impfpflicht nach Gesetz vom 19. Juli 1919. Erstimpfung im 1. Lebensjahr, Wiederimpfung im 7. Lebensjahr. Im März 1953 wurden in Gdingen Pocken durch ein polnisches Schiff eingeschleppt. Es erkrankten 26 Personen, 2 Kinder starben [*28*].

Sowjetrußland

Es besteht Impfpflicht nach Gesetz vom 19. November 1939. Erstimpfung im 1. Lebensjahr, Wiederimpfung im Alter von 4 bis 5, 10 bis 11 und 18 bis 20 Jahren.

(Die Angaben über Impfgesetze in den letztgenannten vier Staaten: Ungarn, Tschechoslowakei, Polen und Sowjetrußland wurden einer Anlage zum Bericht der Deutschen Gesandtschaft in Oslo entnommen.)

Zypern

Es besteht keine Impfpflicht. Etwa 40% der Klein- und Schulkinder werden gegen Pocken geimpft. Im Jahre 1952 wurden 27 192 Erst- und Wiederimpfungen durchgeführt. Der letzte Erkrankungsfall ereignete sich 1946.

Amerika

Nordamerika

Kanada

Eine bundesstaatliche Impfpflicht besteht nur für Einreisende aus anderen Ländern, mit Ausnahme der Personen, die aus USA nach Kanada einwandern.

1. *Alberta:* Es besteht keine Impfpflicht. Nach dem Impfgesetz von 1942 kann die Behörde die Pockenschutzimpfung bei Auftreten von Pocken für die gesamte Bevölkerung im Lande sowie für alle einreisenden Personen, sofern diese nicht geimpft oder nicht ausreichend gegen Pocken geschützt sind, anordnen. Impfstatistiken waren nicht erhältlich.

2. *Brit. Kolumbien:* Es besteht keine Impfpflicht. Nach dem Gesetz von 1936 kann die Behörde die Impfungen und Wiederimpfungen für die gesamte Bevölkerung anordnen. Eine Impfstatistik liegt nicht vor.

3. *Manitoba:* Es besteht keine Impfpflicht. Nach dem Gesetz von 1940 kann die Behörde bei Auftreten von Pocken die Impfung der Bevölkerung und einreisender Personen anordnen, sofern diese nicht oder nicht ausreichend gegen Pocken geschützt sind. Die Behörden sind bemüht, daß möglichst alle Kinder unter 1 Jahr geimpft und daß diese Impfungen alle 5 Jahre

wiederholt werden. Diese Bemühungen sollen bis zur Schulentlassung der Jugend ziemlich erfolgreich sein. Etwa zwei Drittel der Bevölkerung ist 100%ig durchgeimpft. Der sogen. „indianische Gesundheitsdienst" nimmt alle 5 Jahre Pockenschutzimpfungen vor.

4. *Neubraunschweig:* Es besteht keine Impfpflicht. Das Gesetz vom 21. April 1927 ermächtigt die Behörde, die Bevölkerung bei Pockengefahr und einreisende Personen, die nicht geimpft oder nicht ausreichend gegen Pocken geschützt sind, impfen zu lassen.

5. *Neufundland:* Es besteht keine Impfpflicht. Das Gesetz aus dem Jahre 1931 erlaubt der Behörde, Bestimmungen über die Pockenerst- und -wiederimpfung zu erlassen.

6. *Neuschottland:* Es besteht Impfpflicht. Das Gesetz vom April 1938 bestimmt, daß die Pockenschutzerstimpfung im 1. Lebensjahr und die Wiederimpfung im 12. Lebensjahr stattzufinden hat.

7. *Ontario:* Nach dem „Vaccination Act" von 1937 muß jedes Kind gegen Pocken geimpft werden, bevor es 3 Monate alt ist. Die Anwendung des Gesetzes ist nur für den Fall der Gefahr vorgesehen. Zwangsmaßnahmen zur Durchführung des Gesetzes werden gegenwärtig nicht ergriffen. Das Gesetz sieht auch weitere Impfungen vor, auch für diejenigen, die im Verlaufe der ersten 7 Lebensjahre nicht geimpft worden sind. Etwa 75 bis 80% der Klein- und Schulkinder werden geimpft.

8. *Prinz-Eduard-Insel:* Es besteht Impfpflicht. Nach dem Gesetz vom 30. März 1936 müssen alle Kinder im 1. Lebensjahr geimpft werden.

9. *Quebeck:* Es besteht keine Impfpflicht. Die örtlichen Behörden können Schutzimpfungen im Falle der Pockengefahr anordnen.

10. *Saskatchewan:* Es besteht keine Impfpflicht. Nach dem Gesetz von 1940 kann die Behörde bei drohender Pockengefahr die Erst- und Wiederimpfung anordnen. Etwa 80% der Kinder werden geimpft.

In Kanada haben sich der letzte Pockentodesfall 1939 und die letzten zwei Erkrankungen 1946 ereignet. Die Angaben zu 4, 5, 6, 8, 9 wurden der Anlage zum Bericht der Deutschen Gesandtschaft in Oslo entnommen. (Daraus wurden auch die Berichte der Deutschen diplomatischen Vertretungen zu 1, 2, 3, 7 und 10 ergänzt.)

Vereinigte Staaten von Amerika

Die Bundesregierung schreibt den Besitz eines Zeugnisses über erfolgreiche Pockenschutzimpfung für Einreisende in die Vereinigten Staaten vor. Die Impfgesetze der einzelnen Bundesstaaten sind sehr unterschiedlich [*13*]. In 13 Bundesstaaten und im Distrikt von Kolumbien wird die Pockenschutzimpfung für alle Schüler verlangt. In einigen Staaten besteht die Impfpflicht nur für die Kinder der öffentlichen Schulen. In anderen Staaten haben die Impfgesetze nur Gültigkeit in gewissen Städten. Nähere Angaben liegen über folgende Staaten vor:

1. *Arkansas:* Es besteht Impfpflicht für Schüler, Lehrer und alle in Schulen beschäftigten Personen. Angaben über die Zahl der pockengeimpften Kleinkinder sind nicht vorhanden, jedoch wird angenommen, daß sie hoch ist. Der letzte Pockenfall ereignete sich 1948.

2. *Kalifornien:* Es besteht keine Impfpflicht; die Mehrzahl der Klein- und Schulkinder werden gegen Pocken geimpft. Der letzte Pockenfall ereignete sich 1947.

3. *Hawaii:* Es besteht Impfpflicht für jede über 6 Monate alte Person. Sämtliche Kinder werden gegen Pocken geimpft. Statistische Unterlagen sind nicht vorhanden. Seit 1913 sind keine Pockenerkrankungen mehr vorgekommen.

4. *Indiana:* In einigen Bezirken wird bei Schuleintritt der Nachweis der Pockenschutzimpfung gefordert, wenn die Impfung nicht aus religiösen Gründen unterlassen wurde. 60 bis 94% der Klein- und Schulkinder werden gegen Pocken geimpft, im Durchschnitt mindestens 70%. Pockenfälle sind seit 1948 nicht mehr gemeldet worden.

5. *Louisiana:* Es besteht keine Impfpflicht. 1952 und 1953 wurden alle Kinder bis zum 6. Lebensjahr gegen Pocken geimpft. 2 Pockenfälle ereigneten sich 1949. 1948 waren es 10 Erkrankungsfälle, davon 1 Sterbefall.

6. *Michigan:* Es besteht keine Impfpflicht. Auf freiwilliger Basis werden 70% aller Schulkinder gegen Pocken geimpft. Es wird jedoch angenommen, daß ein großer Teil der Kinder

schon früher geimpft worden ist. Die letzten Pockenfälle ereigneten sich 1946 (3 Erkrankungsfälle).

7. *Mississippi:* Es besteht keine Impfpflicht. Die Regierung kann die Pockenschutzimpfung vor Schuleintritt verlangen. Die meisten lassen sich nach erfolgter Aufklärung impfen. Ungefähr 50% aller Kinder werden vor, weitere 25 bis 35% bei Eintritt in die Schule geimpft. Im Jahre 1948 ereigneten sich 2 Erkrankungsfälle, 1949 3 Erkrankungsfälle und 1950 1 Erkrankungsfall.

8. *Ohio:* Es besteht keine Impfpflicht. In einigen Bezirken verlangen die Schulen eine Pockenschutzimpfung vor Schulaufnahme. Die Zahl der geimpften Klein- und Schulkinder ist nicht bekannt. In den letzten fünf Jahren ereignete sich kein Pockenfall.

9. *Portoriko:* Die Pockenschutzimpfung ist als Voraussetzung für den Eintritt in die Schule gesetzlich vorgeschrieben. Die Pockenschutzerstimpfung wird für gewöhnlich im 1. Lebensjahr durchgeführt. Die Insel ist seit 30 Jahren frei von Pocken.

10. *Texas:* Praktisch haben alle Kinder bei Schuleintritt die Pockenschutzimpfung hinter sich. Andernfalls wird die Impfung bei Schuleintritt nachgeholt. Die letzten Pockenfälle ereigneten sich 1948: 2 Sterbefälle nach Pockenerkrankung (1 Kind unter 5 Jahren, 1 Kind im 1. Lebensjahr).

11. *Utah:* Es besteht keine Impfpflicht. Die Mehrzahl der Klein- und Schulkinder wird gegen Pocken geimpft. Statistische Unterlagen sind nicht vorhanden. Der letzte Pockenfall ereignete sich 1954.

12. *Virgin Islands:* Es besteht keine Impfpflicht. Die Pockenschutzerstimpfung umfaßt ungefähr 90% aller Kinder vor Vollendung des 1. Lebensjahres. Seit 1949 ist kein Pocken-Sterbefall bekanntgeworden.

13. *Westvirginia:* Es besteht Impfpflicht nur für Schulanfänger. Über die Zahl der geimpften Kinder sind keine Angaben vorhanden. In den vergangenen 10 Jahren sind Pockenerkrankungen nicht bekanntgeworden.

Insgesamt ereigneten sich in den USA:

Jahr	Erkrankungsfälle	Sterbefälle
1948:	57	davon 5
1949:	49	,, 2
1950:	39	,, 1
1951:	11	,, 1
1952:	21	kein Sterbefall
1953:	4	kein Sterbefall

Mittelamerika

Mexiko

Die Impfpflicht ist gesetzlich im Código Sanitario del los Estados Unidos Mexicanos von 1935 statuiert. Erstimpfung in den ersten 3 Lebensmonaten, Wiederimpfung alle 5 Jahre. War die letzte Pockenschutzimpfung ohne Erfolg, so erfolgt die Wiederimpfung nach 2 Jahren [*12*]. Ungefähr 95% der Säuglinge und 99% der schulpflichtigen Kinder zwischen 7 und 14 Jahren werden gegen Pocken geimpft. Die Angaben sind mit gewissem Vorbehalt aufzunehmen, da die praktische Durchführung der Impfungen in einem Lande mit derartigen Entfernungen, Bevölkerungsstreuungen, Verkehrsverhältnissen und teils äußerst primitiven Lebensverhältnissen nur einen Bruchteil der Bevölkerung erfassen kann. Im Jahre 1953 wurden 338 429 Erst- und Wiederimpfungen vorgenommen.

Jahr	Erkrankungsfälle	Sterbefälle
1948:	1 541	davon 1 101
1949:	1 060	,, 461
1950:	762	,, 153
1951:	keine Angaben	54
1952:	keine Angaben	31

Für die Jahre 1953 bis 1954 sind keine Angaben vorhanden.

Kuba

Es besteht Impfpflicht. Prozentzahlen der geimpften Klein- und Schulkinder waren nicht zu erhalten. Die Pockenschutzimpfungen werden in den Städten sehr nachlässig und auf dem Lande so gut wie gar nicht durchgeführt. Im Jahre 1948 ereigneten sich 2 Erkrankungsfälle. Seit 1924 sind Epidemien nicht bekanntgeworden.

San Salvador

Es besteht Impfpflicht. Alle Klein- und Schulkinder werden gegen Pocken geimpft. Prozentzahlen über die Durchführung der Impfung waren nicht erhältlich. Im Jahre 1950 wurden 193 331 und 1954: 22 595 Erst- und Wiederimpfungen ausgeführt. Zuletzt ereigneten sich 1937: 10 Erkrankungsfälle, 1946: 1 Sterbefall. Seitdem sind Pockenerkrankungen nicht mehr aufgetreten.

Haiti

Es besteht Impfpflicht seit 1921. Erstimpfung in den ersten 3 Lebensmonaten, Wiederimpfungen alle 7 Jahre [*12*]. Von Oktober 1953 bis September 1954 sind von 12 422 Schülern der öffentlichen Schulen 15,73% gegen Pocken geimpft worden. Im Jahre 1951 wurden 3202 Erst- und Wiederimpfungen ausgeführt. Erkrankungs- und Sterbefälle an Pocken sind seit 1948 nicht gemeldet worden.

Dominikanische Republik

Es besteht Impfpflicht seit 1952 [*12*]. Pockenschutzimpfung alle 4 Jahre bis zum 20. Lebensjahr. Es werden alle Schulkinder geimpft. Im Jahre 1951 wurden 8250 Erst- und Wiederimpfungen ausgeführt. Die beiden letzten Erkrankungsfälle ereigneten sich 1924.

Honduras (nicht Britisch-Honduras)

Es besteht Impfpflicht seit 1951. Pockenschutzerstimpfung in den ersten 4 Lebensmonaten, Wiederimpfung alle 3 Jahre [*12*]. Im Jahre 1950 ereigneten sich 82 und 1951 105 Erkrankungsfälle.

Jamaika

Es besteht Impfpflicht seit 1951. Pockenschutzerstimpfung im 1. Lebensjahr, Wiederimpfung im 7. Lebensjahr. Weitere Angaben fehlen [*12*]. Der letzte Erkrankungsfall ereignete sich 1930.

Nikaragua

Es besteht keine Impfpflicht. Tatsächlich wird die Impfung jedoch in allen dem staatlichen Gesundheitsamt zugänglichen Gebieten während des ganzen Jahres durchgeführt. Die Prozentzahlen der gegen Pocken geimpften Schulkinder schwanken in den einzelnen Bezirken zwischen 8,74 und 100%. Von 20 200 von der Säuglingsfürsorge betreuten Kleinkindern wurden 0,65% und von 30 705 Kindern des Vorschulalters nur 0,7% gegen Pocken geimpft. Im Jahre 1953 wurden 5918 Erst- und Wiederimpfungen ausgeführt.

Kostarika

Es besteht Impfpflicht für das 1. und 7. Lebensjahr [*12*]. Im Jahre 1953 wurden 23 585 Erst- und Wiederimpfungen ausgeführt. Im Jahre 1936 ereigneten sich 36 Erkrankungsfälle und 1948 1 Sterbefall.

Panama

Es besteht Impfpflicht. Alle Kleinkinder müssen ausnahmslos gegen Pocken geimpft werden. Prozentzahlen über die Durchführung der Pockenschutzimpfung sind nicht angegeben. Der letzte Erkrankungsfall ereignete sich 1946.

Südamerika

Venezuela

Es besteht Impfpflicht nach Gesetzen von 1916 und 1931. Erstimpfungen vom 6. Lebensmonat an, Wiederimpfungen mit 7 Jahren und bei Mißerfolg nach weiteren 2 Jahren. Im Falle des Ausbruches von Pocken wird eine allgemeine Impfung angeordnet, von der nur Personen ausgenommen sind, die innerhalb der letzten 7 Jahre geimpft wurden [*12*]. In 47 größeren Städten des Landes, die über ein Gesundheitsamt verfügen, werden praktisch alle schulpflichtigen Kinder geimpft. 1952 wurden 994 555 und 1954 1 119 645 Erst- und Wiederimpfungen ausgeführt.

Jahr	Fälle			
1948:	6 358		davon 162	
1949:	3 947		,, 68	
1950:	2 181		,, 27	Sterbefälle
1951:	280	Alastrimfälle,	,, 5	
1952:	109		,, 4	
1953:	188		,, kein Sterbefall	
1954:	52		,, 1 Sterbefall	
1955:	17	Fälle von Variola major, davon 1 Sterbefall		

Kolumbien

Es besteht Impfpflicht nach einem Gesetz aus dem Jahre 1922. Erstimpfung im 1. Lebensjahr [*12*]. Wiederimpfung im 11. und 21. Lebensjahr. Die Regierung hat die Absicht, durch eine Massenimpfung 80% der Bevölkerung zu erfassen. Im Jahre 1952 wurden 1 196 673 und 1954 1 645 633 Erst- und Wiederimpfungen ausgeführt.

Jahr	Fälle			
1948:	7 356		davon 463	
1949:	3 040		,, 199	
1950:	4 818		,, 180	
1951:	3 844	Erkrankungsfälle,	,, 210	Sterbefälle
1952:	3 235		,, 242	
1953:	5 526		,, 424	
1954:	7 203		,, 282	
1955:	3 404		keine Angaben	

Ekuador

Impfpflicht besteht für alle Kleinkinder. Die Impfungen werden in den abgelegenen Landesteilen nicht streng durchgeführt. Es fehlen Angaben über die Zahl der geimpften Kinder.

Jahr	Fälle			
1948:	3 892		davon 197	
1949:	664		,, 35	
1950:	251		,, 10	Sterbefälle
1951:	174	Erkrankungsfälle,	,, 1	
1952:	665		,, 23	
1953:	708		,, 10	
1954:	2 030		keine Angaben	
1955:	1 171		keine Angaben	

Peru

Es besteht Impfpflicht nach Gesetzen von 1896 und 1908. Erstimpfung im 1. Lebensjahr, Wiederimpfung im 10. und 21. Lebensjahr. Etwa 85% der Klein- und Schulkinder werden gegen Pocken geimpft. 1950 wurden 1 114 671 Erst- und Wiederimpfungen ausgeführt.

Jahr	Fälle			
1948:	7 105		davon 1 675	
1949:	6 305		,, 3 176	Sterbefälle
1950:	3 753		,, 3 732	
1951:	1 218	Erkrankungsfälle,		
1952:	1 316			
1953:	172		keine Angaben	
1954:	115			
1955:	4			

Brasilien

Es besteht Impfpflicht nach Dekret Nr. 16 300 Art. 505 vom 31. Dezember 1923 des Ministério da Justica e Negócios Interiores [*14*]. Impfpflichtig sind alle Kinder im 1. Lebensjahr, die Wiederimpfung wird alle 7 Jahre durchgeführt. Im Jahre 1950 wurden 1 761 871 Erst- und Wiederimpfungen ausgeführt.

Jahr	Erkrankungsfälle	Sterbefälle
1948:	1 287	davon 10
1949:	670	„ 11
1950:	663	„ 12
1951:	1 121	„ 20
1952:	1 641	„ 20
1953:	930	„ 7
1954:	886	keine Angaben
1955:	1 758	keine Angaben

Bolivien

Es besteht Impfpflicht für Klein- und Schulkinder in den Städten. Bei der spärlichen Besiedlung auf dem Lande ist die Impfung nicht immer durchführbar. Im Jahre 1952 wurden 420 772 und 1953: 386 310 Erst- und Wiederimpfungen durchgeführt.

Jahr	Erkrankungsfälle	Sterbefälle
1948:	831	davon 248
1949:	805	„ 304
1950:	644	„ 224
1951:	759	„ 236
1952:	590	„ 199
1953:	429	„ 201
1954:	306	keine Angaben
1955:	355	keine Angaben

Chile

Jährlich werden im Durchschnitt etwa 600 000 Menschen gegen Pocken geimpft, davon sind 25% Erstimpflinge. Im Jahre 1950 wurden 5 370 349 Erst- und Wiederimpfungen, 1954 50 396 Erst- und 467 398 Wiederimpfungen durchgeführt.

Jahr	Alastrimfälle	Sterbefälle
1948:	5	davon keine Sterbefälle
1949:	4	„ 2
1950:	2 744	„ 31
1951:	47	„ 4
1952:	15	„ 5
1953:	12	„ 2
1954:	1	keine Angaben

Uruguay

Es besteht Impfpflicht nach Gesetzen von 1911 und 1947. Erstimpfung erfolgt im 1. Lebensjahr, die Wiederimpfung im 10. und 20. Lebensjahr [*12*]. Angaben über die Durchführung der Impfpflicht bei Klein- und Schulkindern sind nicht oder nur unvollständig vorhanden. 1953 wurden 303 328 Erst- und Wiederimpfungen vorgenommen.

Jahr	Erkrankungsfälle	Sterbefälle
1948:	keine	kein Sterbefall (1948–1949)
1949:	9	
1950:	3	davon 1 Sterbefall
1951:	keine	
1952:	16*	keine Angaben (1952–1953)
1953:	7*	
1954:	1*	kein Sterbefall (1954–1955)
1955:	43*	

* Alastrim.

Paraguay

Es besteht Impfpflicht seit 1880. Von den Kindern der ersten 6 Lebensjahre werden 40%, von den Schulkindern zwischen dem 7. und 14. Lebensjahr 85% geimpft.

Jahr	Erkrankungsfälle	
1948:	1 451	davon kein Sterbefall
1949:	175	keine Angaben
1950:	135	keine Angaben
1951:	282	keine Angaben
1952:	313	keine Angaben
1953:	keine	
1954:	keine	
1955:	29	keine Angaben

Nicht alle Krankheitsfälle können vom Gesundheitsministerium erfaßt werden.

Argentinien

Es besteht Impfpflicht nach Gesetzen von 1903, 1937, 1947 und 1949. Erstimpfung im 1. Lebensjahr, Wiederimpfung im 10. Lebensjahr [*12*]. In den Städten werden alle Klein- und Schulkinder geimpft, in den ländlichen Gegenden etwa 70 bis 80% der Kleinkinder und alle Schulkinder.

Jahr	Erkrankungsfälle	
1948:	166	davon 2 Sterbefälle
1949:	1 176	„ 17 Sterbefälle
1950:	4 462	„ 46 Sterbefälle
1951:	1 186	„ 26 Sterbefälle
1952:	982	„ 12 Sterbefälle
1953:	336	keine Angaben
1954:	202*	keine Angaben
1955:	44*	keine Angaben

Afrika

Südafrikanische Union

Es besteht Impfpflicht nach Gesetzen von 1919 und 1946 mit Gewissensklausel. Erstimpfung im 1. Lebensjahr, Wiederimpfung im 12. Lebensjahr. Bei Pockenausbruch erfolgt allgemeine Pockenschutzimpfung. Ausgenommen sind die Personen, die in bestimmten Zonen innerhalb der letzten 5 Jahre gegen Pocken geimpft worden sind. Es wird angenommen, daß die Mehrzahl der Kinder vorschriftsmäßig geimpft wird. Die Erfüllung der Impfpflicht wird weder erzwungen noch kontrolliert.

Jahr	Erkrankungsfälle	
1948:	271	davon 135 Sterbefälle
1949:	967	„ 344 Sterbefälle
1950:	1 635	„ 150 Sterbefälle
1951:	1 434	„ 16 Sterbefälle
1952:	80	„ 17 Sterbefälle
1953:	11	kein Sterbefall
1954:	8	davon 2 Sterbefälle
1955:	8	kein Sterbefall

* Alastrim.

Südrhodesien

Es besteht Impfpflicht nach Gesetzen von 1924 und 1938 mit Gewissensklausel [*12*]. Die Impfung wird in bestimmten Gebieten angeordnet, wenn Pockenerkrankungen auftreten. Außerdem müssen Kinder bei Schulaufnahme geimpft werden. 1952 wurden 312 468 und 1953 624 739 Erst- und Wiederimpfungen durchgeführt.

		Europäer	Nichteuropäer
1948:	Erkrankungsfälle	4	1 819
	Sterbefälle	2	426
1949:	Erkrankungsfälle	4	857
	Sterbefälle	keiner	60
1950:	Erkrankungsfälle	5	1 029
	Sterbefälle	2	221
1951:	Erkrankungsfälle	keiner	456
	Sterbefälle		107
1952:	Erkrankungsfälle	keiner	87
	Sterbefälle		13
1953:	Erkrankungsfälle	keine Angaben	11
	Sterbefälle	,, ,,	keiner
1954:	Erkrankungsfälle	,, ,,	1
	Sterbefälle	,, ,,	keiner

Nordrhodesien

Angaben über Impfgesetze und Durchführung der Pockenschutzimpfung waren nicht erhältlich.

Jahr	Erkrankungsfälle	Sterbefälle
1948:	671	davon 216 Sterbefälle
1949:	1	keine Sterbefälle
	32*	keine Sterbefälle
1950:	2*	keine Sterbefälle
1951:	11*	keine Sterbefälle
1952:	163*	keine Sterbefälle
1953:	693*	davon 6 Sterbefälle
1954:	1 024	,, 9 Sterbefälle
1955:	2 861	,, 497 Sterbefälle

Portugiesisch Ostafrika (Moçambique)

Es besteht Impfpflicht. Im Jahre 1952 wurden 1 250 649 Erst- und Wiederimpfungen durchgeführt.

Jahr	Erkrankungsfälle	Sterbefälle
1948:	955	davon 43
1949:	1 301	,, 71
1950:	383	,, 60
1951:	166	,, 15
1952:	358	,, 1
1953:	394	,, keine
1954:	31	,, 1
1955:	1	,, keine

Belgisch Kongo

Es besteht Impfpflicht. Im Jahre 1952 wurden 686 059 Erst- und 1 640 616 Wiedermpfungen, 1953 683 229 Erst- und 1 935 040 Wiederimpfungen durchgeführt.

* Alastrim.

Jahr	Erkrankungsfälle	davon Sterbefälle
1948:	2 121	7
1949:	14 040	2
1950:	949	5
1951:	40	17
	2 484*	
1952:	292	72
	2 520*	
1953:	274	29
	4 425*	43
1954:	479	96
	4 742*	75
1955:	591	106
	3 279*	16

Britisch-Ostafrika
(Kenia, Uganda, Tanganjika, Sansibar)

In *Kenia* besteht Impfpflicht bis zum 15. Lebensjahr nach Gesetzen von 1921 und 1945 [*12*]. In bestimmten Zonen kann bei Pockengefahr die Massenimpfung angeordnet werden. Ihr unterliegen nicht diejenigen, die innerhalb der letzten fünf Jahre geimpft worden sind. In Kenia werden alle Klein- und Schulkinder gegen Pocken geimpft. Im Jahre 1952 wurden im Bezirk Nairobi 15 282 Erst- und Wiederimpfungen durchgeführt. In *Uganda* besteht nach Gesetzen von 1935 und 1950 in bestimmten Zonen Impfpflicht bis zum 12. Lebensmonat [*12*]. Im Jahre 1952 wurden etwa 40 000 Erst- und Wiederimpfungen durchgeführt.

In *Tanganjika* und *Sansibar* besteht keine Impfpflicht. In Tanganjika wurden 1952: 1 323 700 und 1953: 1 246 177 Erst- und Wiederimpfungen durchgeführt, in Sansibar 1952: 26 914 und 1953: 23 875 Erst- und Wiederimpfungen.

Über das Vorkommen von Pocken gibt folgende Aufstellung Auskunft:

Kenia

Jahr	Erkrankungsfälle	davon Sterbefälle
1948:	133	12
1949:	42	keine
1950:	8	5
1951:	4	1
1952:	keine	
1953:	keine	
1954:	keine	
1955:	61	1 Sterbefall

Uganda

Jahr	Erkrankungsfälle	davon Sterbefälle
1948:	254	5
1949:	47	1
1950:	5	keine
1951:	43	2
1952:	243	4
1953:	341	2
1954:	198	2
1955:	69	1

Tanganjika

Jahr	Erkrankungsfälle	davon Sterbefälle
1948:	1 206	209
1949:	1 045	169
1950:	6 390	1 345
1951:	885	139
1952:	370	34
1953:	1 200	54
1954:	917	27
1955:	543	15

* Alastrim.

Sansibar

1952:	4 Erkrankungsfälle, keine Sterbefälle
1953:	keine Angaben
1954:	kein Erkrankungsfall
1955:	3 Erkrankungsfälle, kein Sterbefall

Äthiopien

Die Pockenschutzimpfung wird durch Gesetz aus dem Jahre 1950 geregelt. Erstimpfung im Alter bis zu 12 Monaten, Wiederimpfung alle 4 Jahre. Die Impfungen werden nicht streng durchgeführt. Zuverlässige Angaben über die Zahlen der geimpften Klein- und Schulkinder sind nicht vorhanden. Im Jahre 1952 wurden 500 000 Erst- und Wiederimpfungen ausgeführt.

1948:	37	Erkrankungsfälle,	davon	1 Sterbefall
1949:	14		,,	keine Sterbefälle
1950:	62		,,	keine Sterbefälle
1951:	44			keine Angaben
1952:	80			keine Angaben
1953:	188		,,	1 Sterbefall
1954:	378		,,	3 Sterbefälle
1955:	keine Angaben			

Sudan

Es besteht Impfpflicht für die ersten 6 Lebensmonate [*12*] nach einem Gesetz aus dem Jahre 1939. Im Jahre 1952 wurden 593 372, 1953: 1 008 581 und 1954: 431 554 Erst- und Wiederimpfungen ausgeführt.

1948:	1 412	Erkrankungsfälle,	davon	131	Sterbefälle
1949:	246		,,	13	
1950:	110		,,	4	
1951:	346		,,	40	
1952:	3 653		,,	185	
1953:	3 030		,,	529	
1954:	5 052		,,	720	
1955:	2 443		,,	504	

Ägypten

Es besteht Impfpflicht nach Gesetzen von 1890, 1917 und 1931 [*12*]. Erstimpfung in den ersten 3 Lebensmonaten. Die Erwachsenen müssen sich alle 4 Jahre wiederimpfen lassen. Die Schulkinder werden während ihrer Schulzeit dreimal geimpft. 1948 wurden 4 906 520 und 1951: 2 120 895 Erst- und Wiederimpfungen durchgeführt. Über das Vorkommen von Pocken seit 1948 gibt folgende Aufstellung Aufschluß:

1948:	16	Erkrankungsfälle,	davon	4 Sterbefälle
1949:	3		,,	1 Sterbefall
1950:	9		,,	kein Sterbefall
1951:	2		,,	2 Sterbefälle
1952:	keine			
1953:	keine			
1955:	keine Angaben			

Nigeria

Es besteht Impfpflicht nach den Gesetzen von 1917 und 1945 [*12*]. Erstimpfungen finden in den ersten 3 Lebensmonaten und später, Wiederimpfungen je nach der Seuchenlage statt. Im Jahre 1952 wurden 3 235 283, 1953: 3 093 847 Erst- und Wiederimpfungen vorgenommen.

Jahr	Erkrankungsfälle			Sterbefälle	
1948:	5 744	Erkrankungsfälle,	davon	830	Sterbefälle
1949:	14 863		,,	2 246	
1950:	20 946		,,	3 379	
1951:	11 879		,,	2 276	
1952:	9 260		,,	1 624	
1953:	3 200		,,	424	
1954:	6 372		,,	710	
1955:	5 594		,,	678	

Sierra Leone

Es besteht Impfpflicht seit 1932. Zahlenangaben über die Durchführung der Pockenschutzimpfungen sind kaum erhältlich. 1952 wurden 56 151 und 1953: 83 460 Erst- und Wiederimpfungen durchgeführt.

Jahr	Erkrankungsfälle			Sterbefälle	
1948:	200	Erkrankungsfälle,	davon	30	Sterbefälle
1949:	157		,,	2	
1950:	40		,,	1	
1951:	34		,,	keine	
1952:	36		,,	1	
1953:	13		,,	keine	
1954:	5		,,	keine	
1955:	49		,,	3	

Gambia

Es besteht Impfpflicht. Erstimpfung in den ersten 8 Lebensmonaten, Wiederimpfung zwischen 12 und 14 Jahren. Außerdem werden alle Schulkinder geimpft. 1951 wurden 20 000 Erst- und Wiederimpfungen durchgeführt. Über die Pockensituation gibt folgende Aufstellung Aufschluß:

Jahr	Erkrankungsfälle			Sterbefälle	
1948:	24	Erkrankungsfälle,	davon	keine	Sterbefälle
1949:	69		,,	keine	
1950:	8		,,	keine	
1951:	2		,,	keine	
1952:	222		,,	8	
1953:	226		,,	6	
1954:	107		,,	3	
1955:	31		,,	3	

Tunis

Es besteht Impfpflicht nach einem Gesetz von 1922. Erstimpfung im 1. Lebensjahr, Wiederimpfung zwischen 2 und 5, 8 und 11 und 17 und 21 Jahren [*12*]. Weitere Angaben fehlen.

Jahr	Erkrankungsfälle	
1948:	525	Erkrankungsfälle, keine Angaben über Sterbefälle
1949:	1	
1950:	2	
1951:	2	
1952:	7	
1953:	7	
1954:	1	
1955:	keine	

Asien

*Türkei**

Es besteht Impfpflicht nach einem Gesetz aus dem Jahre 1930. Erstimpfung während der ersten 4 Lebensmonate, Wiederimpfung alle 5 Jahre bis zum 30. Lebensjahr [*12*]. Fast alle Klein- und Schulkinder werden geimpft. 1952 wurden 4 210 515 und 1953: 3 652 632 Erst- und Wiederimpfungen durchgeführt. Über das Pockenvorkommen gibt die folgende Aufstellung Aufschluß:

	Erkrankungsfälle,		davon Sterbefälle
1948:	39	davon	7
1949:	73	,,	14
1950:	7	,,	keine
1951:	152	,,	3

Von 1952 bis 1955 wurden keine Pockenfälle gemeldet oder es fehlen die Angaben.

Iran

Es besteht Impfpflicht. Die Impfung wird auf dem Lande kaum durchgeführt. In den größeren Provinzstädten und in Teheran ist der Prozentsatz der Pockenschutzgeimpften größer.

	Erkrankungsfälle,		Sterbefälle
1948:	1 182	davon	195
1949:	509	,,	31
1950:	439	,,	23
1951:	295	,,	8
1952:	237	,,	7
1953:	148	,,	1
1954:	keine Angaben		
1955:	540 Erkrankungsfälle,	,,	48 Sterbefälle

Irak

Es besteht Impfpflicht nach einem Gesetz vom Januar 1922. Etwa die Hälfte der Impfpflichtigen wird jedes 3. Jahr geimpft. Im Jahre 1952 wurden 825 369 und 1953: 491 394 Erst- und Wiederimpfungen ausgeführt.

	Erkrankungsfälle,		Sterbefälle
1948:	1 740	davon	155
1949:	707	,,	102
1950:	272	,,	25
1951:	469	,,	32
1952:	157	,,	20
1953:	251	,,	36
1954:	22	,,	keine
1955:	72	,,	5

Syrien

Angaben, ob ein Impfgesetz besteht, waren nicht zu erhalten. 85 bis 100% der Klein- und Schulkinder werden geimpft. Der Prozentsatz ist regional verschieden. 1951 wurden 72 800 Erst- und Wiederimpfungen durchgeführt.

	Erkrankungsfälle (Variola major)	Sterbefälle
1948:	902	keine Angaben
1949:	646	
1950:	14	
1951:	2	
1952:	2	
1953:	3	
1954:	7	
1955:	0	

* einschließlich des europäischen Teiles.

Libanon

Es besteht Impfpflicht seit 1950. Erstimpfung in den ersten 4 Lebensmonaten, Wiederimpfung im 11. Lebensjahr. Etwa 95% der Klein- und Schulkinder werden gegen Pocken geimpft. Im Jahre 1952 wurden 12 683 Erst- und Wiederimpfungen ausgeführt.

1948:	175	Erkrankungsfälle	Sterbefälle keine Angaben
1949:	142	Erkrankungsfälle	Sterbefälle keine Angaben
1950:	4	Erkrankungsfälle	Sterbefälle keine Angaben
1951:	keine	Erkrankungsfälle	
1952:	keine	Erkrankungsfälle	
1953:	keine	Erkrankungsfälle	
1954:	keine	Erkrankungsfälle	
1955:	keine Angaben		

Israel

Es besteht Impfpflicht seit 1940. Impfung in den ersten 3 Lebensmonaten. Bei Pockengefahr muß die Bevölkerung in dem ganzen Land oder in einzelnen Gebieten geimpft werden, mit Ausnahme derjenigen Personen, die innerhalb der letzten 3 Jahre geimpft worden sind [*12*]. 1953 wurden 99 000 Erst- und Wiederimpfungen durchgeführt.

1948:	keine Angaben		
1949:	14	Erkrankungsfälle,	davon keine Sterbefälle
1950:	11	Erkrankungsfälle,	„ keine Sterbefälle
1951:	1	Erkrankungsfälle,	„ keine Sterbefälle

Ab 1953 wurden keine Erkrankungsfälle gemeldet.

Saudiarabien

Ein staatlicher Impfzwang besteht nicht. Die Zahl der

	Erkrankungsfälle und	Sterbefälle betrug
1949:	225	73
1950:	331	129
1951:	1	keine
1952:	keine	keine Angaben
1953:	162	42
1954:	5	keine

Afghanistan

Es besteht keine Impfpflicht. Im Jahre 1953 wurden 261 911 und 1954: 178 802 Erst- und Wiederimpfungen durchgeführt. Die Zahl der

	Erkrankungsfälle und	Sterbefälle betrug
1949:	393	keine Angaben
1950:	612	keine Angaben
1951:	1 299	keine Angaben
1952:	2 179	keine Angaben
1953:	1 813	28
1954:	1 767	81
1955:	1 411	59

Pakistan

Westpakistan

In Belutschistan besteht keine Impfpflicht. In Sind besteht Impfpflicht in Städten und einigen Landkreisen. 26,3% der Kinder werden geimpft. In Karatschi besteht Impfpflicht; es werden 78,3% der Kinder geimpft. In der Nordwest-Grenzprovinz besteht Impfpflicht; dort werden

53,47% der Kinder geimpft. In Pandschab besteht eine Pflicht zur Erstimpfung. Durchschnittlich werden 13% der Kinder unter 10 Jahren geimpft (1950 bis 1952). Die meisten Kinder werden in den ersten 5 Lebensjahren zur Impfung vorgeführt. Die Zahl der Kinder, die während der ersten Lebensjahre nicht geimpft werden, soll gering sein.

Ostpakistan

Hier besteht eine Pflicht zur Erstimpfung. Der Prozentsatz der Kinder, die im 1. Lebensjahr erfolgreich geimpft wurden, beträgt 57,9%.

In Gesamtpakistan wurden 1947: 2 509 688 Erstimpfungen und 12 326 746 Wiederimpfungen, 1948: 1 936 613 Erst- und 9 199 287 Wiederimpfungen durchgeführt. Über die Pockensituation gibt folgende Tabelle Aufschluß:

Jahr	Erkrankungsfälle		Sterbefälle
1948:	12 524	davon	4 091
1949:	4 807	,,	1 472
1950:	22 478	,,	9 798
1951:	43 620	,,	33 084
1952:	14 589	,,	4 419
1953:	5 065	,,	1 425
1954:	2 568	,,	714
1955:	3 261	,,	1 240

Indische Union

Es besteht Impfpflicht seit 1951 in allen Ländern der Union. Erstimpfung innerhalb der ersten 6 Lebensmonate, Wiederimpfung alle 5 Jahre. Die Durchführung dieser gesetzlichen Bestimmungen ist aber mangelhaft. Die Anzahl der erfolgreich durchgeführten Impfungen von Kindern unter 6 Jahren im Verhältnis zur Gesamtbevölkerung dieser Altersgruppe beträgt:

1948:	19,7%	1952:	22,0%
1949:	18,1%	1953:	22,4%
1950:	21,1%	1954:	25,4%
1951:	29,2%		

Im Jahre 1951 betrug die Zahl der Erst- und Wiederimpfungen: 48 385 364 (unvollständig), 1952: 32 150 034 (unvollständig). Über die Pockensituation gibt folgende Tabelle Aufschluß:

Jahr	Erkrankungsfälle		Sterbefälle
1948:	72 852	davon	19 865
1949:	74 431	,,	17 734
1950:	157 332	,,	83 384
1951:	251 380	,,	132 680
1952:	73 318	,,	54 100
1953:	36 640	,,	8 857
1954:	46 829	,,	11 375
1955:	41 932	,,	8 757

Ceylon

Es besteht Impfpflicht für Kinder. Der Prozentsatz der geimpften Klein- und Schulkinder beträgt ungefähr 80%. Vor Eintritt in die Schule werden Kinder ohne Impfnarben wiedergeimpft. Im Jahre 1953 wurden 237 169 Erst- und 35 723 Wiederimpfungen durchgeführt.

Jahr	Erkrankungsfälle		Sterbefälle
1948:	8	davon	1
1949:	1	,,	keine
1950:	4	,,	1
1951:	344	,,	43
1952:	25	,,	6
1953:	2	,,	1
1954:	1	,,	keine
1955:	keine		

Burma

Es besteht Impfpflicht. Ungefähr 90% aller Kleinkinder werden bis zum Alter von 6 Monaten geimpft. Eine Wiederimpfung erfolgt im Schulalter. Im Jahre 1952 wurden 1 482 447 und 1953: 762 508 Erst- und Wiederimpfungen ausgeführt. Über die Pockenlage gibt folgende Aufstellung Aufschluß:

Jahr	Erkrankungsfälle,	davon Sterbefälle
1948:	5 905	davon 1 683
1949:	3 465	„ 1 233
1950:	10 222	„ 3 853
1951:	2 748	„ 755
1952:	2 411	„ 989
1953:	164	„ 18
1954:	216	„ 32
1955:	1 673	„ 318

Siam

Es besteht Impfpflicht gemäß Infectious Diseases Act BE 2477 von 1934. Die Zahl der geimpften Klein- und Schulkinder wird auf 80 bis 90% geschätzt. Im Jahre 1953 wurden 4 240 919 Erst- und Wiederimpfungen ausgeführt. Über die Pockenlage gibt die folgende Aufstellung Aufschluß:

Jahr	Erkrankungsfälle,	davon Sterbefälle
1948:	514	davon 58
1949:	107	„ 16
1950:	348	„ 41
1951:	34	„ 2
1952:	43	„ 9
1953:	50	„ keine
1954:	21	„ keine
1955:	117	„ 2

Malaiischer Staatenbund

Es besteht Impfpflicht nach § 187 Federated Malay-States Vaccination and other subsidiary State enactments. Die Prozentzahl der geimpften Klein- und Schulkinder betrug für den einzelnen Impfjahrgang:

1948: 74%	1950: 71%	1952: 68%
1949: 84%	1951: 77%	1953: 68%

Ein Pockenschutzimpfzeugnis wird vor Eintritt in die Schule verlangt. 1952 wurden 252 567 Erst- und 53 149 Wiederimpfungen, 1953: 301 318 Erst- und Wiederimpfungen durchgeführt. Über die Pockenlage gibt die folgende Aufstellung Aufschluß:

Jahr	Erkrankungsfälle,	davon
1948:	521	davon 72 Sterbefälle
1949:	46	„ 4 „
1950:	keine	
1951:	2	„ kein Sterbefall
1952:	2	„ kein Sterbefall
1953:	5	„ kein Sterbefall

Kolonie Singapur

Es besteht Impfpflicht. Fast alle Klein- und Schulkinder werden gegen Pocken geimpft, schätzungsweise mehr als 90%. Im Jahre 1952 wurden in einer Sonderaktion 650 000 Erst- und Wiederimpfungen ausgeführt. Die letzten 5 Erkrankungsfälle ereigneten sich 1948.

Nordborneo (Britisch)

Nach der Vaccination Ordinance No. 8 von 1916 kann der Gouverneur in bestimmten Gebieten die Impfpflicht einführen, um Pockenausbrüche zu bekämpfen. Zahlen über die Durchführung der Pockenschutzimpfungen bei Klein- und Schulkindern sind nicht erhältlich. Pockenfälle sind seit 1948 nicht bekanntgeworden.

Sarawak auf Borneo (Britisch)

Es besteht Impfpflicht. Die Zahl der geimpften Klein- und Schulkinder wird auf 75% geschätzt. Pockenfälle sind nicht bekanntgeworden.

Indonesien

Es besteht keine Impfpflicht. Die Regierung bemüht sich, durch periodische Pockenschutzimpfaktionen möglichst weite Kreise der Bevölkerung zu erfassen. Jedes Kind muß bei Schulaufnahme eine Impfung gegen Pocken nachweisen. Mit zunehmendem Schulbesuch wird automatisch die Zahl der geimpften Kinder zunehmen. Die Einführung der allgemeinen Schulpflicht wird aber durch Lehrer- und Raummangel bis auf weiteres noch verhindert. Statistische Unterlagen fehlen. Über die Pockenlage der Jahre 1948 und 1949 sind keine Angaben vorhanden.

1950:	83 107	Erkrankungsfälle,	davon 13 388 Sterbefälle
1951:	101 375*		„ 18 523 „
1952:	9 812*		keine Angaben
1953:	2 584*		davon 363 Sterbefälle
1954:	1 878*		„ 277 „
1955:		keine Angaben	keine Angaben.

Der starke Abfall der Zahlen zwischen 1951 und 1952 erklärt sich aus der Durchimmunisierung der Bevölkerung während der Epidemie von 1951. Obwohl die statistische Erfassung sehr lückenhaft ist, war selbst im Epidemiejahr 1951 die Zahl der Pockenfälle unter einer Gesamtbevölkerung von rund 85 Millionen gering.

Südkorea

Angaben über Impfgesetze sind nicht vorhanden. Im Jahre 1952 wurden 5 223 254 und im Jahre 1953: 7 619 978 Erst- und Wiederimpfungen durchgeführt. Für das Jahr 1951 sind keine Angaben erhältlich. Über die Pockenlage gibt die folgende Aufstellung Aufschluß:

1946:	20 810	Erkrankungsfälle,	davon	4 234	Sterbefälle
1947:	402		„	220	„
1948:	1 197		keine Angaben		
1949:	10 085		davon	625	Sterbefälle
1950:	2 349		„	382	
1951:	43 213		„	11 530	
1952:	1 313		„	277	
1953:	3 349		„	571	
1954:	782		.„	122	
1955:	2		„	keine	

Formosa

Angaben über Impfgesetze sind nicht vorhanden. Im Jahre 1952 wurden 6 773 595 und im Jahre 1953: 1 130 611 Erst- und Wiederimpfungen durchgeführt. Für das Jahr 1951 sind keine Angaben erhältlich. Über die Pockenlage gibt die folgende Aufstellung Aufschluß:

* Variola major.

Jahr	Erkrankungsfälle		Sterbefälle
1946:	1 561	davon	315
1947:	5 193	,,	1 725
1948:	288	,,	50
1949:	625	,,	173
1950:	78	,,	27
1951:	7	,,	keine
1952:	39	,,	keine
1953:	14	,,	keine
1954:	9	,,	1
1955:	keine		

Kambodscha

Angaben über Impfgesetze sind nicht vorhanden. Im Jahre 1952 wurden 745 571 Erst- und Wiederimpfungen durchgeführt. Für die Jahre 1951 und 1953 sind keine Angaben erhältlich. Über die Pockenlage gibt die folgende Aufstellung Aufschluß:

Jahr	Erkrankungsfälle		Sterbefälle
1947:	2 437	davon	132
1948:	959	,,	35
1949:	313	,,	21
1950:	128	,,	28
1951:	1 483	,,	343
1952:	1 748	,,	363
1953:	1 788	,,	376
1954:	443	,,	107
1955:	486	,,	143

Laos

Angaben über Impfgesetze sind nicht vorhanden. Im Jahre 1951 wurden 190 200 und 1952 244 900 Erst- und Wiederimpfungen durchgeführt. Für das Jahr 1953 sind keine Angaben erhältlich. Über die Pockenlage gibt die folgende Aufstellung Aufschluß:

Jahr	Erkrankungsfälle		Sterbefälle
1947:	26	davon	7
1948:	29	,,	3
1949:	8	,,	keine
1950:	keine		
1951:	16	,,	keine
1952:	30	,,	8
1953:	keine Angaben		30
1954:	keine Erkrankungsfälle		
1955:	keine Angaben		

Japan

Es besteht Impfpflicht nach Gesetzen aus dem Jahre 1948 und 1951. Erstimpfung vor Ablauf des 6. Lebensmonats, zweite Impfung vor Beendigung des 6. Lebensjahres, dritte Impfung im letzten Halbjahr vor Schulabgang, also vor Beendigung des 12. Lebensjahres. Die Durchführung wird nicht streng gehandhabt. 1947 bis 1953 lag die Zahl der geimpften Klein- und Schulkinder zwischen 75 und 85%. 1951 wurden 13 654 000 Erst- und Wiederimpfungen und 1952: 4 471 000 Erst- und Wiederimpfungen durchgeführt. Über die Pockenlage gibt die folgende Aufstellung Aufschluß:

Jahr	Erkrankungsfälle		Sterbefälle
1948:	29	davon	3
1949:	124	,,	14
1950:	5	,,	2
1951:	86	,,	12
1952:	2	,,	keine
1953:	6	,,	,,
1954:	2	,,	,,
1955:	1	,,	,,

Australien

Australien

Ein Gesetz von 1937 regelt die Pockenschutzimpfung für bestimmte Landesteile. Es besteht Gewissensklausel. Der Prozentsatz der gegen Pocken geimpften Klein- und Schulkinder ist nicht bekannt, aber äußerst gering. Im Jahre 1951 wurden 21 632 Erst- und Wiederimpfungen vorgenommen. Die letzten 5 Erkrankungsfälle ereigneten sich 1929.

Neuseeland

Es besteht keine Impfpflicht. Statistische oder sonstige Unterlagen über Pockenschutzimpfungen sind nicht vorhanden. Die letzten Erkrankungsfälle ereigneten sich 1926.

2. Übersicht über das Vorkommen der postvakzinalen Enzephalomyelitis (pvE) in den europäischen und außereuropäischen Staaten

Die folgenden Angaben beruhen im wesentlichen auf Mitteilungen der deutschen diplomatischen Vertretungen im Ausland, die vom Auswärtigen Amt dem Bundesministerium des Innern zugeleitet wurden. Sie erheben keinen Anspruch auf Vollständigkeit. Wurden Angaben aus anderen Quellen entnommen, so ist dies entsprechend vermerkt.

Das Bundesgesundheitsamt hatte um die Beantwortung folgender Fragen gebeten:

1. In welchem Umfange ist nach Pockenschutzimpfungen Gehirnentzündung (Enzephalomyelitis) aufgetreten und unter welchen Altersklassen?
2. Wie verteilt sich die Häufigkeit der Gehirnentzündung auf die ersten Lebensjahre?
3. Sind Beobachtungen hinsichtlich des Auftretens der Gehirnentzündung nach Impfungen Erwachsener gemacht worden?

Europa

Sowjetische Besatzungszone Deutschlands

Die Zahlen der Erkrankungen an pvE bei jährlich 480000 bis 500000 Erst- und Wiederimpfungen werden von KIMA [27] wie folgt angegeben:

	Alter der Impflinge (in Jahren):					insgesamt	davon Todesfälle
	0 bis 1	1 bis 2	2 bis 3	3 bis 5	ohne Angabe		
1953	—	7	5	2	9	23	8
1954	4	8	1	1	—	14	8
1955	4	8	—	2	—	14	5
1956	9	3	4	10	—	26	5
Summe	17	26	10	15	9	77	26

Dänemark

Jährlich werden etwa 2 Fälle von pvE kurz vor dem schulpflichtigen Alter beobachtet. Die Häufigkeitsverteilung der Enzephalomyelitis auf die ersten Lebensjahre ist nicht bekannt, da eine Impfung in diesem Alter nur selten stattfindet. Das Auftreten der pvE bei Erwachsenen nach der Impfung ist bisher nicht beobachtet worden.

Schweden

Über das Vorkommen der pvE im Zeitraum 1924 bis 1946 wurde von HEINERTZ [16] berichtet. Es ereigneten sich 71 Fälle, von denen 10 = etwa 14,1% starben. Über die Zahl der durchgeführten Erstimpfungen und die Häufigkeit der darauf entfallenden Enzephalomyelitis-Fälle gibt folgende Zusammenstellung Aufschluß:

	1924—28	1929—33	1934—38	1939—43	1944—46
Gesamtzahl der Erstimpfungen	409 819	318 541	289 236	547 447	295 125
Häufigkeit der Enzephalomyelitis	1 : 37 256	1 : 12 741	1 : 28 923	1 : 28 813	1 : 49 187

Die Gesamtzahl der Erstimpfungen beträgt für diese Zeiträume nach dieser Aufstellung 1 860 168 (in der Arbeit wird sie mit 2 155 293 angegeben, doch findet sich im Text keine Erklärung für diese Differenz). Die Verteilung der Erkrankungs- und Sterbefälle der pvE auf die einzelnen Altersgruppen der Erstimpflinge ergibt:

Alter	pvE	Sterbefälle
0 – 1	6	—
1 – 2	7	—
2 – 3	9	1
3 – 4	5	—
4 – 5	4	—
5 – 6	10	3
6 – 7	11	3
7 – 8	12	3
8 – 9	2	—
9 und darüber	4	—
unbekannt	1	—
	71	10

Die Zahl der Impfungen in den einzelnen Altersgruppen ist nicht angegeben, so daß die relative Häufigkeit nicht errechnet werden kann.

Die Erkrankungs- und Sterbefälle an pvE bei Wiederimpflingen für die gleichen Zeiträume zeigt folgende Aufstellung:

	1924–28	1929–33	1934–38	1939–43	1944–46
Gesamtzahl der Wiederimpfungen	222 910	370 188	199 309	373 528	156 010
Enzephalomyelitisfälle	2	8	1	1	2
Sterbefälle	—	2	—	—	—

Die Häufigkeit der Enzephalomyelitis bezogen auf 1 321 945 Wiederimpfungen beträgt 1 : 94 425, die Letalität (2 Fälle) etwa 14%. Seit 1932 ereignete sich kein Todesfall mehr. An Rekruten von 19 Jahren und darüber wurden 1 038 876 Wiederimpfungen ausgeführt. Die übrigen Wiederimpflinge waren Zivilpersonen, die sämtlich über 19 Jahre alt waren.

Norwegen

In den Jahren 1933 bis 1946 betrug die Gesamtzahl der pvE-Fälle bei 559 000 Erst-Impfungen von 0 bis 15jährigen 69 Erkrankungen mit 39 Todesfällen, d. h. 1 Erkrankungsfall kam auf 8 110 Impfungen. (Anlage zum Bericht der deutschen Gesandtschaft in Oslo vom 15. April 1955).

Finnland

In den letzten 20 Jahren ereignete sich nur 1 sicherer Fall von pvE. Weitere Angaben fehlen.

Island

Die pvE tritt nur ganz vereinzelt und nur nach Erstimpfungen zwischen dem 10. und 15. Lebensjahr auf. Erkrankungen in den ersten Lebensjahren sind unbekannt. Von Erwachsenen liegen keine Beobachtungen vor.

Großbritannien

1948/49 wurden 9 Fälle von pvE gemeldet, davon 3 Todesfälle [*9*]. Die Fälle verteilen sich auf:

1 Erstimpfling von 46 Jahren,

4 Erstimpflinge von 17 bis 18 Jahren, von denen einer starb;

1 Mädchen im Alter von 6 Jahren; Pocken-Erstimpfung am 17. März 1948, Gelbfieberimpfung (!) am 23. März 1948;
3 Kinder im Alter von 5 bis 8 Monaten mit 2 Todesfällen.

1950 [*17*] wurden 4 Fälle von pvE ohne Todesfall gemeldet. Es handelte sich um 1 Kind im Alter von 6 Monaten; 1 Kind im Alter von 2 Jahren; 1 Kind von 13 Jahren und 1 Mann im Alter von 34 Jahren. Mit Ausnahme des Letztgenannten handelte es sich um Erstimpflinge.

1951 ereigneten sich 12 Fälle von Enzephalomyelitis nach Pockenschutzimpfung, von denen 2 (Säuglinge im Alter von 3 Monaten) tödlich endeten. In keinem Fall konnte histologisch die Diagnose einer pvE gestellt werden. Die restlichen 10 Fälle betrafen 2 Kinder und 6 Jugendliche, die Erstimpflinge waren, sowie 2 erwachsene Wiederimpflinge im Alter von 32 und 53 Jahren [*18*].

Im Jahre 1952 [*19*] ereigneten sich 6 Fälle, von denen einer tödlich verlief. Dieser betraf einen 26 Jahre alten Erstimpfling. Die Diagnose wurde histologisch bestätigt. Die 5 Erkrankungsfälle verteilen sich auf einen Wiederimpfling (10jähriges Kind) und auf 4 Erstimpflinge im Alter von 4 und 5 Monaten.

Im Jahre 1953 [*20*] ereigneten sich 10 Fälle von pvE, darunter 4 Todesfälle. Diese betrafen einen Mann im Alter von 42 Jahren und 3 Kinder im 1. Lebensjahr. Die 6 Erkrankungsfälle betrafen einen 17jährigen und einen 6jährigen Erstimpfling sowie 4 Wiederimpflinge.

Angaben über weitere Enzephalomyelitis-Fälle in früheren Jahren finden sich im Vaccination Further Report of the Committee, Ministry of Health H. M. S. O. London 1930 [*21*]. In der Zeit vom 1. Oktober 1927 bis 30. September 1929 ereigneten sich 90 bestätigte Fälle von pvE; 54 von diesen Fällen betrafen Kinder zwischen 5 und 15 Jahren. Die Zahl der Erstimpfungen dieser Altersgruppe wird auf 100 000 geschätzt. Das Alter der 2. Gruppe lag zwischen 16 und 55 Jahren. Insgesamt waren 42 Todesfälle zu verzeichnen.

Irland

Fälle von Enzephalomyelitis nach Pockenschutzimpfung sind in den vergangenen 25 Jahren nicht aufgetreten.

Niederlande

1923 bis 1928 ereigneten sich 146 Fälle von pvE, entsprechend 1 Fall auf 5000 Impfungen. Bei den örtlich begrenzten Pockenausbrüchen 1929 in Rotterdam, Delft und den Haag wurden 77 354 Erstimpfungen und 1 196 464 Wiederimpfungen durchgeführt. Es ereigneten sich 83 Fälle von pvE, von denen 52 bei Erstimpflingen und 31 bei Wiederimpflingen auftraten. Von den 52 Erstimpflingen (Kinder) starben 14 oder etwa 27%. Das entspricht 1 Fall von pvE auf 1487 Erstimpfungen bzw. auf 38 596 Wiederimpfungen. Bei 16 000 Impflingen im 1. Lebensjahr trat kein Fall von pvE auf, in der Altersgruppe 1 bis 2 Jahre betrug die Häufigkeit 1 : 3478, in der Altersgruppe von 6 bis 11 Jahren 1 : 815 (!). Von den 31 pvE-Fällen bei Wiederimpflingen waren 10 Kinder unter 12 Jahre alt, die übrigen betrafen die Altersgruppe 13 bis 20 Jahre. In dieser Gruppe ereigneten sich 2 Todesfälle [*21*, *22*]. Nach GROTH [*23*] zeigt der offizielle holländische Bericht von 1932, daß bei Kindern

unter 1 Jahr	1	Enzephalomyelitisfall	auf	14 038	Impfungen,
von 1 bis 2 Jahren	1	,,	,,	32 865	,, ,
von 6 bis 11 Jahren	1	,,	,,	1 897	,, .

kam.

TERBURGH (zit. bei GROTH) errechnet für die Zeit vom 1. Januar 1928 bis 31. Oktober 1929 keinen Fall von Enzephalitis nach Pockenschutzimpfung bei 6 852 Impflingen unter 1 Jahr, 1 Fall bei 3 487 Impfungen der Altersklassen von 1 bis 2 Jahren. Die deutsche Botschaft in den Haag berichtet wie folgt: ,,Die postvakzinale Enzephalomyelitis bei Kindern unter 2 Jahren ist äußerst selten. Die gemeldeten Fälle betreffen hauptsächlich Personen, die das 2. Lebensjahr überschritten haben. In den Jahren 1948 bis 1949 wurden insgesamt 325 300 Personen unter 2 Jahren und 350 600 Personen über 2 Jahre gegen Pocken geimpft. In der 1. Gruppe kamen 18 und in der 2. Gruppe 22 verdächtige und festgestellte Fälle von postvakzinaler Enzephalitis vor.“ Das entspricht einer Häufigkeit von 1 : 18072 bzw. 1 : 15937.

Bei 19 000 geimpften Schulkindern in Tilburg (1947) wurden 27 Fälle von Enzephalomyelitis (1 : 700) beobachtet. Bei den Impfungen anläßlich des Auftretens von Pocken in Tilburg im Mai 1951 wurden 4 Fälle von pvE festgestellt [*24*]. Die Gesamtzahl der Impflinge betrug 57 000, das entspricht einer Häufigkeit der pvE von 1 : 14250.

Belgien

Anläßlich des Auftretens von Pocken in der Gegend von Spa wurden Impfungen durchgeführt, bei denen Fälle von pvE festgestellt wurden. Weitere Angaben hierüber fehlen. In der Zeit vom 1. Januar 1947 bis 30. April 1955 wurden folgende pvE-Fälle festgestellt:

Jahr	Zahl d. Fälle	Lebensalter	insgesamt
1947	2	1	
	4	7 bis 20	
	2	über 20	
	1	unbekannt	9
1948	2	3 bis 6	2
1949	1	1	
	1	3	2
1950	1	1	
	3	2	
	1	5	
	1	7	6
1951	7	1	
	2	2	
	4	3 bis 6	
	5	7 bis 20	
	1	unbekannt	
	1	24	20
1952	2	1	
	1	2	
	1	6	
	1	9	5
1953	5	1	
	4	2	
	1	6	
	1	9	11
1954	4	1	
	1	2	
	4	3 bis 6	
	1	8	
	1	20	11
1955	1	4	
(1. 1. bis	2	7	
30. 4.)	1	9	
	2	10	
	1	40	7
Summe	73		73

Luxemburg

Seit 1945 ist kein Fall von pvE bekanntgeworden.

Frankreich

Die Enzephalomyelitis nach Pockenschutzimpfung ist äußerst selten. Es gibt keine Gesamtstatistik darüber, jedoch sind einige Erfahrungen anläßlich von Impfaktionen bei kleineren Pockenepidemien gesammelt worden. Bei 1490 Impfungen in Straßburg im Jahre 1946 ereigneten sich 5 Fälle von pvE, also ein Fall auf 300 Impfungen. In Paris ereigneten sich im gleichen Jahr 10 Fälle (Zahl der Impfungen unbekannt). Im gleichen Jahr traten in Frankreich bei 5 000 000 Impfungen 15 Fälle (1 : 333333) auf. Nähere Angaben fehlen. Im Jahre 1949 ereigneten sich 3 Fälle von pvE in einem Departement bei Kindern zwischen 2 und 11 Jahren. Enzephalomyelitis nach Pockenschutzimpfung bei Erwachsenen wurde nicht beobachtet, auch nicht bei Soldaten.

Spanien

Angaben fehlen.

Portugal

Fälle von Enzephalomyelitis nach Pockenschutzimpfung sind äußerst selten. Weitere Angaben fehlen.

Schweiz

Die pvE ist seit einigen Jahren selten geworden. Aus den Kantonen der Westschweiz — Tessin —, wo die Pockenschutzimpfung zwischen dem 4. und 18. Lebensmonat obligatorisch ist, wurde kein Fall von pvE gemeldet. Die meisten der 53 Fälle, die aus der deutschsprachigen Schweiz gemeldet wurden, traten bei 2- bis 12jährigen Kindern auf. Die Häufigkeit der pvE nimmt nach dem 2. Lebensjahr zu. Von den 53 Enzephalomyelitis-Fällen wurden 4 Fälle bei Kindern zwischen 4 und 18 Monaten beobachtet, 46 Fälle betrafen 2- bis 12jährige Kinder. Bei mehreren 100 000 Pockenschutzimpfungen von 20jährigen Rekruten der Schweizer Armee traten nur 3 Fälle von Enzephalomyelitis auf, davon einer mit tödlichem Ausgang.

Österreich

Die pvE tritt durchschnittlich bei 0,01% der Geimpften auf. Die folgende Zusammenstellung gibt Aufschluß über die Altersverteilung:

	Alter	Erstimpfung		Wiederimpfung	
1953	unter 1 Jahr	5 Fälle	1 Todesfall	0 Fälle	0 Todesfälle
	1 „	5 „	1 „	0 „	0 „
	2 Jahre	1 „	1 „	0 „	0 „
	3 „	1 „	1 „	0 „	0 „
	7 „	1 „	1 „	0 „	0 „
	12 „	1 „	1 „	5 „	2 „
1954	9 Monate	1 „	1 „	0 „	0 „
	1 Jahr	3 „	0 „	0 „	0 „
	2 Jahre	4 „	1 „	0 „	0 „
	12 „	2 „	0 „	1 „	1 „

Puntigam [*25*] berichtet, daß von 1925 bis 1952 492 Erkrankungsfälle mit 144 Todesfällen auftraten; nur aus den Jahren 1949 und 1950 liegen genaue Zahlen über pvE vor:

1949: 128 360 Impfungen mit 62 Fällen von pvE = 1 : 2070

1950: 114 549 Impfungen mit 18 Fällen von pvE = 1 : 6308.

Kinder von 2 Jahren aufwärts erkrankten in einem wesentlich höheren Prozentsatz als jüngere. Nach Puntigam und Berger [*26*] wurden in den Jahren von 1948 bis 1953 insgesamt 80 000 Erstimpfungen statistisch erfaßt, in 32 Fällen trat eine pvE auf. Die Morbidität auf 1 000 Erstimpfungen betrug im 1., 2. und 3. Lebensjahr ungefähr 1 : 10000, stieg im 4. Lebensjahr deutlich an und erreichte schließlich bei 11-, 12-, 13- und 14jährigen Erstimpflingen 1 : 100.

Italien

Die durchschnittliche Häufigkeit der pvE beträgt einen Fall auf rund 90 000 Geimpfte. Bei einem besonders ausgewerteten Jahrgang kamen auf 874 227 Impfungen 10 Fälle von pvE. Die Häufigkeit ist zwischen dem 1. und 3. Lebensjahr am größten, sie vermindert sich zwischen dem 4. und 6. Lebensjahr, um erneut zwischen dem 6. und 9. Lebensjahr anzusteigen. In Italien ist man allgemein der Auffassung, daß die Disposition zur pvE vom 2. bis 10. Lebensjahr stärker wird, während sie in den ersten 6 Lebensmonaten kaum vorhanden ist. Fälle von pvE bei Erwachsenen sind nicht bekanntgeworden. Bei Jugendlichen zwischen 15 und 18 Jahren sind sie sehr selten.

Griechenland

Statistische Angaben waren nicht erhältlich.

Jugoslawien

Die Häufigkeit der Enzephalomyelitis nach Pockenschutzimpfung beträgt etwa 1 auf 20 000 Impfungen. Die meisten Fälle ereignen sich zwischen dem 2. und 5. Lebensjahr, dem Zeitraum der gesetzlich vorgeschriebenen Erst- und Wiederimpfung. Erwachsene werden nur bei Einziehung zum Wehrdienst geimpft. Über pvE bei Soldaten liegen keine Erfahrungen vor.

Aus *Ungarn*, der *Tschechoslowakei**, *Polen* und *Sowjetrußland* waren Angaben nicht erhältlich.

Amerika

Nordamerika

Kanada

Provinz *Brit. Kolumbien:* Statistische Erhebungen liegen nicht vor. Auftreten einer Enzephalomyelitis als Folge von Pockenschutzimpfung ist äußerst selten. Es ist nur ein Fall bei einem Erwachsenen bekanntgeworden.

Provinz *Alberta:* Fälle von pvE sind nicht bekanntgeworden.

Für die Provinzen *Manitoba, Neubraunschweig, Neufundland, Neuschottland, Prinz-Eduard-Insel, Quebeck* und *Saskatschewan* fehlen Angaben.

Provinz *Ontario:* Nachgewiesen wurde bisher nur eine Enzephalomyelitis nach Pockenschutzimpfung bei einem Jungen von 6 Jahren (1932). PvE bei Erwachsenen wurde bisher nicht beobachtet.

Vereinigte Staaten von Amerika

Angaben liegen von folgenden Staaten vor:

Arkansas: Fälle von pvE wurden nicht beobachtet.

Kalifornien: 1953 erkrankte ein Kind im Alter von 6 Jahren, 1954: ein Kind im Alter von 3 Jahren.

Hawaii, Indiana: Fälle von pvE sind nicht bekanntgeworden.

Lousiana: Die pvE ist bei Kindern und Erwachsenen extrem selten.

Michigan: Die pvE nach Impfung im 1. Lebensjahr ist sehr selten. Die Gefahr des Auftretens steigt mit zunehmendem Alter. Keine weiteren Angaben.

---

* Nach Kima [27] soll im Jahre 1956 in der Tschechoslowakei auf 100 000 Impfungen ein Fall von pvE beobachtet worden sein.

New York, City: Innerhalb eines Monats wurden 1947 etwa 5 Mio Personen aller Altersgruppen gegen Pocken geimpft. Die Zahl der bekanntgewordenen Fälle von pvE lag unter 1 auf 110 000. Zwei Monate nach den Impfungen bei gezielten Untersuchungen wurden 49 Fälle, darunter 8 Todesfälle festgestellt. Bei 4 von 8 Todesfällen wurde die klinische Diagnose pvE autoptisch nicht bestätigt. Die verbleibenden 45 Fälle (25 männlich, 20 weiblich) verteilen sich auf die einzelnen Altersgruppen folgendermaßen: 0 bis 1 Jahr: 0; 1 bis 4 Jahre: 3; 5 bis 9 Jahre: 3; 10 bis 14 Jahre: 2; 20 Jahre und darüber: 33. Die Zahl der Impfungen in den einzelnen Altersgruppen ist nicht bekannt.

Mississippi: Es wurde nur ein Fall von pvE im Kindesalter bekannt, kein Fall bei Erwachsenen.

Ohio, Portoriko, Texas, Utah, Virgin Islands, Westvirginia: Fälle von pvE sind nicht bekanntgeworden.

Während 7 Jahren ereigneten sich im Gesamtgebiet der USA 38 wahrscheinliche Fälle von pvE, davon 1927: 10 und 1930: 13 Fälle. Über die Altersverteilung liegen nur Teilangaben vor. Einige Staaten veröffentlichen diese in ihren Gesundheitsberichten. Aus diesen stammt die folgende Übersicht: 0 bis 1 Jahr: 14%; 1 bis 4 Jahre: 13,4%, 5 bis 9 Jahre: 11,1%; 10 bis 14 Jahre: 7,7%; 15 bis 19 Jahre: 6,3%; 20 Jahre und darüber: 46,9%.

Mittelamerika

Mexiko: Bei Erwachsenen ist eine pvE seit Bestehen des Gesundheitsministeriums nicht bekanntgeworden. Weitere Angaben fehlen.

Kuba: Fälle von pvE sind äußerst selten. In den letzten 4 Jahren wurde kein Fall gemeldet. Weitere Angaben fehlen.

San Salvador: Keine statistischen Unterlagen vorhanden.

Haiti: Fälle von pvE wurden bisher nicht gemeldet.

Dominikanische Republik: Fälle von pvE sind nicht bekanntgeworden, obwohl bei der letzten Impfaktion mehr als 25 000 Kinder erfaßt wurden. Auch von Erwachsenen ist kein Fall gemeldet.

Nikaragua und *Kostarika:* Angaben liegen nicht vor.

Panama: Enzephalomyelitis nach Pockenschutzimpfung wurde bisher nicht beobachtet.

Südamerika

Venezuela: An pvE erkrankten 1939 ein Kind im Alter von 11 Jahren mit tödlichem Ausgang, 1948 ein Kind im Alter von 7 Jahren, geheilt. In den Jahren 1949 bis 1951 wurden 1 710 812 Pockenschutzimpfungen vorgenommen. Dabei erkrankten ein Kind unter einem Jahr, 2 Kinder der Altersgruppen 5 bis 7 Jahre und 2 Kinder der Altersgruppe 10 bis 14 Jahre, insgesamt 5 Kinder (1 : 342 162).

Kolumbien, Ekuador, Peru, Brasilien: Keine Angaben vorhanden.

Bolivien: Die pvE tritt in den ersten Lebensjahren nur ganz vereinzelt auf; bei Erwachsenen wurde sie nicht beobachtet.

Chile: Die pvE ist selten. Die Letalität liegt unter 15%. Die pvE befällt Kinder der Altersgruppe 1 bis 5 Jahre; im 1. Lebensjahr wird sie kaum beobachtet.

Uruguay: Statistische Unterlagen fehlen. In den letzten 10 Jahren ist kein Fall von pvE aufgetreten. Beobachtungen bei Erwachsenen sind nicht vorhanden.

Paraguay: Keine verwertbaren Angaben.

Argentinien: Die pvE ist äußerst selten. Vor 1950 und nach 1954 sind keine Fälle gemeldet worden. Im Jahre 1950 erkrankten 2 Kinder von 10 und 12 Jahren, 1954 ein Kind unter 9 Jahren.

Afrika

Südafrikanische Union: Die Enzephalomyelitis nach Pockenschutzimpfung ist äußerst selten; bisher sind nur ganz wenige diagnostisch einwandfreie Fälle bekanntgeworden. Während der letzten Jahre wurde nur ein Fall bei einem 5jährigen Kind gemeldet. Bei Erwachsenen ist die Enzephalomyelitis nach Pockenschutzimpfung nicht bekannt, doch ist es in der Union auch selten, daß Erwachsene erstmalig gegen Pocken geimpft werden.

Portug. Ostafrika (Moçambique), Südrhodesien: Die Enzephalomyelits nach Pockenschutzimpfung ist bisher nicht beobachtet worden.

Nordrhodesien: Angaben fehlen.

Belgisch-Kongo: In Léopoldville wurden 1954 2 Fälle von pvE bei Kleinkindern unter 2 Jahren beobachtet. Erkrankungsfälle bei Erwachsenen sind nicht bekannt.

Brit. Ostafrika (Kenia, Uganda, Tanganjika, Sansibar): Die pvE ist sehr selten. Häufigkeit etwa 1 : 100000. In Kenia ist kein Fall zur Kenntnis der Behörden gelangt. In Uganda erkrankte 1952 ein Erwachsener an pvE. In Tanganjika und Sansibar wurden keine Fälle gemeldet.

Westafrika: Von *Nigeria, Goldküste, Sierra Leone* und *Gambia* fehlen die Angaben.

Äthiopien, Sudan: Eine zahlenmäßige Statistik ist nicht vorhanden.

Ägypten: Fälle von pvE wurden weder bei Kindern, noch bei Erwachsenen in der letzten Zeit beobachtet. Weitere Angaben fehlen.

Asien

Vorderasien

Türkei:* Fälle von Enzephalomyelitis nach Pockenschutzimpfung sind extrem selten.

Iran: Angaben fehlen.

Irak: Eine Statistik gibt es nicht. Eine Kinderärztin sah im Laufe der letzten Jahre 2 Fälle von pvE bei Kindern im Alter von 1 und 3 Jahren. Andere Angaben fehlen.

Syrien: Fälle von pvE sind nicht bekannt. Nach KIMA [*27*] wurden 1956 2 Mio Personen gegen Pocken geimpft, ohne daß ein Fall von Impf-Enzephalomyelitis auftrat.

Libanon: Die pvE wird mit wenigen Ausnahmen fast nur bei Säuglingen beobachtet; bei Erwachsenen ist sie nicht bekannt. Die Zahl der Fälle ist geringer als in Europa. Die jungen Altersgruppen werden bevorzugt. Weitere Angaben fehlen.

Saudiarabien: Statistische Angaben nicht erhältlich.

Jordanien und *Israel:* Angaben fehlen.

Zypern: Fälle von pvE sind bisher nicht bekanntgeworden.

---

* einschließlich des europäischen Teiles.

Mittel- und Ostasien

Afghanistan: Die pvE ist äußerst selten. Zahlenangaben nicht möglich.

Pakistan: In den Provinzen Belutschistan und Sind sind keine Untersuchungen über das Auftreten der pvE gemacht worden. In der Provinz Karatschi wurde kein Fall beobachtet. In der Nordwest-Provinz und in Pandschab sind keine Untersuchungen angestellt worden. Für Ostpakistan fehlen diesbezügliche Angaben.

Indische Union, Ceylon, Burma, Indonesien: Keine Unterlagen vorhanden.

Siam: Fälle von pvE sind mit Ausnahme eines einzigen Falles vor 20 Jahren nicht bekanntgeworden.

Honkong, Massao und *Singapur:* Keine Fälle von pvE bekanntgeworden.

Malaiischer Staatenbund: 1948 ein Fall von pvE, 1949 ein Erkrankungsfall. Weitere Angaben fehlen.

Japan: Die pvE ist am häufigsten bei Kindern unter einem Jahr. Im Durchschnitt ereignen sich 10 Fälle auf 2 Mio Geimpfte. Ein zweiter Morbiditätsgipfel der pvE liegt im 5. Lebensjahr. Die Kinder werden vor Beendigung des 6. Lebensjahres zum zweiten Male geimpft.

Australien

Australien: Die pvE ist praktisch unbekannt. Während des letzten Krieges ereigneten sich 3 Fälle in der Armee. Während dieser Zeit wurden 1,5 Mio Erwachsene geimpft.

Neuseeland: Angaben fehlen.

Literatur zu Anhang 1

[*1*] BMdI. 4224—01737 I/55, 15. 11. 1955; IV 2—4224—2428/56, 23. 7. 1956.
[*2*] Epidem. vital Statist. Rep. (Sterbefälle). 8, Nr. 3 (1955), Genf.
[*3*] Epidem. vital Statist. Rep. (Erkrankungen). 8, Nr 9 (1955), Genf.
[*4*] Statistics relating to medical and para-medical Personnel, Hospital Facilities and Vaccinations: Documentation II E v. 25. 11. 1955, WHO, Genf.
[*5*] Medical statistics, Documentation II D v. 1. 11. 1954, WHO, Genf.
[*6*] Meier, E.: Ärztl. Wschr. (**1956**) 521.
[*7*] Blattern und Schutzpockenimpfung, Denkschrift des Reichsgesundheitsamtes, 4. Auflage, Berlin 1925.
[*8*] National Health Service Act 1946 Part III Sect. 26.
[*9*] Rep. of the Ministry of Health for the year ended 31st March 1949, London.
[*10*] Rep. of the Ministry of Health for the year ended 31st March 1953, London.
[*11*] Henneberg, G.: Pocken in Europa 1919 bis 1948, Weltseuchenatlas II. Hamburg: Falk-Verlag 1956.
[*12*] Rec. int. sanit. Vol. **5**, Nr. 2 (1954).
[*13*] Ot. prp. nr. 15 (1954) Sosialdepartementet Oslo (Anlage zum Bericht der Deutschen Gesandtschaft aus Oslo vom 15. April 1955).
[*14*] Mitteilung des Instituto Osvaldo Cruz vom 19. 9. 1956 an das Robert Koch-Institut.
[*15*] Statist. Appendices to Annual Rep. of the Director General of Health Services for the year 1950, New Delhi 1955.
[*16*] Heinertz, N. O.: Bull. of the World Health Organization **I**, No. 1, 58 (1947/48).
[*17*] Rep. of the Ministry of Health for the year ended 31st Dec. 1950, H. M. S. O. London.
[*18*] Rep. of the Ministry of Health for the year ended 31st Dec. 1951, H. M. S. O. London.

[*19*] Rep. of the Ministry of Health for the year ended 31st Dec. 1952, H. M. S. O. London.
[*20*] Rep. of the Ministry of Health for the year ended 31st Dec. 1953, H. M. S. O. London.
[*21*] Vaccination Further Report of the Committee, Ministry of Health, H. M. S. O. London. 1930.
[*22*] JITTA, N. M. I.: Bull. Off. int. Hyg. publ. **22**, 51 (1930) u. **23**, 1804 (1931).
[*23*] GROTH, A.: Ergebn. inn. Med. Kinderheilk. **49**, 580 (1935).
[*24*] SILLEVIS SMITT, W. G.: Ref. Zbl. ges. Kinderhk. **43**, 42 (1953).
[*25*] PUNTIGAM, F.: Wien. med. Wschr. **101**, 873 (1951)
[*26*] PUNTIGAM, F. u. K. BERGER: Wien. med. Wschr. **104**, 487 (1954)
[*27*] KIMA, TH.: Persönliche Mitteilung vom 4. 3. 1957.
[*28*] RYCHARD, J.: Ospa W Gdansku i Gdyni W rolsen 1953 (Przeylad epidemiologiczny Warszawa 8, 11 (1954).

Anhang 2

1. Entwurf einer Neufassung der VO des RMdI zur Ausführung des Impfgesetzes vom 22. Januar 1940 (Reichsgesetzbl. I, S. 214)

sowie der Anlagen hierzu, und zwar:

a) Anlage 1: Liste der zur Pockenschutzerstimpfung vorzustellenden Impfpflichtigen und der Erstimpflinge,

b) Anlage 2: Liste der zur Pockenschutzwiederimpfung vorzustellenden Impfpflichtigen und der Wiederimpflinge,

c) Anlage 3: Impfschein über eine der gesetzlichen Pflicht genügende Pockenschutz-Erstimpfung,

d) Anlage 4: Impfschein über eine der gesetzlichen Pflicht genügende Pockenschutz-Wiederimpfung,

e) Anlage 7: Ärztliches Zeugnis über Zurückstellung von der Pockenschutzimpfung.

Die bisherige Anlage 5: Impfschein über eine zu wiederholende Pockenschutz-Erstimpfung und die Anlage 6: Impfschein über eine zu wiederholende Pockenschutz-Wiederimpfung sind in der Neufassung nicht berücksichtigt und kommen in Fortfall.

Vorbemerkungen zu dem Entwurf einer Neufassung der Verordnung des RMdI zur Ausführung des Impfgesetzes vom 22. Januar 1940

§ 3 Buchst. b wurde entsprechend der im Teil II/3 dargestellten Untersuchungsergebnisse geändert. Der Impfstoff muß im Kühlschrank bei höchstens + 4° C aufbewahrt werden, da höhere Temperaturen zum Virulenzverlust führen.

In § 5 muß es heißen: „Die obersten Gesundheitsbehörden der Länder .....". Diese Änderung ist durch die Neugliederung des ehemaligen Reichsgebietes notwendig geworden.

§ 6: Die bisherige Bezeichnung „Stadt- und Landkreise" wird, auch in der Folge, umgeändert in „Kreisfreie Städte und Landkreise" entsprechend der heute üblichen Benennung.

Entsprechend den Ausführungen in Teil II/2 des Gutachtens müssen in der vorliegenden Neufassung die Dauerimpfstellen berücksichtigt werden. Dies ist in § 6 Buchst. b geschehen. Der bisherige Buchstabe b wird dadurch zu Buchst. c mit entsprechend weiterer Verschiebung der folgenden Buchstaben. In den folgenden Buchstaben wird — dem heutigen kommunalen Verwaltungsaufbau entsprechend — der bisherige Ausdruck „Ortspolizeibehörde" durch das Wort „Gemeinde" ersetzt.

In § 7 wird der Buchst. d dadurch erweitert, daß das zuständige Gesundheitsamt jede ihm bekanntgewordene Störung des Impfverlaufs der Aufsichtsbehörde und dem Bundesgesundheitsamt anzuzeigen hat. Diese Anzeigepflicht ergibt sich aus der Notwendigkeit einer Vereinheitlichung und Vereinfachung der Berichterstattung, wie sie in Teil II/4 des Gutachtens erörtert wird.

In § 9 wird bestimmt, daß die Entscheidung des Impfarztes über eine mehr als zweimalige oder eine mehr als zweijährige Zurückstellung von der Impfpflicht einzuholen ist. Durch die Zurückstellung der mehr als 3jährigen Impflinge soll zerebralen Komplikationen der Pockenschutzimpfung vorgebeugt werden.

In § 12 Absatz (2) werden die Monate Mai, Juni, September und Oktober gestrichen, in denen bisher die Impftermine anzusetzen waren. Wie in Teil II/2 des Gutachtens ausgeführt wurde, ist die Begrenzung öffentlicher Impftermine auf eine bestimmte Jahreszeit nach neuen Erkenntnissen und epidemiologischen Erfahrungen nicht mehr notwendig.

Entwurf einer Neufassung der VO des RMdI vom 22. Januar 1940

I. Impfstoff

§ 1. (1) Schutzimpfungen gegen Pocken sind nur mit Tierlymphe vorzunehmen. Der Impfstoff ist aus den staatlichen Impfanstalten zu beziehen.

(2) Für Privatimpfungen kann der Impfstoff auch aus den Apotheken bezogen werden.

§ 2. Der Arzt hat den Impfstoff möglichst bald nach Empfang zu verimpfen und ihn bis dahin vor Licht geschützt und kühl (möglichst im Kühlschrank, sonst in einem kühlen Keller) aufzubewahren. Die auf den Impfstoffpackungen angegebenen Verwendungsfristen gelten nur unter der Voraussetzung völlig einwandfreier Aufbewahrung des Impfstoffes.

§ 3. Die Apotheken haben

a) Impfstoff nur aus staatlichen Impfanstalten unmittelbar oder über den Arzneimittelgroßhandel zu beziehen;

b) ihn vor Licht geschützt und bei Kühlschranktemperatur (höchstens + 4° C) aufzubewahren;

c) ihn nur auf ärztliches Erfordern abzugeben;

d) ihn nur in den von den Impfanstalten gelieferten Packungen und nur innerhalb der auf den Packungen angegebenen Verwendungsfristen abzugeben;

e) in dem Falle, daß sie Impfstoff vorrätig halten, in einem besonderen Geschäftsbuch die Eingänge an Impfstoff unter laufender Numerierung und Angabe der Impfportionen, des Tages seiner Herstellung und des Endes der Abgabefrist sowie des Tages der Abgabe des Impfstoffes und des Namens des Empfängers zu vermerken;

f) sich jeder Werbung für den Impfstoff außer bei den Ärzten ihres Versorgungsbezirkes zu enthalten.

Die Bestimmungen unter Buchstaben a, b, d und e gelten für den Arzneimittelgroßhandel entsprechend.

II. Impfärzte

§ 4. (1) Die öffentlichen Impfungen sind vorzugsweise beamteten Ärzten zu übertragen. In der Regel sollen nur solche Ärzte herangezogen werden, die an einem Fortbildungslehrgang für Impfärzte teilgenommen haben.

(2) Nichtbeamtete Ärzte sind bei der Übertragung der öffentlichen Impfung auf die gewissenhafte Durchführung der für die Impfung geltenden Vorschriften zu verpflichten, die ihnen bei dieser Gelegenheit in Form eines Merkblattes auszuhändigen sind.

§ 5. Die obersten Gesundheitsbehörden der Länder müssen für ausreichende und wiederholte Unterrichtung der Impfärzte über Impftechnik, Verhütung von Impfschäden, Impfstoffgewinnung und Schutzwirkungen der Impfungen durch die Impfanstaltsvorsteher Sorge tragen.

III. Öffentliche Impftermine

§ 6. Die kreisfreien Städte und Landkreise haben

a) im Benehmen mit den Gesundheitsämtern Impfbezirke zu bilden und Impfärzte zu bestellen;

b) bei den Gesundheitsämtern oder Mütterberatungsstellen Dauerimpfstellen einzurichten, damit der Bevölkerung Gelegenheit gegeben ist, Impfungen auch außerhalb der öffentlichen Impftermine vornehmen zu lassen;

c) die Aufstellung der Listen der zur Erst- und zur Wiederimpfung vorzustellenden Impfpflichtigen gemäß Anlagen 1 und 2 in den einzelnen Impfbezirken bis zum 31. März jeden Jahres im Benehmen mit den Gemeinden und den Schulleitern und die Beschaffung der Impfscheinformulare und Zeugnisse (Anlagen 3 bis 7) zu veranlassen;

d) im Benehmen mit den Gemeinden und den Schulleitern die rechtzeitige Bekanntgabe der von den Impfärzten anzusetzenden Impf- und Nachschautermine, die Aufforderung an die Erziehungsberechtigten, die Impf- und Wiederimpfpflichtigen in diesen Terminen vorzustellen und die Aushändigung der amtlichen Merkblätter an die Erziehungsberechtigten zu veranlassen;

e) im Benehmen mit den Gemeinden die Bereitstellung und Herrichtung geeigneter Räume für die Impf- und Nachschautermine und die Entsendung einer geeigneten Schreibhilfe zu den Terminen zu veranlassen, wobei von den Gemeinden, in deren Bezirk öffentliche Impftermine abgehalten werden, geeignete Räume zur Verfügung zu stellen sind;

f) im Benehmen mit den Schulleitern die Entsendung eines Lehrers oder einer Lehrerin zu den Impf- und Nachschauterminen für Wiederimpflinge zu veranlassen;

g) im Benehmen mit den Gemeinden auf eine möglichst lückenfreie Durchimpfung aller Impfpflichtigen hinzuwirken.

§ 7. Die Impfärzte haben

a) für Beschaffung des Impfstoffs, Beschaffung und Herrichtung der zur Impfung erforderlichen Gerätschaften sowie der zur Reinigung der Impfstelle notwendigen Mittel zu sorgen;

b) die Impf- und Nachschautermine unter genauer Beachtung der amtlichen Richtlinien abzuhalten;

c) bei regelwidrigem Verlauf der Schutzpocken die Erziehungsberechtigten auch nach dem Nachschautermin auf Anfordern unentgeltlich ärztlich zu beraten;

d) Störungen des Impfverlaufs, jede angebliche oder wirkliche Nachkrankheit und jede Erkrankung infolge Übertragung des Impfstoffes auf ungeimpfte Personen sofort nach Bekanntwerden genau festzustellen und dem zuständigen Gesundheitsamt anzuzeigen, das seinerseits der Aufsichtsbehörde und dem Bundesgesundheitsamt Anzeige erstattet;

e) über die Impffähigkeit der von der Polizei vorgeführten und der unter § 9 genannten Impfpflichtigen und in zweifelhaften Fällen über die Wiederholung der Impfung zu entscheiden.

IV. Einzelimpfungen

§ 8. Einzelimpfungen können durch die Privatärzte jederzeit, durch die Impfärzte nach näherer Anordnung der unteren Verwaltungsbehörden in ihren dienstlichen Sprechstunden vorgenommen werden; die Vorschriften des § 7 unter Buchst. a, b, d unter Beschränkung auf die Impfärzte auch Buchst. c finden entsprechende Anwendung.

§ 9. Wird vom Privatarzt eine mehr als zweimalige oder im Einzelfall eine mehr als zweijährige Zurückstellung von Impfpflichtigen beantragt, so ist die Entscheidung des Impfarztes einzuholen.

§ 10. Die Anordnung, daß die letzte Wiederholung der Impfung durch den Impfarzt vorzunehmen ist (§ 3 des Impfgesetzes), steht dem Gesundheitsamt zu.

§ 11. Die Impfungen sind listenmäßig gemäß Anlagen 1 und 2 zu vermerken und die Listen am Schluß des Kalenderjahres der unteren Verwaltungsbehörde einzureichen.

V. Erfassung von säumigen Impfflichtigen

§ 12. (1) Zuständige Behörde im Sinne der §§ 4 und 13 Abs. 4 des Impfgesetzes ist die Gemeinde.

(2) Die nach § 4 des Impfgesetzes zu setzende Frist beträgt 2 Wochen; in Ausnahmefällen kann sie auf 8 Wochen verlängert werden.

VI. Überwachung der Impfungen

§ 13. Die Gesundheitsämter haben

a) die Impfärzte zu überwachen, Impf- und Nachschautermine jedes Impfarztes mindestens alle 3 Jahre einmal zu überprüfen und darüber eine Niederschrift unter Verwendung eines Formblattes anzufertigen; an Stelle des Gesundheitsamtes tritt die höhere Verwaltungsbehörde, wenn der Amtsarzt selbst Impfarzt ist;

b) neu hinzutretende Impfärzte in deren ersten drei Impf- und Nachschauterminen zu einwandfreier Durchführung der Impfungen anzuhalten;
c) den Handel mit Impfstoff zu überwachen;
d) auf Abstellung von Verstößen gegen das Impfgesetz und von Mängeln in der Durchführung der Impfungen, auch bei Privatärzten, hinzuwirken, insbesondere soweit sie sich aus den Jahresberichten über die Erst- und Wiederimpfungen ergeben;
e) der impfgegnerischen Propaganda durch Aufklärung über die Bedeutung der Pockenschutzimpfungen, der Verbreitung falscher oder übertriebener Angaben über Impffolgen durch Richtigstellung entgegenzutreten.

VII. Schlußvorschrift

§ 14. Diese Verordnung tritt am ..... in Kraft.

Vorbemerkungen zu Anlage 1

(zu § 6 Buchst. c der Neufassung der VO vom 22. Januar 1940)

Der Entwurf der neuen Anlage 1: „Liste der zur Pockenschutz-Erstimpfung vorzustellenden Impfpflichtigen und der Erstimpflinge" zeigt folgende Änderungen gegenüber der alten Anlage 1:

Im Kopf sind die Bezeichnungen „Kreisfreie Stadt" bzw. „Landkreis", „Regierungsbezirk" und „Land" vorgesehen.

Seite 2 des Vordruckes zeigt in Spalte 3a zusätzlich die Angabe über den Geburtsort des Impflings. Diese Ergänzung ist wegen der genaueren Erfassung der Impflinge erforderlich.

Auf Seite 3 des Vordruckes ist die Angabe über die Zahl der entwickelten Pusteln gestrichen worden. Wesentliche Gründe für die Beibehaltung der Angabe der Pustelzahl gibt es nicht. Seit dem Runderlaß des RMdI vom 10. April 1934 — III a III 648/34 I — sind nur zwei Impfschnitte anzulegen. Es ist daher unwesentlich, zwischen einer oder zwei Pusteln zu unterscheiden, vielmehr genügt die einfache Bezeichnung „mit oder ohne Erfolg".

Für den Zweck einer einwandfreien statistischen Erfassung wurde auf Seite 3 des Vordruckes die große Spalte: „Die Impfung unterblieb wegen" unter Änderung der Überschrift in „Die Impfung unterblieb aus" neu unterteilt in „ärztliche" und „nicht ärztliche Gründe". Bei der Zurückstellung aus „ärztlichen Gründen" wurde die Unterscheidung zwischen „zeitlicher" und „dauernder" Zurückstellung neu eingeführt. Die übrigen „nicht ärztlichen Gründe" für eine unterbliebene Impfung sind in einer einzigen Spalte vereinfachend zusammengefaßt worden.

Entwurf einer Neufassung der Anlage 1

Kreisfreie Stadt:*
Landkreis*: ....
Regierungsbezirk: ....
Land: ....

LISTE
der
zur Pockenschutz-Erstimpfung
vorzustellenden Impfpflichtigen und der Erstimpflinge
19....

Vorbemerkungen:

1. In die Liste sind aufzunehmen:
   a) die aus der vorjährigen Liste zu übertragenden impfpflichtig gebliebenen Kinder (vgl. Sp. 15),
   b) sämtliche im letzten Kalenderjahr geborenen und an dessen Schluß im Impfbezirk lebenden Kinder, auch wenn sie bereits geimpft worden sind,
   c) die im letzten Kalenderjahr geborenen, im laufenden Jahr in den Impfbezirk zugezogenen Kinder,
   d) die bereits im Geburtsjahr tatsächlich geimpften oder infolge Pocken- oder Kuhpockeninfektion als geimpft anzusehenden Kinder, diese unter besonderer laufender Nummer, getrennt von den Impfpflichtigen.
2. In Spalte 15 sind aufzunehmen:
   a) alle nicht zur Nachschau vorgestellten Impflinge (Spalte 9),
   b) alle zum ersten oder zweiten Male ohne Erfolg geimpften Kinder (aus Spalten 6 und 10 zu entnehmen),
   c) alle ärztlich zurückgestellten (Spalte 12), nicht auffindbaren, der Impfung vorschriftswidrig entzogenen oder aus anderen Gründen nicht geimpften Kinder (Spalte 13 und 14).
3. Die Erstimpfung gilt als erfolgreich, wenn sich mindestens ein Impfschnitt voll zur Pustel entwickelt hat (Spalte 10).

* Nichtzutreffendes ist zu streichen.

Seite 2 des Vordrucks

Lfd. Nr.	Vor- und Zuname	Geburtstag, —monat, —jahr	Geburtsort, Kreis	Vor- und Zuname	Stand und Wohnung	Zahl der bisherig. Pockenimpfungen
	der vorzustellenden Impfpflichtigen, der bereits im Geburtsjahr Geimpften (diese sind durch + und besondere laufende Nummer zu kennzeichnen)			des Vaters, Pflegevaters oder Vormundes		
1	1a 2	3	3a	4	5	6

Seite 3 des Vordrucks

Tag der Impfung	Herkunft und Nummer des Impfstoffes	Tag der Nachschau (— bedeutet zur Nachschau nicht erschienen)	Impferfolg (+ = positiv; — = negativ)	Die Impfung unterblieb aus ärztlichen Gründen		Die Impfung unterblieb aus nichtärztl. Gründen	Bemerkungen (auch zu Sp. 13, ferner Angaben bei mehr oder weniger als 2 Impfschnitten und der Impfstelle, soweit nicht Oberarm)	Bleibt impfpflichtig
				wegen vorjähriger erfolgreicher Pocken-Impfung	wegen ärztl. Zurückstellung a) zeitlich b) dauernd	wegen Todes, Wegzuges, Nichtauffindens, zufälliger Ortsabwesenheit, vorschriftswidriger Entziehung oder aus anderen Gründen (diese Gründe sind in Sp. 14 genau anzugeben)		
7	8	9	10	11	12	13	14	15

Vorbemerkungen zu Anlage 2

(zu § 6 Buchst. c der Neufassung der VO vom 22. Januar 1940)

Der Entwurf der neuen Anlage 2: „Liste der zur Pockenschutz-Wiederimpfung vorzustellenden Impfpflichtigen und der Wiederimpflinge" zeigt folgende Änderungen gegenüber der alten Anlage 2:

Im Kopf sind die Bezeichnungen „Kreisfreie Stadt" bzw. „Landkreis", „Regierungsbezirk" und „Land" vorgesehen.

Seite 2 des Vordrucks zeigt in Spalte 3a zusätzlich die Angabe über den Geburtsort des Impflings. Diese Ergänzung ist wegen der genaueren Erfassung der Impflinge erforderlich.

Für den Zweck einer einwandfreien statistischen Erfassung wurde auf Seite 3 des Vordruckes die große Sp..lte: „Die Impfung unterblieb wegen" unter Änderung der Überschrift in „Die Impfung unterblieb aus" neu unterteilt in „ärztliche" und „nicht ärztliche Gründe". Bei der Zurückstellung aus „ärztlichen Gründen" wurde die Unterscheidung zwischen „zeitlicher" und „dauernder" Zurückstellung neu eingeführt. Die übrigen „nicht ärztlichen Gründe" für eine unterbliebene Impfung sind in einer einzigen Spalte vereinfachend zusammengefaßt worden.

Entwurf einer Neufassung der Anlage 2

Kreisfreie Stadt*:
Landkreis*: ....
Regierungsbezirk: ....
Land: ....

LISTE
der
zur Pockenschutz-Wiederimpfung
vorzustellenden Impfpflichtigen und der Wiederimpflinge
19....

Vorbemerkungen:

1. In die Liste sind aufzunehmen:
   a) die aus der vorjährigen Liste zu übertragenden impfpflichtig gebliebenen Kinder (vgl. Sp. 19),
   b) sämtliche Zöglinge von öffentlichen und privaten Schulen des Impfbezirks, die im bezeichneten Kalenderjahr ihr 12. Lebensjahr vollenden. auch wenn sie in den letzten fünf Jahren erfolgreich wiedergeimpft worden oder an Pocken erkrankt sind.
2. In Spalte 19 sind aufzunehmen:
   a) alle nicht zur Nachschau vorgestellten Wiederimpflinge,
   b) alle zum ersten oder zweiten Male ohne Erfolg wiedergeimpften Kinder (aus Spalten 6 und 10 zu entnehmen),
   c) alle ärztlich zurückgestellten (Spalte 16), nicht auffindbaren, der Impfung vorschriftswidrig entzogenen oder aus anderen Gründen nicht geimpften Kinder (Spalte 17 und 18).
3. Die Wiederimpfung gilt als erfolgreich, wenn sich mindestens ein Impfschnitt zum Knötchen, Bläschen oder zur Pustel entwickelt hat.

   Am üblichen Nachschautag ist an der Impfstelle bei der

   Knötchenreaktion: ein kleines Knötchen tastbar, oder ein schmaler, pigmentierter, etwas erhabener Saum zu erkennen,

   Bläschenreaktion: ein runder Schorf von 2 bis 3 mm Durchmesser vorhanden, gegebenenfalls mit geringem, rotem Hof,

   Pustelreaktion: mit beschleunigtem Verlauf eine Pustel mit noch flüssigem Inhalt, gegebenenfalls mit beginnender Verschorfung und Aufhellungszonen im an sich scharf abgegrenzten Entzündungshof,

   Pustelreaktion in der Form des Verlaufs der Erstimpfung eine regelrechte Vakzinepustel mit noch klarem, flüssigem Inhalt ohne oder mit noch unregelmäßigem Entzündungshof, ferner mit Allgemeinreaktion.

Für die Eintragung ist nur die Impfstelle mit der stärksten Reaktion zu berücksichtigen (Spalte 11 bis 14).

---

* Nichtzutreffendes ist zu streichen.

Seite 2 des Vordrucks

Lfd. Nr.	Vor- und Zuname	Geburtstag, — monat, — jahr	Geburtsort, Kreis	Vor- und Zuname	Stand und Wohnung	Zahl der Pockenimpfungen in den letzten 5 Jahren
	der vorzustellenden Impfpflichtigen			des Vaters, Pflegevaters oder Vormundes		
1	2	3	3a	4	5	6

Seite 3 des Vordrucks

Tag der Impf.	Herkunft und Nummer des Impfstoffes	Tag der Nachschau (— bedeutet zur Nachschau nicht erschienen)	Impferfolg (+ = positiv; — = negativ)	Davon Impferfolg mit				Die Impfung unterblieb aus			Bemerkungen (auch zu Sp. 17, ferner Angaben bei mehr oder weniger als 2 Impfschnitten und der Impfstelle, soweit nicht Oberarm)	Bleibt wiederimpfpflichtig
				Knötchen-	Bläschen-	Pustel-	Pustel-	ärztlichen Gründen		nichtärztl. Gründen		
				reaktion								
						mit beschleunigtem Verlauf	vom Verlauf der Erstimpfung	wegen erfolgreicher Pockenimpfung in den letzten 5 Jahren	wegen ärztlicher Zurückstellung a) zeitlich b) dauernd	wegen Todes, Wegzuges, Nichtauffindens, zufälliger Ortsabwesenheit, vorschriftswidriger Entziehung oder aus anderen Gründen (diese Gründe sind in Sp. 18 genau anzugeben)		
7	8	9	10	11	12	13	14	15	16	17	18	19

Vorbemerkung zu Anlage 3

(zu § 6 Buchst. c der Neufassung der VO vom 22. Januar 1940)

Die folgenden Vorschläge für eine Neufassung dieser Anlage sollen durch Vereinfachung des Vordruckes der Erleichterung des Impfgeschäftes dienen. Neben der neuen Überschrift: „Impfschein über Pockenschutz-Erstimpfung" wurde die Geschlechtsbezeichnung männlich oder weiblich eingeführt, da unter Umständen das Geschlecht des Kindes aus dem Vornamen nicht immer erkennbar ist. Weitere textliche Änderungen sind bedingt durch den für die Zukunft vorgeschlagenen Fortfall der bisherigen Anlage 5, betreffend „Impfschein über eine zu wiederholende Pockenschutz-Erstimpfung", der ohnehin nur noch selten ausgestellt wird. Der Entwurf einer Neufassung der Anlage 3 sieht daher die Streichung von: „zum ersten — zweiten — dritten Male" vor und bringt an Stelle dieser Formulierung den Hinweis auf 1 — 2 erfolglos vorausgegangene Impfungen sowie die Neuaufnahme der beiden Sätze, daß die „Impfungen spätestens bis zum .... wiederholt" werden müssen bzw. eine „Wiederholung" nicht erforderlich ist.

Entwurf der Neufassung der Anlage 3

(rosafarbenes Papier)

IMPFSCHEIN über Pockenschutz-Erstimpfung

Impfliste Nr.: .... Impfbezirk: ....
(Entspr. der amtlichen Liste der zur Erstimpfung vorzustellenden Impfpflichtigen auszufüllen)

.... männlich*
(Vor- und Zuname des Impflings) weiblich*

geboren am......... 19.... in ....
(Kreis)

.... wurde am ....19....

mit* — ohne* Erfolg gegen Pocken geimpft.
Der Impfung sind 1* — 2* erfolglose Impfungen vorausgegangen.
Durch diese Impfung ist der gesetzlichen Pflicht (gemäß Impfgesetz vom 8. April 1874) genügt* — noch nicht genügt*.
Die Impfung muß spätestens bis zum .... wiederholt werden*. — Eine Wiederholung ist nicht erforderlich*.

...................., den.............. ....
(Unterschrift des Arztes)

....
(Eigenschaft — Arzt oder Impfarzt)

* Nichtzutreffendes ist zu streichen

Vorbemerkungen zu Anlage 4

(zu § 6 Buchst. c der Neufassung der VO vom 22. Januar 1940)

Die folgenden Vorschläge für eine Neufassung dieser Anlage sollen durch Vereinfachung des Vordruckes der Erleichterung des Impfgeschäftes dienen. Neben der neuen Überschrift: „Impfschein über Pockenschutz-Wiederimpfung" wurde die Geschlechtsbezeichnung männlich oder weiblich eingeführt, da unter Umständen das Geschlecht des Kindes aus dem Vornamen nicht immer erkennbar ist. Weitere textliche Änderungen sind bedingt durch die in Zukunft fortfallende bisherige Anlage 6 betreffend „Impfschein über eine zu wiederholende Pockenschutz-Wiederimpfung", die nur noch selten in der Impfpraxis ausgestellt wird. Der Entwurf einer Neufassung der Anlage 4 sieht daher die Streichung von: „zum ersten — zweiten — dritten Male" vor und bringt an Stelle dieser Formulierung den Hinweis auf 1 — 2 erfolglos vorausgegangene Impfungen sowie die Neuaufnahme der beiden Sätze, daß die „Impfung spätestens im nächsten Jahre wiederholt" werden muß bzw. eine „Wiederholung im nächsten Jahr" nicht erforderlich ist.

Entwurf einer Neufassung der Anlage 4

(grünes Papier)

IMPFSCHEIN über Pockenschutz-Wiederimpfung

Impfliste Nr.: .... Impfbezirk: ....
(Entspr. der amtl. Liste der zur Wiederimpfung vorzustellenden Impfpflichtigen auszufüllen)

.... männlich*
(Vor- und Zuname des Wiederimpflings) weiblich*

geboren am ....19.... in ....

.... wurde am ......19....
(Kreis)

mit* — ohne* Erfolg gegen Pocken wiedergeimpft.
Der Impfung sind 1* — 2* erfolglose Impfungen vorausgegangen.
Durch diese Impfung ist der gesetzlichen Pflicht (gemäß Impfgesetz vom 8. April 1874) genügt* — noch nicht genügt*.
Die Impfung muß spätestens im nächsten Jahre wiederholt werden*. — Eine Wiederholung im nächsten Jahre ist nicht erforderlich*.

...................., den ....19.... ....
(Unterschrift des Arztes)

....
(Eigenschaft — Arzt oder Impfarzt)

* Nichtzutreffendes ist zu streichen.

Vorbemerkungen zu Anlage 7

(zu § 6 Buchst. c der Neufassung der VO vom 22. Januar 1940)

Die Vorschläge für eine Neufassung dieser Anlage sollen durch Vereinfachung des Vordruckes gleichfalls der Erleichterung des Impfgeschäftes dienen. Wie bei den Entwürfen für eine Neufassung der Anlagen 3 und 4 wurde auch hier die Geschlechtsbezeichnung männlich oder weiblich eingeführt. Eine weitere textliche Änderung betrifft den Wegfall der bisherigen Sätze: „Ohne Gefahr für sein Leben oder für seine Gesundheit — für das Leben oder die Gesundheit seiner" sowie des geklammerten Ausdruckes: „(Besonders gefährdete Personen in der Wohngemeinschaft des Impfpflichtigen)". Die Streichung ergibt sich aus der Notwendigkeit, jede unnötige Beunruhigung der Eltern oder Erziehungsberechtigten des Impfpflichtigen zu vermeiden. Im Entwurf ist weiter die impfärztliche Bestätigung für eine dauernde Befreiung von der Impfpflicht vorgesehen. Die Einführung einer dauernden Befreiung ergibt sich aus den Gründen, die in Teil II/1 des Gutachtens erörtert worden sind. Der Text auf der Rückseite der jetzigen Anlage 7 entfällt, da die Krankheiten des Impfpflichtigen, die zu einer Zurückstellung von der Impfung führen, schon in der Neufassung der Merkblätter (s. Anlagen 1 und 2 des Runderlasses des RMdI vom 19. April 1940) berücksichtigt sind.

Entwurf einer Neufassung der Anlage 7

(weißes Papier)

ÄRZTLICHES ZEUGNIS über Zurückstellung von der Pockenschutzimpfung

Impfliste Nr.:..................... Impfbezirk: ....
(Entsprechend der amtlichen Liste der zur Erst- bzw. Wiederimpfung vorzustellenden Impfpflichtigen auszufüllen)

D.... Erst-* — Wieder-* Impfpflichtige....................................männlich*
(Vor- und Zuname) weiblich*

geboren am............19.... in ....
(Kreis)

kann wegen...

zeitweilig nicht gegen Pocken geimpft werden. Demgemäß darf die gesetzliche Pockenschutz-Erstimpfung* — Wiederimpfung* bis...............19.... unterbleiben.

....................., den..........19....

....
(Unterschrift des Arztes)

....
(Eigenschaft — Arzt oder Impfarzt)

Die dauernde Befreiung von der Impfpflicht wegen ....
wird hiermit impfärztlich bestätigt.

....................., den ....19....

....
(Unterschrift des Impfarztes)

* Nichtzutreffendes ist zu streichen.

2. Entwurf einer Neufassung des Runderlasses des RMdI zur Durchführung des Impfgesetzes vom 19. April 1940 (RMBliV. S. 835)

sowie der Anlagen hierzu, und zwar:

a) Anlage 1: Merkblatt über die Pockenschutz-Erstimpfung,
b) Anlage 2: Merkblatt über die Pockenschutz-Wiederimpfung,
c) Anlage 3: Richtlinien für die Abhaltung von Impf- und Nachschauterminen,
d) Anlage 4: Niederschrift über die Überprüfung des Impftermins,
e) Anlage 5: Impfstoffliste,
f) Anlage 6: Bericht über die Pockenschutzimpfung,
g) Anlage 7: Vorschriften über Einrichtung und Betrieb der staatlichen Impfanstalten.

Neben den Entwürfen zur Neufassung der bisher gültigen Anlagen 1 bis 7 werden neu vorgelegt die Entwürfe:

h) Anlage 8: Vordruck für einen Bericht an die staatliche Impfanstalt,
i) Anlage 9: Liste über die dauernd von der gesetzlichen Impfpflicht befreiten Personen,
j) Anlage 10: Impfplan.

Vorbemerkungen zum Entwurf einer Neufassung des RdErl. des RMdI zur Durchführung des Impfgesetzes vom 19. April 1940

Absatz (1) wird gestrichen.

Absatz (5) entfällt, da er in den neu bearbeiteten „Richtlinien für die Abhaltung von Impf- und Nachschauterminen" (Anlage 3) berücksichtigt ist. Dadurch wird der bisherige Absatz (6) zu Absatz (5), der bisherige Absatz (7) zu Absatz (6).

Im neuen Absatz (6) wurde die Fristangabe für die Erstattung eines Impfberichtes „15. Januar" weggelassen. Die Fristsetzung ist Sache der Länder.

Der bisherige Absatz (8) wird zum neuen Absatz (7). An seine Stelle tritt als neuer Absatz (8) eine Anweisung über die Berichterstattung von Impfschäden durch den Amtsarzt. Auf die Notwendigkeit einer unmittelbaren Berichterstattung an das Bundesgesundheitsamt wird besonders hingewiesen. Zur Begründung wird auf S. 86 verwiesen.

Entwurf einer Neufassung des RdErl. des RMdI vom 19. April 1940

(1) ....

(2) Die Verordnung bezieht sich auf den zu verwendenden Impfstoff sowie auf die Auswahl und Fortbildung der Impfärzte, auf die Einrichtung und Durchführung der öffentlichen Impftermine sowie auf deren Beaufsichtigung. Da sie auf grundsätzliche Fragen beschränkt ist, ist es erforderlich, die früher in den Beschlüssen des Bundesrates zur Ausführung des Impfgesetzes vom 22. März 1917 und in dem Rundschreiben vom 4. April 1934 — II 1475/26. 3. — sowie in dem z. Zt. gültigen RdErl. v. 19. April 1940 enthaltenen Anweisungen technischer Art in einer dem heutigen Stand der medizinisch-wissenschaftlichen Erkenntnis angepaßten Form als Richtlinien herauszugeben, die in den nachstehenden Anlagen 1 bis 3 („Merkblatt über die Pockenschutz-Erstimpfung", „Merkblatt über die Pockenschutz-Wiederimpfung" und „Richtlinien für die Abhaltung von Impf- und Nachschauterminen") enthalten sind. Die für die Erziehungsberechtigten der Impfpflichtigen bestimmten Merkblätter sollen ebenso wie die Richtlinien für Impfärzte und Behörden das Verständnis für die Notwendigkeit der Impfung fördern.

(3) Solange an der allgemeinen Pflicht zur Impfung und Wiederimpfung festgehalten werden muß, ist auch sorgfältig darauf zu achten, daß der Zeitpunkt der Impfung unter Berücksichtigung seuchenhygienischer und sonstiger Gesichtspunkte richtig gewählt wird*. Dies sowie die ausführlichen Richtlinien zur Feststellung der Impffähigkeit sollen die Gewähr dafür bieten, daß die ganze Bevölkerung mit einem Mindestmaß von Gefahr für den einzelnen Impfling durchgeimpft wird.

---

* Vergl. S. 66.

(4) Die in der Gegenwart geringe Gefahr einer Pockenepidemie ermöglicht die Verschiebung der Impfung in allen Fällen, in denen der Aufschub ärztlich begründet ist. Der Aufschub soll sich jedoch, um einer Überalterung der Erstimpflinge vorzubeugen, auf die ärztlich unbedingt notwendige Dauer beschränken. Andererseits aber ist es die Pflicht der unteren Verwaltungsbehörden und Gesundheitsämter, beim Auftreten gehäufter Pockenfälle in ihren Bezirken die Nachholung aller durch ärztliche Zeugnisse aufgeschobenen Erstimpfungen umgehend zu veranlassen.

(5) In der Anlage 4 wird das Muster für die „Niederschrift über die Überprüfung des Impftermins" und in der Anlage 5 das Muster für die „Impfstoffliste des Impfarztes" abgedruckt.

(6) Bis zum .... jeden Jahres hat der Impfarzt einen Impfbericht nach dem Muster der Anlage 6 dem Gesundheitsamt zu erstatten.

(7) Über Einrichtung und Betrieb der staatlichen Impfanstalten und die Aufgaben der Impfanstaltsvorsteher gelten die in der Anlage 7 abgedruckten Vorschriften.

(8) Gelangen Mitteilungen über Impfschäden zur Kenntnis des Gesundheitsamtes, so hat der Amtsarzt gemäß § 42 3. Durchführungsverordnung zum Gesetz über die Vereinheitlichung des Gesundheitswesens vom 30. März 1935 (RMBl. I S. 327) die entsprechenden Maßnahmen und Ermittlungen durchzuführen. Über das Ergebnis berichtet er unmittelbar an seine Aufsichtsbehörde und das Bundesgesundheitsamt. Außerdem soll der Amtsarzt einen weiteren Bericht unmittelbar an den zuständigen Landesimpfarzt senden, der nach Möglichkeit die amtsärztlichen Ergebnisse ergänzt und einen epikritischen Bericht der obersten Landesbehörde und dem Bundesgesundheitsamt übersendet.

Vorbemerkungen zur Neufassung der Anlagen 1 und 2 (zum Runderlaß des RMdI vom 19. April 1940)

Die Anlage 1: „Merkblatt über die Pockenschutz-Erstimpfung“ und die Anlage 2: „Merkblatt über die Pockenschutz-Wiederimpfung“ sind den neuen Erkenntnissen und Erfahrungen entsprechend geändert worden. In beiden Merkblättern wird der Notwendigkeit einer eingehenden Erhebung der Vorgeschichte des Impfpflichtigen besonders Rechnung getragen. Die Eltern oder Erziehungsberechtigten werden aufgefordert, dem Impfarzt über jede gesundheitliche Störung des Impfpflichtigen oder einer Person in seiner Umgebung zu berichten. Die Aufzählung der für die Vermeidung von Impfschäden wichtigen Vorkrankheiten des Impfpflichtigen ermöglicht den Eltern oder Erziehungsberechtigten eine gewissenhafte Beantwortung. Neu sind in beiden Merkblättern die zur Unterrichtung des Impfarztes dienenden, von den Eltern oder Erziehungsberechtigten zu beantwortenden Fragen über den früheren und jetzigen Gesundheitszustand des Kindes und nach Zahl und Art der vorausgegangenen Schutzimpfungen. Die Frage nach vorausgegangenen Schutzimpfungen ist im Hinblick auf die Vermeidung von Impfschäden wichtig, da die Pockenschutzimpfung bestimmte Zeitabstände von anderen Impfungen einhalten soll, z. B. nach BCG-Impfung 3 Monate, Gelbfieber (bei Auswanderern) 4 Wochen, Diphtherie, Keuchhusten, Scharlach oder Tetanus 6 Wochen nach der letzten Einspritzung, Poliomyelitis 6 Wochen nach der zweiten Einspritzung. Eine weitere Neuerung betrifft den auf beiden Merkblättern abtrennbar angehefteten Abschnitt, auf dem die Eltern oder Erziehungsberechtigten bescheinigen müssen, daß sie von dem Inhalt der Merkblätter Kenntnis genommen haben. Die Impfpraxis hat gezeigt, daß die Merkblätter von vielen Eltern gar nicht gelesen werden.

Anlage 1

Entwurf einer Neufassung des Merkblattes über die Pockenschutz-Erstimpfung

Zur Beachtung:

Noch immer sterben alljährlich in Indien und Afrika Tausende an den Pocken. Daß diese früher allgemein verbreitete Seuche bei uns jetzt unbekannt geworden ist, ist vor allem der Durchführung des Impfgesetzes zu verdanken. Der immer dichter werdende Verkehr rückt die Pockenländer in unsere Nachbarschaft. Wird lückenhaft geimpft, dann kann die Seuche auch bei uns wieder ausbrechen. Vorkommnisse in einigen Nachbarländern weisen nachdrücklich auf diese Gefahr hin. Jeder kann einmal in die Lage versetzt werden, eine Auslandsreise in Pockengebiete unternehmen zu müssen. Es ist daher nicht zu verantworten, die deutsche Bevölkerung ohne Impfschutz zu lassen. Nur durch die Erstimpfung des Kleinkindes und durch die Wiederimpfung im 12. Lebensjahr wird eine genügende Abwehrkraft erreicht.

Die Erstimpfung wird im frühen Kindesalter vorgenommen, vor allem, weil die Impfreaktion in diesem Alter erfahrungsgemäß am mildesten verläuft. Es trifft nicht zu, daß ältere Kinder die Impfung besser vertragen. Impfungen werden in öffentlichen Terminen kostenlos oder vom Privatarzt gegen Honorar vorgenommen.

Das Kind soll zur Zeit der Impfung *gesund* sein. Zur Entscheidung über die Impffähigkeit ist es notwendig, daß der Arzt jede — auch frühere — Erkrankung des Kindes erfährt.

Der Impfarzt muß also *vor der Impfung* wissen, ob der *Impfpflichtige* oder eine *Person seiner Umgebung*

1. *an einer akuten oder chronischen Infektion,*
2. *an einer Hautkrankheit (Hautausschlag, Ekzem),*
3. *an einer Nervenkrankheit (Krämpfe, Anfälle, Epilepsie, Lähmungen),*
4. *an einer körperlichen oder geistigen Entwicklungshemmung*

gegenwärtig leidet oder früher einmal erkrankt war.

Im einzelnen ist zu denken an:

Nicht normalen Geburtsverlauf (Zangengeburt, Kaiserschnitt);

Hautkrankheiten wie Milchschorf, Ausschläge (trockene oder nässende Stellen hinter

den Ohren, an Mund und Nase, zwischen Fingern und Zehen, in der Gesäßfurche, Schenkelbeuge und Kniekehle);
Wunden und Eiterungen jeder Art;
Rachitis (englische Krankheit);
Krampfneigung (sog. „Wegbleiben", Stimmritzenkrampf, kurze Bewußtlosigkeit mit Augenverdrehen, Anfälle), fieberhafte Zustände;
Augen- oder Augenlidentzündungen;
Katarrhe;
Ohrenfluß (Mittelohrentzündung);
Drüsenschwellungen (am Unterkieferwinkel, in der Achsel- oder Schenkelbeuge);
Mandelentzündung;
Bronchitis oder Lungenentzündung;
Darmerkrankungen (Durchfälle);
sonstige Erkrankungen wie Diphtherie, Scharlach, Masern, Keuchhusten, Windpocken, Mumps, Kinderlähmung, Gehirnhautentzündung, Tuberkulose (positive Tuberkulinreaktion).

Aus einer Wohngemeinschaft mit Personen, die an *ansteckenden* Krankheiten leiden, aus einem Gehöft, in dem *Maul- und Klauenseuche* festgestellt ist, darf wegen der Gefahr der Übertragung kein Kind zum Impf- und Nachschautermin gebracht werden.

Wichtig nach der Erstimpfung:

An den Impfstellen zeigen sich vom 4. Tag ab kleine Bläschen, die sich bis zum 7. Tag zu Impfpusteln entwickeln und einen roten Saum haben. Dabei treten in der Regel Fieber und Appetitlosigkeit auf. Die Impfpusteln vergrößern sich noch in den Tagen nach dem Nachschautermin; der rote Entzündungshof verbreitert sich und kann handflächengroß werden. Auch das Fieber kann noch ansteigen. Dann gehen die Erscheinungen zurück, die Pusteln verschorfen, der Schorf fällt später von selbst ab.

Die zweckmäßigste Bedeckung der Impfstelle ist ein reiner langer Hemdärmel. Die Impfstelle soll nicht berührt werden. Aufreiben und Zerkratzen ist zu vermeiden. Ein Verband ist nicht nötig; keine Salbe verwenden, sondern lediglich guten Kinderpuder aufstreuen.

Das Kind darf nur gebadet werden, wenn die Impfstelle dabei sicher trocken gehalten wird. Waschwasser sofort wegschütten!

Zu vermeiden sind Umstellung in der Nahrung, ferner Berührung mit Kindern oder Erwachsenen, die an ansteckenden Krankheiten, Hautausschlägen usw. leiden. Auch soll der Impfling nicht mit ungeimpften Kindern in Berührung kommen, z. B. durch ein gemeinsam benutztes Bett.

Bei *unregelmäßigem Verlauf* der Impfpocken und jeder erheblichen Erkrankung nach der Impfung zuerst den Impfarzt um Rat fragen! Diese Beratung ist unentgeltlich.

Bei der im Impftermin anberaumten *Nachschau* ist der Impfling erneut vorzustellen, soweit nicht eine erhebliche Erkrankung des Kindes oder eine ansteckende Krankheit in der Wohngemeinschaft dies verhindern. In diesen Fällen ist der Impfarzt sofort zu benachrichtigen.

Der *Impfschein* ist sorgfältig aufzubewahren. Nach der Aushändigung des Impfscheines muß die Impfstelle wie bisher bis zum Abfallen der Impfkrusten geschont werden.

. . . .

(Abtrennen)

Zur Unterrichtung des Impfarztes

1. Hat das Kind an einem der obengenannten Krankheitszustände gelitten oder leidet es noch daran?
   Ja, an welchem? . . . . / Nein.
2. Hat das Kind in der letzten Zeit eine andere Schutzimpfung erhalten?
   Welche? . . . . und wann? . . . .
3. Ich habe von dem Inhalt des Merkblattes Kenntnis genommen.

(Datum)

. . . .

(Name des Impfpflichtigen) (Unterschrift)

Anlage 2

Entwurf für eine Neufassung des Merkblattes über die Pockenschutz-Wiederimpfung

Zur Beachtung:

Noch immer sterben alljährlich in Indien und Afrika Tausende an den Pocken. Daß diese früher allgemein verbreitete Seuche bei uns jetzt unbekannt geworden ist, ist der Durchführung des Impfgesetzes zu verdanken. Der immer dichter werdende Verkehr rückt die Pockenländer in unsere Nachbarschaft. Wird lückenhaft geimpft, dann kann die Seuche auch bei uns wieder ausbrechen. Vorkommnisse in einigen Nachbarländern weisen nachdrücklich auf diese Gefahr hin. Jeder kann einmal in die Lage versetzt werden, eine Auslandsreise in Pockengebiete unternehmen zu müssen. Es ist daher nicht zu verantworten, die deutsche Bevölkerung ohne Impfschutz zu lassen. Nur durch die Erstimpfung des Kleinkindes und durch die Wiederimpfung im 12. Lebensjahr wird eine genügende Abwehrkraft erreicht.

Impfungen werden in öffentlichen Terminen kostenlos oder vom Privatarzt gegen Honorar vorgenommen.

Das Kind soll zur Zeit der Impfung *gesund* sein. Zur Entscheidung über die Impffähigkeit ist es notwendig, daß der Arzt jede — auch früher durchgemachte — Erkrankung des Kindes erfährt.

Der Impfarzt muß also *vor der Impfung* wissen, ob der *Impfpflichtige* oder eine *Person seiner Umgebung*

1. *an einer akuten oder chronischen Infektion,*
2. *an einer Hautkrankheit (Hautausschlag, Ekzem),*
3. *an einer Nervenkrankheit (Krämpfe, Anfälle, Epilepsie, Lähmungen),*
4. *an einer körperlichen oder geistigen Entwicklungshemmung*

gegenwärtig leidet oder früher einmal erkrankt war.

Im einzelnen ist zu denken an:

Hautkrankheiten wie Ausschläge (trockene oder nässende Stellen hinter den Ohren, an Mund und Nase, zwischen den Fingern und Zehen, in der Gesäßfurche, Schenkelbeuge und Kniekehle);
Wunden und Eiterungen jeder Art;
Asthma, Heuschnupfen und Nesselsucht;
fieberhafte Zustände;
Krämpfe, Anfälle, Lähmungen, Rheumatismus;
Augen- und Augenlidentzündungen;
Katarrhe, Ohrenfluß (Mittelohrentzündung);
Drüsenschwellungen (am Unterkieferwinkel, in der Achsel- oder Schenkelbeuge);
Mandelentzündung;
Herzkrankheiten;
Bronchitis oder Lungenentzündung;
Darmerkrankungen (Durchfälle);
sonstige Erkrankungen wie Diphtherie, Scharlach, Masern, Keuchhusten, Windpocken, Mumps, Kinderlähmung, Gehirnhautentzündung, Tuberkulose, (positive Tuberkulinreaktion).

Aus einer Wohngemeinschaft mit Personen, die an *ansteckenden* Krankheiten leiden, aus einem Gehöft, in dem *Maul- und Klauenseuche* festgestellt ist, darf wegen der Gefahr der Übertragung kein Kind zum Impf- und Nachschautermin kommen.

Wichtig nach der Wiederimpfung:

An den Impfstellen entwickeln sich zumeist nicht Impfpusteln, sondern kleine Knötchen, die in der Regel ohne Beeinträchtigung des Allgemeinbefindens bald abheilen und keine Narben hinterlassen. Kommt es zu einer stärkeren Reaktion mit Fieber, so ist Bettruhe einzuhalten. Während der ersten 2 Wochen nach der Impfung sollen die Wiederimpflinge dem Turnunterricht fernbleiben und nicht baden. Stärkere körperliche Belastung durch Sport und dergleichen ist in dieser Zeit zu unterlassen.

Die Impfstelle soll nicht berührt werden; Aufreiben und Zerkratzen ist zu vermeiden. Ein Verband ist nicht nötig; keine Salbe verwenden, sondern lediglich guten Kinderpuder aufstreuen. Zu vermeiden ist ferner eine Berührung mit Kindern oder Erwachsenen, die an ansteckenden Krankheiten, Hautausschlägen usw. leiden. Die Wiederimpflinge sollen auch nicht mit ungeimpften Kindern in Berührung kommen, z. B. durch ein gemeinsam benutztes Bett.

Bei *unregelmäßigem Verlauf* der Impfpocken und jeder erheblichen Erkrankung nach der Impfung zuerst den Impfarzt um Rat fragen! Diese Beratung ist unentgeltlich.

Bei der im Impftermin anberaumten *Nachschau* haben sich die Wiederimpflinge erneut vorzustellen, soweit nicht Fieber oder eine ansteckende Krankheit in der Wohngemeinschaft dies verhindern. In diesen Fällen ist der Impfarzt zu benachrichtigen.

Der *Impfschein* ist sorgfältig aufzubewahren. Nach der Aushändigung des Impfscheines muß die Impfstelle wie bisher bis zum Abfallen der Impfkrusten geschont werden.

....

(Hier abtrennen)

Zur Unterrichtung des Impfarztes

1. Hat das Kind an einem der obengenannten Krankheitszustände gelitten oder leidet es noch daran?
   Ja, an welchem? .... / Nein.
2. Hat das Kind in der letzten Zeit eine andere Schutzimpfung erhalten?
   Welche? .... und wann ....
3. Befinden sich in der Wohngemeinschaft ungeimpfte Kinder mit Hautausschlag?
4. War die Pocken-Erstimpfung von Erfolg?
5. An welcher Körperstelle sind die Impfnarben noch festzustellen (Oberarm, rechts? links? ....).
6. Verlief die Erstimpfung normal oder traten Besonderheiten auf?
7. Ich habe von dem Inhalt des Merkblattes Kenntnis genommen.

Datum

....	....
(Name des Impfpflichtigen)	(Unterschrift)

Vorbemerkungen zur Neufassung der Anlage 3

(zum Runderlaß des RMdI vom 19. April 1940)

Der Entwurf der neuen Anlage 3: „Richtlinien für die Abhaltung von Impf- und Nachschauterminen" sieht im 1. Absatz eine Unterteilung in 3 Abschnitte vor, welche die Darlegungen des vorliegenden Gutachtens über die Auflockerung der öffentlichen Impftermine berücksichtigen.

Der Absatz 3 der zur Zeit gültigen Fassung wurde mit Rücksicht auf die Darlegungen dieses Gutachtens gestrichen.

In Absatz 4 der Neufassung wird empfohlen, das zuständige Personal der Mütterberatungsstellen und Schulgesundheitsfürsorge bei den Impfterminen heranzuziehen. Auf die Anwesenheit eines Vertreters der Ortspolizeibehörde, wie in Absatz 5 (2) der jetzigen Fassung gefordert, kann nach dem Urteil erfahrener Impfärzte verzichtet werden.

Im Unterabschnitt 6 (1) der Neufassung wird auf die Notwendigkeit einer besonders sorgfältigen Prüfung der Impffähigkeit aufmerksam gemacht, falls das Kind oder seine Geschwister an Krankheiten des Zentralnervensystems gelitten haben. Der Satz in Abschnitt 7 (1) der alten Fassung: „Wird bei einem impfpflichtigen Kind über einen Krampfanfall berichtet, so ist der Impftermin so anzusetzen, daß vorher mindestens ein krampffreies Jahr vorübergegangen ist", ist gestrichen worden. In der Neufassung wird dafür die Dauerzurückstellung eingeführt. Der Impfarzt muß die Dauerzurückstellung aussprechen, wenn ein Erstimpfling das 3. Lebensjahr überschritten hat. Der Impfling ist in die neu entworfene „Liste über die dauernd von der gesetzlichen Impfpflicht befreiten Personen" aufzunehmen (s. Anlage 9, S. 166).

In Abschnitt 6 (2) der Neufassung sind die zeitlichen Abstände bezeichnet, die zwischen der Pockenschutzimpfung und anderen Impfungen eingehalten werden sollen.

Abschnitt 6 (3) der Neufassung, welcher dem Abschnitt 7 (1) der geltenden Anlage 3 entspricht, ist gekürzt worden. An die Stelle des Krankheitskataloges, der erfahrungsgemäß niemals erschöpfend sein kann, wurde der Hinweis gesetzt, daß die Impfung vorgenommen werden soll, wenn alle wesentlichen erfaßbaren Gefährdungen berücksichtigt worden sind. Wird der Impfpflichtige zurückgestellt, so ist der Grund hierfür (ärztliche Diagnose) anzugeben.

In Abschnitt 13 (2) der Neufassung wird auf die Ausfüllung der Impfstoffliste (s. Anlage 5, S.149) und der Berichtskarte (s. Anlage 8, S. 165) hingewiesen. Die Ausfüllung der Berichtskarte ist notwendig, damit die Impfanstalt möglichst frühzeitig von der Wirksamkeit des Pockenimpfstoffes unterrichtet wird.

Entwurf einer Neufassung der Anlage 3

Richtlinien für die Abhaltung von Impf- und Nachschauterminen

1. Die kreisfreien Städte und Landkreise haben dafür zu sorgen, daß die Merkblätter über die Pockenschutz-Erst- oder Wiederimpfung gleichzeitig mit der Aufforderung zur Impfung den Erziehungsberechtigten zugestellt werden.
   (1) Bei Festlegung der einzelnen Impftermine ist nach dem Vorschlag des Impfarztes dafür Sorge zu tragen, daß die Zahl der zum Termin geladenen Impfpflichtigen begrenzt bleibt.
   (2) Die kreisfreien Städte und Landkreise sollen dem Impfarzt bei größeren Impfterminen einen zweiten Arzt zur Durchführung der Voruntersuchung zur Verfügung stellen.
   (3) Die kreisfreien Städte und Landkreise sollen Dauerimpfstellen einrichten, welche die Durchführung der Erstimpfung auch außerhalb der öffentlichen Impftermine gewährleisten.
2. Der Impfarzt soll Impftermine in Orten, in denen übertragbare Krankheiten, wie Diphtherie, Fleckfieber, übertragbare Genickstarre, Keuchhusten, übertragbare Kinderlähmung, Masern, roseartige Entzündungen, Scharlach, Mumps und Windpocken oder Maul- und Klauenseuche in größerer Verbreitung auftreten, aussetzen und Personen aus Wohngemeinschaften, in denen Fälle dieser Krankheiten oder Pockenerkrankungen aufgetreten sind, von den Terminen möglichst fernhalten. Er soll sich über den Stand der Krankheiten mit entzündlichen Erscheinungen des Zentralnervensystems sowie übertragbare Krank-

heiten überhaupt in seinem Impfbezirk vor und während der Impfzeit fortlaufend unterrichtet halten. Auf die jahreszeitlich bedingte Anfälligkeit (März, April) des Zentralnervensystems ist besondere Rücksicht zu nehmen.

3. Für die Impf- und Nachschautermine sind helle, heizbare, genügend große, gehörig gereinigte Räume bereitzustellen, die möglichst eine Trennung des Warteraumes vom Impfraum gestatten. Für den Impfarzt ist eine Waschgelegenheit zu beschaffen. Bei kühler Witterung sind die Räume rechtzeitig zu heizen.

4. (1) Den Anordnungen des Impfarztes haben alle am Impf- und Nachschautermin Beteiligten Folge zu leisten. Er hat für eine reibungslose Abwicklung unter Vermeidung von Überfüllungen und Einschaltung erforderlicher Lüftungspausen zu sorgen. Gegebenenfalls sind die Impflinge von vornherein zu verschiedenen Zeiten zu bestellen.
(2) Das zuständige Personal der Mütterberatungsstellen und der Schulgesundheitspflege ist bei den Impfterminen heranzuziehen.
(3) Die Schreibhilfe hat nach Angaben des Impfarztes die Eintragung in die Impflisten vorzunehmen und die Ausstellung der Impfscheine, Zeugnisse usw. vorzubereiten.
(4) Die im Impf- und Nachschautermin für Wiederimpflinge anwesende Lehrperson soll dem Impfarzt auf Befragen Auskünfte über einzelne Wiederimpflinge möglichst auf Grund eigener Erfahrungen oder Ermittlungen besonders über gesundheitliche Verhältnisse bei den Kindern und ihrer Umgebung erteilen.

5. Bei den Impfpflichtigen ist auf Sauberkeit des Körpers und der Kleidung zu achten; Kinder mit schmutzigem Körper oder schmutziger Kleidung können vom Termin zurückgewiesen werden.

6. (1) Wenn Leben oder Gesundheit des Impflings oder Wiederimpflings oder von Personen seiner Wohngemeinschaft durch die Impfung gefährdet erscheinen, darf diese nicht vorgenommen werden; das ist beispielsweise der Fall, wenn die allgemeine Widerstandskraft des Impflings gering ist, wie bei deutlich erkennbarer Rachitis, exsudativer Diathese, starker Entwicklungshemmung, Ernährungsstörungen, im ersten Vierteljahr nach überstandenen schweren Infektionskrankheiten und bei anderen krankhaften Zuständen, oder wenn der Impfling durch ansteckungsfähige Kranke in seiner Umgebung gefährdet erscheint. Ferner sind Kinder von der Impfung zurückzustellen, die an Ekzem, Milchschorf, Intertrigo, Wundrose, Mittelohreiterung, Augenlidentzündung oder Furunkulose leiden oder im letzten Jahr noch chronisch daran gelitten haben oder in deren Wohngemeinschaft sich Personen, vor allem noch nicht geimpfte Kinder mit diesen Leiden befinden. Die dritte Zurückstellungsgruppe bilden Kinder, die an Krankheiten des Zentralnervensystems leiden. Falls das Kind oder seine Geschwister an derartigen Krankheiten gelitten haben, ist die Impffähigkeit besonders sorgfältig zu prüfen. Die Dauer der Zurückstellung soll dem vorliegenden Anlaß angepaßt sein und so kurz bemessen werden, wie dies ärztlich vertretbar ist, damit auch Überalterung der Erstimpflinge vermieden wird und die Erstimpfung noch vor Vollendung des zweiten Lebensjahres vorgenommen werden kann. Im Fall einer Zurückstellung muß der Impfling in eine besondere Liste des Gesundheitsamtes eingetragen werden. Hat ein Erstimpfling das dritte Lebensjahr überschritten, so muß er vom Impfarzt dauernd von der Impfpflicht befreit werden. Er ist in die beim Gesundheitsamt geführte Liste der dauernd Befreiten mit entsprechender Begründung aufzunehmen.
(2) Zwischenräume zu anderweitigen Impfungen: Nach der Pockenschutz-Erstimpfung sollen mindestens 3 Monate vergehen, ehe andere Impfungen vorgenommen werden. Die Pockenschutzimpfung selbst soll folgende Abstände zu anderen Impfungen einhalten: BCG 3 Monate, Gelbfieber 4 Wochen, Diphtherie, Keuchhusten, Scharlach oder Tetanus 6 Wochen nach der letzten Einspritzung, Poliomyelitis 6 Wochen nach der 2. Einspritzung. Die gleichzeitige Ausführung der Pockenschutzimpfung und anderer Impfungen ist zu vermeiden.
(3) Zur Beurteilung der Impfpflichtigen auf Impffähigkeit hat der Impfarzt sich durch geeignete Ermittlungsmaßnahmen (Plakataushang oder allgemeingehaltene mündliche Hinweise zur Beachtung wichtiger Umstände sowie anschließende Einzelbefragung der Impflinge und ihrer Angehörigen) zu vergewissern, ob Personen in der Wohngemeinschaft der Impfpflichtigen an fieberhaften Krankheiten leiden, ob auf den etwa dazugehörigen

Gehöften Maul- und Klauenseuche herrscht, ob der Impfpflichtige oder andere Personen seiner Wohngemeinschaft, insbesondere ungeimpfte Kinder, an den oben angeführten Krankheiten, vor allem Hautausschlägen aller Art und Krämpfen, leiden. Der Impfarzt hat die Impfung erst nach Ausscheidung aller wesentlichen erfaßbaren Gefährdungen vorzunehmen. Besonders sorgfältig ist die Impffähigkeit zu prüfen, wenn die Eltern der Impfpflichtigen sich auf eine in der Familie bereits beobachtete Impfschädigung berufen.
(4) Jedem zurückzustellenden Impfpflichtigen ist ein Zeugnis gemäß Anlage 7 der Verordnung zur Ausführung des Impfgesetzes vom 22. Januar 1940 auszustellen. Darin ist der Grund für die Zurückstellung (ärztliche Diagnose) anzugeben. Die Diagnose ist in die Zurückstellungslisten des Impfarztes aufzunehmen. Über dauernd von der Impfpflicht Befreite wird eine Liste geführt*.

7. Die Impfung ist unter Anwendung aller Vorsichtsmaßnahmen auszuführen, die geeignet sind, Wundinfektionen und Krankheiten zu verhindern. Insbesondere hat der Impfarzt sorgfältig auf die Reinheit seiner Hände und der Impfstelle sowie auf Keimfreiheit der Impfinstrumente Bedacht zu nehmen und saubere, waschbare Überkleidung zu tragen. Die Impfstelle ist mit Zellstoff oder Watte und Alkohol oder einem anderen gleichwertigen Mittel (kein Jod oder Sepso-Tinktur) abzureiben und abtrocknen zu lassen. Für jeden Impfling ist ein neuer Wattebausch zu nehmen. Bei wiederholter Verwendung von Impfmessern im gleichen Impftermin sind diese vor jedem Gebrauch auszuglühen und ausreichend abzukühlen, bevor sie erneut mit Impfstoff beschickt werden. Der Impfstoff ist vor Verunreinigung sorgfältig zu schützen und mit keimfreien Instrumenten unmittelbar aus dem Versandgefäß zu verimpfen.

8. Bei den öffentlichen Impfterminen sind nur 2 leichte Schnitte von 3 mm Länge und im Abstand von mindestens 2 cm anzulegen. Empfehlenswert ist es, nicht zu scharfe Impfmesser ziemlich steil auf die gut gespannte Haut aufzusetzen, die Haut durch Eindrücken der Spitze oberflächlich stichförmig zu verletzen und das Messer mit einer zu einem kurzen Komma ansetzenden Schreibbewegung wieder herauszuziehen. Eine Blutung, die schlechtere Bedingungen für das Angehen der Vakzine schafft, ist auf diese Weise trotz Durchtrennung der obersten Epidermisschicht leicht zu vermeiden. Es empfiehlt sich, den Impfstoff durch das hiermit benetzte Messer und nach Anlegen der Impfschnitte noch durch Verstreichen mit der Messerfläche in die Impfstelle einzubringen. Die Impfstellen sollen bis zum Eintrocknen der Lymphe unbedeckt bleiben. Die Vornahme der Impfung an anderen Stellen als am Oberarm, z. B. am Oberschenkel, sollte wegen der weit größeren Gefahr einer Verschmutzung nur auf ganz seltene Ausnahmen beschränkt bleiben; dabei ist der Impfarzt verpflichtet, die Pflegepersonen über einwandfreie, sorgfältige Reinhaltung der Impfstelle ganz besonders zu unterrichten. Die Anwendung der Mehrfachpunktimpfung durch Impfärzte, welche über hinreichende Erfahrungen mit dieser Methode verfügen, ist zulässig.

9. In Anlehnung an die bei der Vorladung zur Impfung verteilten Merkblätter soll der Impfarzt im Impf- und Nachschautermin in mündlichen Belehrungen auf die Pflegepersonen der Impflinge dahin einwirken, daß sie die ihnen gegebenen Verhaltungsvorschriften zur Sicherstellung eines normalen Impfverlaufs genau beachten und beim regelwidrigen Verlauf rechtzeitig ärztliche Hilfe in Anspruch nehmen.

10. Im Impftermin ist allen Beteiligten der Nachschautermin bekanntzugeben.

11. Im Impftermin sind in den Listen der zur Erst- bzw. Wiederimpfung vorzustellenden Impfpflichtigen und der Erst- und Wiederimpflinge die Spalten 7, 8, 11, 12, 13 und 14 bzw. 7, 8, 15, 16, 17 und 18 auszufüllen. Auch sind die Impfungen in den Impfstofflisten des Impfarztes** zu vermerken.

12. Der Arzt hat bei jedem Impfling frühestens am 6., spätestens am 8. Tage nach der Impfung den Impferfolg festzustellen und einen Impfschein auszustellen. Die Erstimpfung gilt als erfolgreich, wenn sich mindestens eine Pustel regelrecht entwickelt hat. Bei der Wiederimpfung ist zwischen Knötchen-, Bläschen-, beschleunigter Pustelreaktion und Erstimpfreaktion, die sämtlich als erfolgreich gelten, zu unterscheiden; gewertet wird die

---

* Siehe Anlage 9 auf Seite 166.

** Siehe Anlage 5 auf Seite 149.

Impfstelle mit der stärksten Reaktion. Eine Früh- oder Knötchenreaktion liegt vor, wenn an der Impfstelle ein kleines Knötchen tastbar ist oder die am Nachschautag bereits verheilte Impfwunde einen schmalen, pigmentierten, etwas erhabenen Saum aufweist. Bei der Bläschenreaktion sitzt ein runder Schorf von 2 bis 3 mm Durchmesser auf der Impfwunde, die von einem geringen roten Hof umgeben sein kann. Bei der Pustelreaktion mit beschleunigtem Verlauf ist eine Woche nach der Impfung eine Pustel mit noch flüssigem Inhalt vorhanden; das Zentrum zeigt aber mitunter bereits beginnende Schorfbildung und der an sich mit scharfem Rand abgegrenzte Entzündungshof oft schon Aufhellungszonen. Eine Allgemeinreaktion kann vorhanden sein. Im Gegensatz hierzu ist bei der Pustelreaktion der Erstimpfung immer eine Allgemeinreaktion vorhanden. Es besteht hier eine regelrechte Vakzinepustel mit noch klarem, flüssigem Inhalt. Der Entzündungshof fehlt noch oder ist erst in Gestalt einer unregelmäßig begrenzten Rötung entwickelt. Sichere Zufallsinfektionen mit Pocken oder Kuhpocken (vereinzelte Pusteln, generalisierte Vakzine oder Ekzema vaccinatum bei Nichtgeimpften) sind der Pockenschutzimpfung gleichzustellen. Den Erkrankten ist daher ein Impfschein über eine der gesetzlichen Pflicht genügende Pockenschutz-(Wieder-)Impfung mit dem Zusatz „durch zufällige Pocken- bzw. Kuhpockeninfektion" (hinter „Pocken") auszustellen.

13. (1) Im Nachschautermin sind die Impfscheine auszustellen und in den Listen der zur Erst- bzw. Wiederimpfung vorzustellenden Kinder die Spalten 9, 10 und 15 bzw. 9 bis 14 und 19 auszufüllen.

(2) Impfstoffliste und Berichtskarte sind bei der Nachschau entsprechend auszufüllen. Die Berichtskarte ist unmittelbar nach Verbrauch der dazugehörigen Impfstoffsendung an die Impfanstalt einzusenden. Diese Maßnahme ist notwendig, damit die Impfanstalt möglichst frühzeitig von der Wirksamkeit des Pockenimpfstoffes Nachricht erhält.

(3) Bei den zum Nachschautermin nicht erschienenen Impflingen ist auf die Nachholung der Nachschau nach Kräften hinzuwirken.

Vorbemerkungen zur Neufassung der Anlage 4

(zum Runderlaß des RMdI vom 19. April 1940)

Der Entwurf der neuen Anlage 4: „Niederschrift über die Überprüfung des Impftermins" sieht auf Grunf der Erfahrungen in den letzten Jahren eine wesentliche Vereinfachung der jetzigen Fassung vor. Der Entwurf zeigt folgende Gliederung:

I. Behördliche Vorbereitung des Impftermins
II. Ärztliche Vorbereitung des Impftermins
III. Durchführung der Impfung
IV. Erfahrungen des Impfarztes.

Im Gesamturteil werden die behördliche und ärztliche Vorbereitung bewertet und Hinweise für den nächsten Impftermin gegeben. Statt der „Ortspolizeibehörde" wird in dem neuen Entwurf die „Gemeinde" um die Beseitigung etwaiger Mißstände ersucht. Der Kopf der Neufassung trägt die Bezeichnung „Kreisfreie Stadt/Landkreis, Regierungsbezirk, Land" entsprechend den geänderten Köpfen der neuen Anlagen 1 und 2 der VO vom 22. Januar 1940.

Die oben genannte Gliederung entspricht der Neufassung der Anlage 3: „Richtlinien für die Abhaltung von Impf- und Nachschauterminen".

Entwurf einer Neufassung der Anlage 4

Kreisfreie Stadt*:
Landkreis*: ....

Regierungsbezirk: ....

Land:...

Niederschrift
über die Überprüfung des Impftermins

in .... am ....

Impflokal: ....

Impfarzt: ....

Gegenstand der Überprüfung	Beurteilung und Beanstandungen
I. Behördliche Vorbereitung des Impftermins	
1. Impfraum und Warteraum. Waschgelegenheit	
2. Aufstellung der Impflisten	
3. Aufrechterhaltung der Ordnung	
4. Rechtzeitige Verteilung der Merkblätter	
5. Trennung von Erst- und Wiederimpflingen	
6. Vollzähliges Erscheinen der Impflinge (Zahl der Nichterschienenen)	
7. Bemerkungen	
II. Ärztliche Vorbereitung des Impftermins	
1. Auftreten übertragbarer Krankheiten am Impfort	
2. Allgemeine Belehrung der Impfpflichtigen und deren Begleiter	

* Nichtzutreffendes streichen

Gegenstand der Überprüfung	Beurteilung und Beanstandungen
3. Einzeluntersuchungen der Impflinge	
4. Vorhandenes Hilfspersonal	
5. Führung der Impfstoffliste und der Impfliste durch den Impfarzt	
6. Bemerkungen	
III. Durchführung der Impfung	
1. Beachtung der Asepsis durch den Impfarzt	
2. Desinfektion der Impfstelle	
3. Impftechnik	
4. Bekanntgabe des Nachschautermins	
5. Beobachtungen bei einer etwa gleichzeitig stattfindenden Nachschau (Impferfolg)	
6. Bemerkungen	
IV. Erfahrungen des Impfarztes	
1. Ausbildung und bisherige Tätigkeit als Impfarzt	
2. Beobachtungen und Erfahrung über: Zurückstellungsanträge Impfschäden impfgegnerische Tätigkeit Verkehr mit der Bevölkerung	
3. Bemerkungen	

Gesamturteil:

Der Impftermin war behördlich .... ärztlich .... vorbereitet und ist.... .... durchgeführt worden.

Der Impfarzt wurde aufgefordert, beim nächsten Impftermin folgendes zu beachten:

Die Gemeinde wurde um Beseitigung folgender Mißstände ersucht:

v. g. u.

....	....
Der Impfarzt:	Der überprüfende Medizinalbeamte

Vorbemerkungen zur Neufassung der Anlage 5

(zum Runderlaß des RMdI vom 19. April 1940)

Die ursprüngliche Erwägung, die „Impfstoffliste des Impfarztes" nicht mehr als Einzelbericht, sondern als Sonderanlage zum Impfbericht beizubehalten, wurde fallengelassen. Nach Auffassung der Impfanstaltsvorsteher soll an der Impfstoffliste als solcher festgehalten werden. Einige Änderungen im Entwurf der neuen Anlage 5 sollen die Verwertbarkeit für statistische Zwecke erleichtern.

Entwurf einer Neufassung der Anlage 5

Impfstoffliste

des Impfarztes .... in ....

Lfd. Nr.	Impf-stoff-nummer	Herkunfts-anstalt	Zahl der Portionen	Verimpfung der Lymphe vom	bis	Zahl der Geimpften E: W:	Zur Nachschau nicht erschienen	Erfolg bei	ohne Erfolg	Bemerkungen
1	2	3	4	5	6	7	8	9	10	11

Vorbemerkungen zur Neufassung der Anlage 6

(zum Runderlaß des RMdI vom 19. April 1940)

Die Neufassung des Formulars „Bericht über die Pockenschutzimpfung für 19. . . ." hatte darauf Rücksicht zu nehmen, daß die am Impfgeschäft Beteiligten in verschiedenem Maße an der Berichterstattung interessiert sind und daß diesen Verhältnissen Rechnung getragen werden muß. Die Angaben müssen sich für die praktische Abwicklung des Impfgeschäftes, wie auch für die Statistik und für die Impfberichterstattung verwerten lassen. Eine Bearbeitung und Auswertung des Materials für die Bundesrepublik setzt eine lückenlose und einheitliche Berichterstattung voraus. Die Ergebnisse der Berichterstattung sollen außerdem für die wissenschaftliche Forschung verwertbar sein. Ferner ist eine internationale Vergleichbarkeit, insbesondere mit den Erhebungen der Weltgesundheitsorganisation, anzustreben.

Veraltete Fragestellungen, z. B. Frage 35: „Mit welchen Apparaten wurde geimpft?", Frage 37: „Erfolgt die Entnahme der Lymphe unmittelbar aus dem Lymphröhrchen oder nach Ausgießen in andere Gefäße?", Frage 48: „Sind Fälle von Widersetzlichkeit gegen die Impfung vorgekommen?" und Frage 49: „Ist körperlicher Zwang behufs Vorführung zur Impfung angewendet worden?", wurden gestrichen.

Die bisherige Form der Berichterstattung nach dem Impfgesetz (§ 8) in Verbindung mit der Dienstordnung der Gesundheitsämter (§ 43 der 3. Durchführungsverordnung) wird den genannten Gesichtpunkten nur zum Teil gerecht. Das jetzige Formular (Anlage 6) des Runderlasses vom 19. April 1940 enthält in erster Linie Angaben über die technische Durchführung der Impfung und gibt Einblick in den Gesundheitszustand der Impfpflichtigen während der Impfzeit. Diese Angaben sind für die Aufsichtsbehörden von Bedeutung, aber für eine zentrale Auswertung und wissenschaftliche Bearbeitung wenig geeignet. Das anzustrebende Ziel ist eine einheitliche Berichterstattung, die den Bedürfnissen der Statistik Rechnung trägt und Sondererhebungen durch die überlasteten Gesundheitsämter vermeidet. Der Bericht über die Durchführung der Pockenschutzimpfung soll für die Aufsichtsbehörde erstellt werden. Der vorgelegte Entwurf gliedert sich in das Deckblatt, dessen Kopf Name und Anschrift des Impfarztes, Impfbezirk, Einwohnerzahl bei der letzten Volkszählung und die Angaben über Kreisfreie Stadt/Landkreis, Regierungsbezirk und Land trägt. Die Unterlagen für diesen Bericht bilden die Listen der zur Pockenschutz-Erst- oder -Wiederimpfung vorzustellenden Impfpflichtigen und der Erstimpflinge oder Wiederimpflinge (vgl. Anlagen 1 und 2 der VO vom 22. Januar 1940). Auf die Spalten dieser beiden Listen, die in das vorliegende Berichtsformular zu übertragen sind, wird in Klammern hingewiesen. Des weiteren findet sich auf dem Deckblatt eine Angabe über die Landesimpfanstalt, aus welcher der Impfstoff bezogen wurde. Blatt A bringt dann die Zahlen über die Pockenschutz-Erstimpfung, Blatt B die Zahlen über die Pockenschutz-Wiederimpfung. Blatt C bringt den Nachweis der Krankheiten, wegen der die Pockenschutzimpfung aus ärztlichen Gründen unterblieben ist. Der Einlagebogen zu diesem Berichtsformular ist für Bemerkungen über die behördliche und ärztliche Vorbereitung und die Durchführung der öffentlichen Impftermine vorbehalten. Hier sind insbesondere Angaben über Beschaffenheit des Impfraumes, Aufstellung der Impfliste, Verteilung der Merkblätter, Auftreten übertragbarer Krankheiten am Impfort, Hilfspersonal, Impftechnik und weitere impfärztliche Erfahrungen zu machen.

Entwurf einer Neufassung der Anlage 6

Vorderseite

Impfarzt: ....
(Name, Anschrift)

Impfbezirk: ....

Einwohnerzahl bei der letzten
Volkszählung: ....

Kreisfreie Stadt*:
Landkreis*: ....

Regierungsbezirk: ....

Land: ....

Bericht über die Pockenschutzimpfung
für 19. . . .

Vorbemerkung:

Die Unterlagen für diesen Bericht bilden die Listen der Anlage 1 und 2 (Liste der zur Pockenschutz-Erst- oder -Wiederimpfung vorzustellenden Impfpflichtigen und der Erstimpflinge der Verordnung über die Ausführung des Impfgesetzes vom 22. Januar 1940). Auf die Spalten dieser beiden Listen, die in den vorliegenden Bericht zu übertragen sind, wird in Klammern hingewiesen.

Der bei öffentlichen Impfterminen verwendete Impfstoff wurde aus der Landesimpfanstalt . . . . in . . . . bezogen.

---

* Nichtzutreffendes ist zu streichen.

Seite 2

A. Pockenschutz-Erstimpfung

	Impftermine öffentlich:	privat:
I. Zahl der impfpflichtigen Kinder: (1 abzüglich 11 und 14)	. . . .	. . . .
II. Zahl der impfpflichtig gebliebenen Kinder: (15 = Summe aus hier nachstehend aufgeführten 1a, 2a, 3 und 4)	. . . .	. . . .

davon	öffentlich:	privat:
1. Zahl der aus ärztlichen Gründen zurückgestellten impfpflichtigen Kinder (12a und b)	. . . .	. . . .
a) zeitlich	. . . .	. . . .
b) dauernd	. . . .	. . . .
2. Zahl der aus ärztlichen Gründen im Geburtsjahr zurückgestellten Kinder (1a, 12a und b)	. . . .	. . . .
a) zeitlich	. . . .	. . . .
b) dauernd	. . . .	. . . .
3. Zahl der aus vorschriftswidrigen Gründen der Impfpflicht entzogenen Kinder (14)	. . . .	. . . .
4. Zahl der aus unbekannten oder anderen Gründen der Impfpflicht entzogenen Kinder (14)	. . . .	. . . .

	öffentlich:	privat:
III. Zahl der geimpften Kinder (7)	. . . .	. . . .

Ergebnis	Impfpflichtige			im Geburtsjahr Geimpfte		
	öffent-lich	privat Impfstoff aus		öffent-lich	privat Impfstoff aus	
		Landesimpf-anstalt	anderer Bezug		Landesimpf-anstalt	anderer Bezug
1. mit Erfolg (10)	. . . .	. . . .	. . . .	. . . .	. . . .	. . . .
2. ohne Erfolg (10)	. . . .	. . . .	. . . .	. . . .	. . . .	. . . .
3. mit unbekanntem Erfolg (9)	. . . .	. . . .	. . . .	. . . .	. . . .	. . . .

IV. Alter und Geschlecht der mit Erfolg geimpften Kinder:

Geschlecht	Alter von .... bis unter					6 Jahre und mehr
	0 bis 6 Mon.	6 bis 12 Mon.	1 bis 2 Jahre	2 bis 3 Jahre	3 bis 6 Jahre	
männlich	....	....	....	....	....	....
weiblich	....	....	....	....	....	....

V. Impffolgen: öffentlich privat

Impfstoff aus Landesimpfanstalt | anderer Bezug

1. Zahl der vorübergehenden Impffolgen
   davon a) Enzephalitis postvakzinalis ....
   b) Fieberkrämpfe ....
   c) andere Impffolgen ....
2. Zahl der dauernden Impfschäden
   davon a) Enzephalitis postvakzinalis ....
   b) andere Impffolgen ....
3. Zahl der Todesfälle
   davon a) Enzephalitis postvakzinalis ....
   b) andere Impffolgen ....
4. Unklare Impffolgen ....

VI. Bemerkungen:

Seite 3

B. Pockenschutz-Wiederimpfung

Impftermine

öffentlich: privat:

I. Zahl der wiederimpfpflichtigen Kinder: ....
(1 abzüglich 15 und 18)

II. Zahl der wiederimpfpflichtig gebliebenen Kinder: ....
(19 = Summe aus hier nachstehend aufgeführten 1a, 2 und 3)

davon öffentlich: privat:

1. Zahl der aus ärztlichen Gründen zurückgestellten wiederimpfpflichtigen Kinder (16a und b) ....
   a) zeitlich ....
   b) dauernd ....
2. Zahl der aus vorschriftswidrigen Gründen der Wiederimpfpflicht entzogenen Kinder (18) ....
3. Zahl der aus unbekannten oder anderen Gründen der Wiederimpfpflicht entzogenen Kinder (18) ....

III. Zahl der wiedergeimpften Kinder (7)

Ergebnis	öffentlich	privat Impfstoff aus Landesimpf-anstalt	privat Impfstoff aus anderer Bezug
1. mit Erfolg (10)	....	....	....
davon mit			
a) Knötchenreaktion (11)	....	....	....
b) Bläschenreaktion (12)	....	....	....
c) Pustelreaktion mit beschleunigtem Verlauf (13)	....	....	....
d) Pustelreaktion mit Verlauf der Erstimpfung (14)	....	....	....
2. ohne Erfolg (10)	....	....	....
3. mit unbekanntem Erfolg (9)	....	....	....

IV. Impffolgen:

1. Zahl der vorübergehenden Impffolgen
   davon a) Enzephalitis postvakzinalis ....
   b) andere Impffolgen ....
2. Zahl der dauernden Impfschäden
   davon a) Enzephalitis postvakzinalis ....
   b) andere Impffolgen ....
3. Zahl der Todesfälle
   davon a) Enzephalitis postvakzinalis ....
   b) andere Impffolgen ....
4. Unklare Impffolgen ....

V. Bemerkungen:

Seite 4

C. Nachweis
der Krankheiten, wegen der die Pockenschutzimpfungen aus ärztlichen Gründen unterblieben sind

Lfd. Nr.	Ursache I = beim Impfpflichtigen U = bei seiner Umgebung	Zahl der ärztlich zurückgestellten Erst-impfpflichtigen		Zahl der ärztlich zurückgestellten Wieder-impfpflichtigen	
1	2	3	4	5	6
		I	U	I	U
1.	Akute oder chronische Infektion	.....	.....	.....	.....
2.	Hautkrankheit (Hautausschlag, Ekzem)	.....	.....	.....	.....
3.	Nervenkrankheit (Krämpfe, Anfälle, Epilepsie, Lähmungen)	.....	.....	.....	.....
4.	Körperliche oder geistige Entwicklungshemmung	.....	.....	.....	.....
5.	Sonstige Krankheiten	.....	.....	.....	.....
	....				
	....				
	....				

....

....

....

Insgesamt ....

...................., den .... 19....

....

Unterschrift

Anmerkung: Im übrigen wird auf die Aufstellung der Krankheiten in den Merkblättern über die Pockenschutz-Erst- und -Wiederimpfung Anlage 1 und 2 des Runderlasses über die Durchführung des Impfgesetzes vom .... verwiesen.

Einlagebogen zu Anlage 6

Kreisfreie Stadt*:
Landkreis*: ....
Regierungsbezirk: ....
Land:...

Bemerkungen über die behördliche und ärztliche Vorbereitung und die Durchführung der öffentlichen Impftermine für 19....

(insbesondere über Beschaffenheit des Impfraumes, über die Aufstellung der Impfliste, Verteilung der Merkblätter, Auftreten übertragbarer Krankheiten am Impfort, Hilfspersonal, Impftechnik und weitere impfärztliche Erfahrungen)

Unterschrift

Dieses Blatt verbleibt bei der Aufsichtsbehörde.

* Nichtzutreffendes ist zu streichen.

Vorbemerkungen zur Neufassung der Anlage 7

(zum Runderlaß des RMdI vom 19. April 1940)

Der hier vorgelegte Entwurf einer Neufassung der „Vorschriften über Einrichtung und Betrieb der staatlichen Impfanstalten" ist von den in der Pockenkommission des Bundesgesundheitsamtes vertretenen Impfanstaltsleitern auf einer Sondersitzung aufgestellt worden und berücksichtigt die im vorliegenden Gutachten dargestellten wissenschaftlichen Ergebnisse. In seiner Gliederung folgt er der zur Zeit gültigen Fassung.

Die Änderungen beziehen sich auf eine Erweiterung der Räume (Abschnitt I), die Anforderungen an das Personal (Abschnitt II), ferner werden neue Forderungen hinsichtlich der Impftiere aufgestellt (Abschnitt III). Die Möglichkeit einer Züchtung des Vakzine-Virus in der Gewebekultur ist berücksichtigt, doch soll die Verwendung der daraus hergestellten Impfstoffe vorerst von der Zustimmung der obersten Gesundheitsbehörde des Landes abhängig gemacht werden, weil Impfstoffe aus Gewebekulturen hinsichtlich der klinischen Reaktion noch nicht genügend geprüft worden sind.

Abschnitt IV: „Pflege und Ernährung der Impftiere" blieb unverändert.

In Abschnitt V: „Impfung der Tiere" wurden die beiden letzten Sätze von Absatz 12 gestrichen; dafür steht der Satz: „Die Tiere sind vor der Impfung zu betäuben". Die Neufassung von Absatz 14 (1) berücksichtigt neue Verfahrensmöglichkeiten. Absatz 14 (4)berücksichtigt Eihaut- und Gewebekultur-Impfstoffe. Absatz 15 wurde durch die Forderung ergänzt, daß neue Impfstoffstämme für menschliche Impfungen einer Nachprüfung durch zwei Impfanstalten unterworfen werden sollen.

Abschnitt VI: „Beobachtungen der geimpften Tiere" blieb unverändert.

Abschnitt VII: „Abnahme des Impfstoffes". Für Absatz 21 wird der Wortlaut empfohlen: „Vor Abnahme des Impfstoffes ist das Tier zu töten. Nach der Impfstoffabnahme ist das Tier in der Impfanstalt oder im Sanitätsschlachthof sofort auszuschlachten."

Abschnitt VIII: „Aufbewahrung des Impfstoffes". Die in Absatz 25 jetziger Fassung vorgeschriebene Vermischung des Rohimpfstoffes mit Glyzerin wurde gestrichen, weil der Rohimpfstoff, ohne Zusatz bei $-18°$ C aufbewahrt, unbegrenzt wirksam bleibt. In Absatz 26 ist neueren Erfahrungen der Impfanstaltsleiter hinsichtlich der Titerbestimmung Rechnung getragen. Absatz 27 entspricht den Ausführungen dieses Gutachtens über die Zahl der Impfanstalten in der Bundesrepublik.

Abschnitt IX: „Zubereitung des Impfstoffes". In Absatz 29 wurden folgende Sätze ergänzend eingefügt: „Art und Menge keimtötender und -hemmender Zusätze bleibt dem Ermessen des Impfanstaltsleiters überlassen. Im übrigen muß die Herstellung den anerkannten wissenschaftlichen Grundsätzen (vgl. Abschnitt XII Ziffer 39 und V Ziffer 14) entsprechen". Absatz 30 gibt Ergänzungen hierzu. Der Absatz 31 wurde entsprechend den Ausführungen im Abschnitt II/3: „Pockenimpfstoffe" (S. 72) vollkommen neu gefaßt. Absatz 32 wurde durch den Hinweis auf die Notwendigkeit der virologischen Untersuchung ergänzt.

Abschnitt X: „Abgabe des Impfstoffes". Im jetzigen Absatz 34 wurde gestrichen: „Außerdem an die Sanitätsparks der Wehrmacht". Der neue Absatz 34 wird in 2 Unterabsätze (1) und (2) unterteilt. Unterabsatz (1) entspricht dem jetzigen Absatz 34, Unterabsatz (2) ist neu. Absatz 36 erstrebt eine Einheitlichkeit der Gebührenerhebung.

Abschnitt XI: „Listenführung". In Absatz 37 wurde Ziffer e) gestrichen, da nur Kälber und Jungrinder aus tbc-freien Beständen zur Impfstoffgewinnung eingestellt werden sollen. Der Absatz 38 wurde neu gefaßt. Über den Versand der Impfstoffe sind 2 Versandbücher (A, B) zu führen; A für öffentliche Impf- und Privatärzte, B für die Lieferungen an Apotheken und den Arzneimittelgroßhandel. Sollte eine Abgabe an die Bundeswehr stattfinden, so ist ein Versandbuch C zu führen. Die im jetzigen Absatz 38 vorgeschriebene Einteilung des Versandbuches blieb erhalten.

Abschnitt XII: „Wissenschaftliche Untersuchungen und Lehrtätigkeit". Der jetzige Absatz 39 ist in der Neufassung in 3 Unterabschnitte gegliedert. Er enthält wesentliche Forderungen hinsichtlich der wissenschaftlichen Forschung in den Impfanstalten. Absatz 40 wurde im Hinblick auf eine zentrale Impfstoffüberwachung, die im vorliegenden Gutachten erörtert wurde, neu gefaßt. Absatz 41 enthält eine Anregung für die Ausgestaltung der Impfarztlehrgänge, Absatz 42 berücksichtigt die Notwendigkeit von Reisekosten. Absatz 43 wurde erweitert durch Ziffer 17 betreffend örtliche und epidemiologische Erhebungen bei Impfschäden sowie Zahlenangaben über die in der Berichtszeit gemeldeten Impfschäden, desgleichen durch Ziffer 21: „Veröffentlichungen der Impfanstalt".

Abschnitt XIII: „Bakteriologische Prüfung des Impfstoffes". Die Abschnitte 4, 5 und 6 wurden entsprechend den Vorschlägen der Impfanstaltsvorsteher (Marburger Tagung im November 1955) neu gefaßt. Die früheren Unterabschnitte a(1), (2), b) und c) des Absatzes 6 sowie der Absatz 7 wurden gestrichen und bilden nun Absatz 7 der Neufassung. In Absatz 8 wurde der letzte Satz gestrichen.

Abschnitt XIV: „Bestimmung der Wirksamkeit des Pockenimpfstoffes am Tier". Dieser Abschnitt ist entsprechend den Ausführungen in Teil II/3 dieses Gutachtens völlig neu bearbeitet worden.

Abschnitt XV: „Qualitätsbeurteilung des Impfstoffes". Vergleiche Abschnitt XIV.

Entwurf einer Neufassung der Anlage 7
Vorschriften über Einrichtung und Betrieb der staatlichen Impfanstalten

I. Anstaltsräume

1. (1) Jede staatliche Anstalt zur Gewinnung von Pockenschutz-Impfstoff (Impfanstalt) soll verfügen über:

a) ausreichende Räume für die Zubereitung und Aufbewahrung des Impfstoffes sowie für bakteriologische, virologische und mikroskopische Arbeiten entsprechend der Größe ihres Versorgungsbezirks,

b) einen Raum für Großtierimpfungen sowie je einen Stall für neu einzustellende Großtiere und Versuchstiere vor der Impfung (Beobachtungsstall) und nach der Impfung (Impfstall),

c) ausreichende Räume für die Aufbewahrung und Zubereitung von Streu und Viehfutter,

d) Zimmer für Ärzte, ausreichende sanitäre Anlagen und Nebenräume, ferner einen Impfraum und Warteraum mit Toilette für die Durchführung öffentlicher Impfungen, sofern nicht aus örtlichen Gründen diese zur Impfanstalt gehörigen Einrichtungen anderweitig vorhanden sind,

e) einen luftschutzmäßig hergerichteten Arbeitsraum mit Einrichtungen zur Aufbewahrung und Zubereitung des Impfstoffes.

(2) Die Räume zu a, b, d und e sollen hell, trocken, heizbar, leicht zu lüften, zu reinigen und zu desinfizieren, mit abwaschbaren Wänden, wasserdichtem Fußboden und Zapfstellen der Wasserleitung versehen sein. Die Räume zu b sollen Einrichtungen für raschen Abfluß von Spülwasser besitzen. Die Ställe sollen nicht in unmittelbarer Verbindung miteinander stehen. Der Stall für Versuchstiere soll besonders abgelegen sein.

2. (1) Sämtliche Räume sind durch regelmäßige Reinigung und Instandsetzung ständig einwandfrei sauber und benutzbar zu halten.

(2) Die Räume zu a, b, d und e sollen die technischen Voraussetzungen für die Gewinnung, Zubereitung und monatelange Aufbewahrung eines einwandfreien Impfstoffes sowie für dessen bakteriologische und virologische Prüfung aufweisen. Hierzu gehören u. a. Einrichtungen zum Sterilisieren, zur Kühlhaltung (+4° C) und zur Tiefkühlung.

(3) Die Tierstände müssen allen hygienischen Anforderungen entsprechen; Einrichtungen zur gründlichen Säuberung der Tiere mit warmem Wasser und zu ihrer Sauberhaltung müssen in ausreichendem Maße vorhanden sein.

(4) Impftische und Zubehör müssen aus dauerhaftem Material stark gebaut und mit Einrichtungen versehen sein, die eine Verletzung der bei der Impfung beschäftigten Personen durch unruhige Tiere, Verletzungen der Tiere sowie Beschädigungen des Tisches und des Zubehörs mit Sicherheit verhindern. Eine Festhalte-Vorrichtung für den Kopf des Impftieres ist vorzusehen.

II. Anstaltspersonal

3. Jede Impfanstalt soll über einen wissenschaftlich vorgebildeten, in der Lymphherstellung und im Impfwesen erfahrenen Arzt, der möglichst auch die Amtsarztprüfung abgelegt hat, als Vorsteher, einen ärztlichen Assistenten, einen Tierarzt, eine medizinisch-technische Assistentin, eine Schreibhilfe, einen Laboratoriumsgehilfen und entsprechendes Reinigungspersonal verfügen.
Bei der Besetzung der wissenschaftlichen Stellen und Hilfsstellen sollen nach Möglichkeit die Vorschläge des Anstaltsleiters berücksichtigt werden (vgl. XII, Ziffer 39 (1)).

4. Die Anstaltspersonen sollen frei von übertragbaren Krankheiten und von Hautausschlägen sein; sie haben bei Ansteckungsgefahr, auch infolge von übertragbaren Krankheiten in ihren Wohngemeinschaften, das Betreten der Anstaltsräume nach Anweisung des Vorstehers der Anstalt zu vermeiden. Wohnräume für Anstaltspersonal müssen einen getrennten Eingang haben.

5. Alle in der Impfanstalt regelmäßig tätigen Personen sind vor dem Dienstantritt einer nochmaligen Pockenschutzimpfung zu unterziehen.

III. Auswahl und Untersuchung der Impftiere

6. Zur Impfstoffgewinnung sind mindestens 6 Wochen alte Kälber und Jungrinder aus tuberkulosefreien Tierbeständen zu benutzen. Sie sind vor der Einstellung amtstierärztlich zu untersuchen, nach tierärztlichem Ermessen auszuscheiden oder im Beobachtungsstall einzustellen, nachdem sie unter Verwendung von fließendem, warmem Wasser gründlich gereinigt wurden. Der Kot der Rinder ist auf Salmonellen, das Blut auf Bang-Antikörper zu untersuchen. Für die Impfstoffgewinnung kommen nur gesunde Tiere in Betracht.

7. Litt eines der in die Anstalt gebrachten Tiere an einer Seuche, so sind die Räume, in denen es untergebracht war, die Gerätschaften, mit denen es in Berührung gekommen ist, wie auch die Kleidung des Stallpersonals zu desinfizieren.

8. Die Verwendung anderer Tiere oder der Ernten von Gewebszuchten usw. für die Herstellung von Impfstoffen für die öffentlichen Impfungen bedarf der Genehmigung durch die oberste Gesundheitsbehörde.

IV. Pflege und Ernährung der Impftiere

9. (1) Während des Aufenthaltes der Tiere im Stall ist für peinliche Sauber- und Trockenhaltung der Stände und für ausreichende Streu zu sorgen.
(2) Bei der Ernährung der Tiere sind die Anordnungen des Tierarztes zu befolgen.

V. Impfung der Tiere

10. Unmittelbar vor der Impfung ist die Körperwärme der Tiere zu messen. Beträgt sie über 40,5° C oder sind irgendwelche Krankheitserscheinungen vorhanden, die nach dem Urteil des Tierarztes Bedenken hervorrufen, so ist das Tier nicht zu impfen.

11. (1) Der Impftisch nebst Zubehör ist vor und nach jedem Gebrauch sorgfältig zu säubern.
(2) Alle Instrumente und Gerätschaften, die bei der Impfung selbst verwandt werden, sind vor der Benutzung keimfrei zu machen.

12. Die Auswahl der zur Impfung bestimmten Körperstellen des Impftieres, deren Ausdehnung etwa ein Fünftel seiner gesamten Körperoberfläche nicht überschreiten darf, die Wahl der Impfinstrumente und die Art der Hautimpfung bleiben dem Ermessen des Vorstehers anheimgestellt. Die Tiere sind vor der Impfung zu betäuben.

13. Der zur Impfung bestimmte Teil der Hautdecke wird rasiert, mit warmem Wasser und Seife gründlich gereinigt, mit sterilen Tüchern getrocknet und nach dem Trocknen mit Alkohol abgerieben. Er wird bis zum Beginn der Impfung mit sterilen Tüchern bedeckt.

14. Zur Impfung der Tiere, die Impfstoffe für Menschenimpfungen liefern sollen, können benutzt werden:
(1) Kälberimpfstoff. Die Passage hat in der Regel von Rind zu Rind zu erfolgen. Für die routinemäßige Impfstoffproduktion empfiehlt es sich vorläufig, die Zahl der Passagen

dadurch einzuschränken, daß man die Ernte eines Tieres bei — 20° C einfriert und davon den Animpfstoff für möglichst viele Tierimpfungen entnimmt. Eine Wechselpassage auf einen anderen Wirt (Kaninchen) scheint so lange nicht nötig, als sich die Qualität der Lymphe nicht ändert.

(2) Menschlicher Impfstoff aus den Impfpusteln von Erstimpflingen (humanisierte Vakzine). Hierzu dürfen nur am ganzen Körper untersuchte Impflinge in völlig einwandfreiem Gesundheitszustand herangezogen werden, die aus gesunder Familie stammen. Der Impfstoff darf nicht später als am 6. Tag nach der Impfung und nur aus Pusteln entnommen werden, die noch keine Zeichen der Rückbildung (zentrale Verschorfung) aufweisen.

(3) Kaninchenimpfstoff (Lapine), der unter denselben Bedingungen wie Kälberimpfstoff gewonnen wurde. Er soll tunlichst nicht später als 72 Stunden nach der Hautimpfung des Kaninchens entnommen worden sein.

(4) Impfstoff, der von der Eihaut angebrüteter Hühnereier oder aus einer Gewebekultur gewonnen ist.

15. Zur Gewinnung neuer Impfstoffstämme kann auch Pustelinhalt oder Rachenschleim von Pockenkranken, Pustelinhalt von Tierpocken usw. auf Versuchstiere übertragen werden. Die Verwendung solcher Tiere zur gleichzeitigen Herstellung von Impfstoff für Menschenimpfungen ist nicht zulässig. Neue Impfstoffstämme für menschliche Impfungen sollen in zwei Impfanstalten nachgeprüft werden.

16. Nach der Impfung ist die geimpfte Fläche durch einen zweckmäßigen Verband vor Verunreinigung während der Impfpockenentwicklung zu schützen.

VI. Beobachtung der geimpften Tiere

17. (1) Während der Impfpockenentwicklung ist der Gesundheitszustand der Tiere vom Tierarzt durch tägliche Beobachtung zu überwachen.

(2) Das Ergebnis der Beobachtungen (Körperwärme, Freßlust, Allgemeinbefinden, besondere Krankheitszeichen usw.) ist in ein Tierimpfbuch (vgl. Ziffer 37), für jedes Tier gesondert, einzutragen.

18. Treten Krankheitserscheinungen auf, die einen abnormen Impfverlauf vermuten lassen, so ist das Tier ohne vorherige Abnahme des Impfstoffes zur Schlachtvieh- und Fleischbeschau zuzuführen.

VII. Abnahme des Impfstoffes

19. Die Impfpusteln (Rohimpfstoff) sollen 80 bis 120 Stunden nach der Impfung abgenommen werden.

20. Nach Entfernung des Schutzverbandes ist die ganze Impffläche mit warmem Wasser und Seife gründlich zu waschen und mit sterilen Tüchern gut zu trocknen.

21. Vor Abnahme des Impfstoffes ist das Tier zu töten. Nach der Impfstoffabnahme ist es in der Impfanstalt oder im Sanitätsschlachthof sofort auszuschlachten.

22. Die Art der Abnahme des Impfstoffes und die hierbei zu verwendenden Instrumente bleibt dem Ermessen des Vorstehers anheimgestellt. Alle erforderlichen Instrumente und Geräte sind vorher zu sterilisieren.

23. Nach der Schlachtung muß sofort eine Untersuchung nach den Bestimmungen des Fleischbeschaugesetzes vom 29. Oktober 1940 (Reichsgesetzbl. I, S. 1463) stattfinden. Das Ergebnis der Untersuchung ist durch den Tierarzt in das Tierimpfbuch einzutragen.

24. Der Rohimpfstoff darf nur dann zur Bereitung von Impfstoff für Menschen verwendet werden, wenn das Tier keine Veränderungen aufwies, die nach dem Urteil des Tierarztes bedenklich erscheinen.

VIII. Aufbewahrung des Rohimpfstoffes

25. Der nicht zur unmittelbaren Fertigstellung bestimmte Rohimpfstoff ist rein bei — 15° bis — 18° C aufzubewahren.

26. Vom Ertrag jedes einzelnen Tieres ist eine kleine Probe nach üblicher Verdünnung und gründlichem Verreiben einer bakteriologischen Untersuchung auf Krankheitserreger und einer ersten Titerbestimmung zu unterziehen (vgl. IX Ziffer 31).

27. Die Abgrenzung der Versorgungsgebiete der Impfanstalten obliegt den Länderregierungen. Über den Bedarf für die örtlichen Impfungen im Versorgungsgebiet einer jeden staatlichen Impfanstalt hinaus sind für besondere Anlässe (Pockengefahr) ein zweifacher Jahresvorrat an bakteriologisch voruntersuchtem und auf Wirksamkeit geprüftem Rohimpfstoff und der Zweijahresbedarf an Impfstoffversandgefäßen bereit zu halten.

IX Zubereitung des Impfstoffes

28. Die Zubereitung und Abfüllung des Impfstoffes in die Versandgefäße müssen so vorgenommen werden, daß eine nachträgliche Verunreinigung des Impfstoffes mit Krankheitserregern unmöglich ist.

29. Aus dem Rohimpfstoff wird in der Regel durch Vermischen mit Glyzerin (DAB 6) und 0,85%iger Kochsalzlösung (ein Teil Rohimpfstoff, ein Teil Kochsalzlösung, drei Teile Glyzerin) und unter Verwendung einer geeigneten Impfstoffmühle eine feine Verreibung hergestellt, der Stammimpfstoff. Art und Menge keimtötender und -hemmender Zusätze bleibt dem Ermessen des Impfanstaltsleiters überlassen. Im übrigen muß die Herstellung den anerkannten wissenschaftlichen Grundsätzen (vgl. Abschnitte XII Ziffer 39 und V Ziffer 14) entsprechen. Die Mischung des Ertrages mehrerer Tiere bei der Herstellung des Stammimpfstoffes ist zulässig.

30. Der Stammimpfstoff ist entsprechend den folgenden Richtlinien für die bakteriologische und virologische Prüfung des fertigen Impfstoffes auf verunreinigende Keimarten zu untersuchen. Der Nachweis von Keimen, die als Erreger von Impfschäden in Frage kommen können, schließt die Verwendung dieser Impfstoffe aus.

31. Die Wirksamkeit der Lymphen (2. Titerbestimmung) soll durch die Testung der Impfstoff-Verdünnungsreihen auf der Kaninchenhaut (nach CALMETTE und HERZBERG), intrakutan (nach GROTH), auf der Meerschweinchenhornhaut (nach GINS) oder auf der Chorioallantois (nach BURNET) ermittelt werden. Erfahrungsgemäß liegen die Titerwerte für die Stammlymphe etwa bei

kutan	$1:10^5$	bis $1:10^6$
intrakutan	$1:5\cdot10^4$	bis $1:5\cdot10^5$
Meerschweinchen korneal	$1:8\cdot10^4$	bis $1:12\cdot10^5$
Eihautverfahren	$1:10^6$	bis $1:10^7$

Überschreitet die Stammlymphe diese Titer wesentlich (3. Titerbestimmung vor Abgabe), so kann dies bei der Verdünnung zum fertigen Impfstoff entsprechend berücksichtigt werden. Unabhängig von den genannten Verfahren zur Titerbestimmung ist die Stammlymphe so zur Gebrauchslymphe zu verdünnen, daß ein Vakzinationstiter von $1:10^5$ erreicht wird. Der Impfstoff ist vor der Abgabe als Stammlymphe oder als fertiger Impfstoff mindestens 6, besser 8 bis 10 Monate bei + 3° bis 4° C im elektrischen Kühlschrank aufzubewahren. Danach kann er, bei — 20° C aufbewahrt, auch für spätere Impftermine verwendet werden.

32. Der fertige Impfstoff darf beim Impfling erst verwendet werden, nachdem die bakteriologische und virologische Untersuchung und die Wirksamkeitsprüfung einwandfreie Ergebnisse gezeigt haben.

33. Der fertige Impfstoff ist bis zur Versendung bei gleichmäßiger Kühlschranktemperatur (nicht über + 4° C) aufzubewahren.

X. Abgabe des Impfstoffes

34. (1) Der fertige Impfstoff ist auf schriftliche oder fernmündliche Bestellung, und zwar nur an Ärzte, Apotheken oder zwecks Belieferung von Apotheken auch an den Arzneimittelgroßhandel abzugeben.

(2) Der Impfstoff ist an Apotheken und Arzneimittelgroßhandel mit einer Laufzeit von 3 Monaten unter der Voraussetzung der Lagerung bei höchstens + 4° C zu liefern.

35. Der Impfstoff muß in Originalpackungen mit Angabe des Namens der Impfanstalt, der Versandnummer, der Zahl der Impfportionen und der Verwendungsfrist versandt werden. Jeder Originalpackung sind eine Gebrauchsanweisung sowie eine mit Dienststempel der Anstalt oder Postfreistempel versehene Berichtskarte zur Benachrichtigung der Anstalt über die Ergebnisse der Impfungen und über besondere Beobachtungen bei der Verwendung des Impfstoffes beizufügen.

36. Für die Impfstoffsendungen haben die Impfanstalten außer den Portokosten Gebühren zu erheben. Diese sind von der Landesregierung festzusetzen; dabei ist Einheitlichkeit der Gebühren im Bundesgebiet anzustreben.

XI. Listenführung

37. Über die Impfungen der Kälber und Jungrinder ist ein Tierimpfbuch mit folgenden Angaben zu führen:
    a) Lfd. Nr.,
    b) Rasse, Geschlecht, Erkennungszeichen, Alter und bei Kälbern auch Gewicht des Tieres,
    c) Tag der Einstellung in die Anstalt,
    d) Körperwärme bei der Einstellung,
    e) Tag und Stunde der Pockenimpfung des Tieres,
    f) Art und Abstammung des verwendeten Impfstoffes,
    g) Körperwärme vor der Impfung,
    h) Gesundheitszustand des Tieres während der Impfpockenentwicklung,
    i) Tag und Stunde der Abnahme des Rohimpfstoffes,
    k) tierärztlicher Befund nach dem Schlachten,
    l) Ertrag an Rohimpfstoff in Gramm,
    m) Art der Aufbewahrung des Rohimpfstoffes unter Angabe der Nr.,
    n) Tag und Art der weiteren Zubereitung des Impfstoffes,
    o) Entnahmetag und Ergebnis der bakteriologischen Untersuchungen,
    p) Entnahmetag und Ergebnisse der Wirksamkeitsprüfungen am Versuchstier,
    q) Nummer und Wirksamkeitstiter des fertigen Impfstoffes,
    r) Tag der Abfüllung in Versandgefäße,
    s) Bemerkungen.

38. Über den Versand der Impfstoffe sind zwei Versandbücher (A, B) zu führen; A für öffentliche Impf- und Privatärzte, B für die Lieferungen an Apotheken und den Arzneimittelgroßhandel. Bei Abgabe an die Bundeswehr ist ein weiteres Versandbuch (C) zu führen.

XII. Wissenschaftliche Untersuchungen und Lehrtätigkeit

39. (1) Die Leiter und Assistenten der staatlichen Impfanstalten sind verpflichtet, den weiteren Ausbau des Pockenschutzes durch eigene Untersuchungen zu fördern. Hierzu gehören insbesondere Versuche zur Verbesserung der Impfstoffgewinnung und -kontrolle, vergleichende virologische Studien auf dem Gebiet der Pockengruppe, klinische Beobachtung des Verlaufs der Erst- und Wiederimpfung und Untersuchungen über Impfschäden und deren Verhütung. Um diese Arbeiten zu ermöglichen, sollen die Impfanstalten ein Mindestmaß an den Geräten besitzen, die für diese Arbeiten notwendig sind. Die Assistentenstellen sind als wissenschaftliche Ausbildungsstellen anzusehen. Die Stellenbesetzung soll im Einvernehmen mit dem Leiter der Impfanstalt erfolgen (vgl. II Ziffer 3)
    (2) Die Impfanstalten müssen durch Auswertung des gesamten Listenmaterials zur Feststellung der durch die Impfung erzielten Immunität beitragen.
    (3) In den Räumen der Impfstoffgewinnung und -zubereitung darf mit Krankheitserregern, insbesondere Viren, nicht gearbeitet werden.

40. Zur Förderung der Gewinnung besonders gleichmäßig wirkender Impfstoffe und im Interesse einer einheitlichen Impfstoffüberwachung sollen die Impfanstaltsleiter in regelmäßigen Zeitabständen ihre Erfahrungen austauschen und gegebenenfalls den obersten Gesundheitsbehörden der Länder entsprechende Vorschläge unterbreiten.

41. Die Impfanstaltsleiter sind von den obersten Gesundheitsbehörden mit der Durchführung von Lehrgängen für Impfärzte zu betrauen. An diesen Lehrgängen sind Kinderärzte und Hygieniker als Vortragende zu beteiligen.

42. Die Impfanstaltsleiter haben im Rahmen der ihnen hierfür bereitgestellten Mittel nach Weisung der obersten Gesundheitsbehörden des Versorgungsgebietes ihrer Anstalt öffentliche Impf- und Nachschautermine unter besonderer Beachtung der Impftechnik und der erzielten Impferfolge zu besichtigen und hierüber eine Niederschrift zu fertigen (Anlage 4). Dem Impfanstaltsleiter obliegt es, den ihm von den Gesundheitsämtern gemeldeten Impfschäden nachzugehen und ihre Ursache nach Möglichkeit aufzuklären.

43. Zum 1. März jeden Jahres hat der Vorsteher der Impfanstalt einen einseitig geschriebenen Jahresbericht über die Tätigkeit der Anstalt während des vorhergegangenen Kalenderjahres an die oberste Gesundheitsbehörde unter Zugrundelegung des nachstehenden Musters zu erstatten. Der Bericht hat folgende Einzelheiten vorzusehen:

1. Ausgaben in Deutsche Mark insgesamt ....
   a) persönliche:
      davon für Vergütungen:
      an Ärzte ....
      an Tierärzte ....
      an Hilfspersonen ....
      Reisekosten ....
   b) sächliche:
      Miete, Heizung, Gas, Strom, Wasser ....
      Impf- und Versuchstiere und ihre Verpflegung ....
      Reinigungs- und Desinfektionsmittel, Wäsche, Schutzkleidung ....
      Postgebühren, Verpackung, Versandmaterial, Bürobedarf, Bücherei ....
      Geräte, Chemikalien, Impfstoffzubereitungsmittel ....
      bauliche Instandsetzungen und Verbesserungen ....
      sonstige sächliche Ausgaben ....
2. Einnahmen in Deutsche Mark ....
   davon für Impfstofflieferungen:
      an Privatärzte ....
      an Apotheken ....
      an den Arzneimittelgroßhandel ....
      an Bundeswehr ....
3. Das Versorgungsgebiet umfaßt ....
4. Zahl der geimpften Tiere nach Geschlecht und Alter ....
   Zahl der Tierimpfungen in den einzelnen Kalendervierteljahren:
   I. Vierteljahr ....
   II. Vierteljahr ....
   III. Vierteljahr ....
   IV. Vierteljahr ....
5. Pflege und Ernährung der Impftiere
6. Arten der Anzuchtlymphe, beimpfte Körperoberfläche, Art des Schutzverbandes
7. Zahl der Tiere mit nicht verwertbarem Impfstoff ....
8. Rohimpfstoff-Gesamtertrag im Kalenderjahr ....
9. Arten der Aufbewahrung und der Zubereitung der einzelnen gewichtsmäßig anzugebenden Rohimpfstofferträge, insbesondere keimtötende oder -hemmende Zusätze
10. Keimzahlen und Keimarten in den Fertigimpfstoffen ....
11. Höchster, niedrigster und üblicher Wirksamkeitstiter der abgegebenen Impfstoffe ....

12. Abgegebene Impfstoffportionen in den einzelnen Kalendermonaten und im ganzen,
davon für:
öffentliche Impfungen ....
Privatimpfungen ....
Apotheken und Arzneimittelgroßhandel ....
sonstige Impfungen ....
13. Zahl der Impfstoffsendungen im ganzen ....
14. Zahl der Erst- und Wiederimpfungen der Impf-, der Privat- und der Impfanstaltsärzte gesondert ....
Anteil der personellen Erstimpferfolge auf je 100 Erstimpflinge der Impf-, der Privat- und der Impfanstaltsärzte, desgl. für die Schnitterfolge auf je 100 Impfschnitte der Impfanstaltsärzte ....
15. Zahl der besichtigten Impf- und Nachschautermine (alle vom gleichen Arzt zu gleicher Zeit am gleichen Ort durchgeführten Verrichtungen gelten als ein Termin) ....
16. Häufige oder bemerkenswerte Beanstandungen ....
17. Örtliche und epidemiologische Erhebungen bei Impfschäden; Zahl der in der Berichtszeit gemeldeten Impfschäden ....
davon aus früheren Jahren ....
18. Zahl der Fortbildungskurse für Impfärzte mit Angabe der Teilnehmerzahl ....
19. Beobachtungen und Erfahrungen über Besonderheiten im klinischen Impfverlauf
20. Sonstige Ergebnisse wissenschaftlicher und praktischer Untersuchungen in den Impfanstalten
21. Veröffentlichungen der Impfanstalt

Die Angaben zu Ziffer 17 und 19 sind auf dem Dienstweg dem Bundesgesundheitsamt zu übermitteln.

XIII. Für die bakteriologische Prüfung des Impfstoffes (Abschn. IX Ziff. 30) gelten die nachstehenden Richtlinien:

1. Vor der Abgabe durch die Impfanstalten ist der fertige Pockenimpfstoff einer bakteriologischen Untersuchung zu unterziehen, die über den etwaigen Gehalt an Begleitbakterien Aufschluß geben und die Gewähr dafür bieten soll, daß der Impfstoff keine pathogenen Bakterien enthält.
2. Die bakteriologische Untersuchung des fertigen Pockenimpfstoffes ist von der Impfanstalt selbst oder von einer damit beauftragten bakteriologischen Untersuchungsanstalt auszuführen. Im letzten Falle sind von der Impfanstalt für jede Untersuchung 2 ml des fertigen Impfstoffes an die Untersuchungsstelle einzusenden.
3. Die bakteriologische Untersuchung des Impfstoffes ist in der Regel erstmals innerhalb der ersten 14 Tage nach der Abnahme vorzunehmen und erforderlichenfalls in angemessenen Abständen so lange zu wiederholen, bis der Impfstoff den Bedingungen der Ziffer 8 entspricht.
4. Für die Keimzählung empfiehlt es sich, bei der ersten Untersuchung Verdünnungen des fertigen Impfstoffes von 1 : 10 und 1 : 100 mit 0,85%iger Kochsalzlösung unter sorgfältigem Schütteln herzustellen. 1 ml jeder Verdünnung wird mit flüssig gehaltenem Agar von 46° C nach gründlicher Durchmischung zu je einer Agarplatte ausgegossen. Die beiden Platten werden 72 Stunden bei 37° C gehalten und durchgezählt; aus den Keimzahlen wird die Durchschnittszahl berechnet. Die Keimzählung wird erforderlichenfalls bei Lupenvergrößerung vorgenommen.
5. Zur Feststellung von aerob wachsenden pathogenen Keimen sind eine Blutagar- und eine Endoplatte mit einem Tropfen der Verdünnung des fertigen Impfstoffes 1 : 100 und 1 : 10 zu beimpfen. Außerdem ist ein Bouillonkölbchen (25 ml) mit 1 bis 2 Tropfen der

Verdünnung 1 : 10 zu beschicken. Die beimpften Nährböden sind 72 Stunden bei 37° C zu halten und dann nach den Regeln der Bakteriologie zu untersuchen.

6. Bei der Untersuchung auf pathogene, aerob wachsende Bakterien ist besonders auf Staphylokokken, Streptokokken und Bakterien der Salmonella- und Escherichia-Gruppe zu achten.

7. Untersuchungen des fertigen Pockenimpfstoffes auf anaerob wachsende Keime:

   a) Mit dem etwa zehnfach verdünnten fertigen Impfstoff werden Oberflächenausstriche auf Blutplatten angelegt und unter anaeroben Bedingungen bebrütet. Etwa auftretende anaerobe Keime sind nach den üblichen bakteriologischen Methoden unter Heranziehung des Tierversuchs zu identifizieren.

   b) Zur Feststellung von Gasbrandbazillen werden ½ bis 1 ml des fertigen Impfstoffes zu 50 ml Heim-Leberbouillon gegeben und unter anaeroben Bedingungen bis zu 5 Tagen bei 37° C bebrütet. Bei Gasbildung werden aus der Bouillon Ausstriche auf Blutplatten angelegt und unter anaeroben Bedingungen bebrütet. Mit einer Reinkultur des verdächtigen Stammes ist ein Meerschweinchen subkutan zu impfen.

   c) Zur Feststellung von Tetanusbazillen werden ½ bis 1 ml des fertigen Impfstoffes zu 50 ml Heim-Leberbouillon gegeben. Das Kölbchen wird ½ Stunde im Wasserbad auf 75° C erhitzt und hierauf unter anaeroben Bedingungen 7 Tage bebrütet. Von seinem Inhalt werden 0,5 ml auf eine Maus verimpft.

8. Impfstoffe, in denen Tetanuskeime oder Gasödemerreger nachgewiesen werden, sind zu vernichten. Impfstoffe, die andere krankheitserregende Bakterien enthalten, dürfen nicht abgegeben werden. Sie sind so lange zurückzuhalten, bis sie sich bei 3, in etwa zehntägigen Zwischenräumen zu wiederholenden Untersuchungen frei von solchen Bakterien erwiesen haben.

XIV. Bestimmung der Wirksamkeit des Pockenimpfstoffes am Tier

a) Methodik der kutanen Impfung nach Calmette und Herzberg:
Die kutane Impfung des Kaninchens wird, unter Abänderung der von Calmette und Sobernheim angegebenen Technik, folgendermaßen ausgeführt: Einen Tag vor der Impfung werden im Ätherrausch die Haare auf einer Seite gerupft, die feinen Haare mit dem Rasiermesser oder einem feinen Skalpell beseitigt. Die Enthaarung kann auch auf chemischem Wege geschehen. Danach legt man 3 Quadrate von je 4 bis 5 cm Seitenlänge an, die mit einer scharfen Lanzette so eng als möglich quadratisch von oben nach unten und von rechts nach links zart geritzt werden. Man verreibt unmittelbar nach der Hautritzung auf je einem Quadrat von 25 cm^3 Fläche 0,05 ml der Verdünnungen 10^{-3}, 10^{-4} und 10^{-5}. Auch für die Impfung ist es zweckmäßig, das Kaninchen in einen Ätherrausch zu versetzen. Die Ablesung erfolgt vom 3. Tag ab, die Titerberechnung aus der Pustelzahl des 5. bis 6. Tages. Zur Berechnung nimmt man das Quadrat, in dem etwa 5 bis 10 Pusteln entstanden sind. Ergab z. B. das mit der Verdünnung 10^{-4} beimpfte Feld 10 Pusteln (aus 0,05 ml), so würde sich für 0,1 ml der konzentrierten Lymphe ein Titer von $2 \cdot 10 \cdot 10^4 = 200000$ errechnen. Ist das Kaninchen groß genug, können auch auf der anderen Seite 3 Impffelder angelegt werden. Dieses Verfahren gibt außer über den Titer auch Auskunft über den Verlauf der Vakzinereaktion, die Größe der Pusteln, die Schorfbildung, den Zeitpunkt des Abfallens der Schorfe, eventuellen haemorrhagischen Einschlag und Nekrosen. Um gewisse tierindividuelle Unterschiede zu berücksichtigen, soll jede Lymphe mit den Verdünnungen 10^{-3}, 10^{-4} und 10^{-5} auf 2 Kaninchen verimpft werden.

b) Intrakutane Prüfung nach Groth:
(1) Zur Wertbestimmung dienen weiße, nicht unter 6 Monate alte, möglichst gleichaltrige Kaninchen.
(2) Der Rücken der Kaninchen wird 8 bis 10 Tage vor der Verwendung der Tiere zur Wertbestimmung chemisch (Kalziumhydrosulfid, Bariumsulfid, Natriumsulfid) enthaart; die enthaarte Haut muß am Tage der Wertbestimmung völlig reizlos sein. Jeder Impfstoff ist an zwei Kaninchen auszuwerten, und zwar nur auf einer Seitenfläche des Rückens, so daß die andere Seite der beiden Kaninchen zur Auswertung eines zweiten Impfstoffes benutzt werden kann. Die Kaninchen erhalten auf einer Rückenhälfte 6 intrakutane Quaddeln zu

je 0,1 ml folgender Verdünnungen: 10^{-6}, 10^{-5}, 10^{-4}, 10^{-3}, 10^{-2} und 10^{-1}. Begonnen wird mit der höchsten Verdünnung. Der Abstand der Quaddeln voneinander beträgt etwa 3 cm. Die Spritze ist mit einer Injektionsnadel Nr. 12 versehen.

Beurteilung des Versuchs: Das Prüfungsergebnis soll nicht später als am 3. oder 4. Tag abgelesen werden. Dabei wird das Ausmaß der deutlich erkennbaren Rötung und fühlbaren Infiltration bewertet; hierbei ist auch auf eine unter Umständen auftretende chemotherapeutische und nekrotisierende Wirkung des Impfstoffes zu achten. Es bedeuten: + = Schwellung, ++ = Schwellung und Rötung, +++ = beginnende zentrale Nekrose.

c) Prüfung an der Meerschweinchen-Hornhaut nach GINS:
Zur Wirksamkeitsbestimmung dienen Meerschweinchen mit pigmentierter Iris. Dabei ist es zweckmäßig, die Verdünnung 1: 20000, 1: 80000 und 1:160000 des Stammimpfstoffes zu prüfen. Auf die kokainisierte Hornhaut der Meerschweinchen werden mit einer fein geschliffenen Präpariernadel parallele Skarifikationen gesetzt, wobei auf eine gute Fixierung des Bulbus zu achten ist. Auf jede so vorbereitete Hornhaut wird je 1 Tropfen jeder Impfstoffverdünnung aus einer 1 cm^3-Pipette aufgetropft und in die Hornhaut eingerieben. Jedes Meerschweinchen ist für sich zu setzen. Die Beurteilung des Prüfungsergebnisses erfolgt nach 3 Tagen in folgender Weise:

mit unbewaffnetem Auge keine Trübung sichtbar	—
schwache, allgemeine Trübung, welche die Iris noch erkennen läßt	+
allgemeine Trübung, die die Iris ganz überdeckt	++
porzellanweiße Trübung	+++

d) Methodik der Eihautimpfung nach BURNET:
Ein 11 Tage bebrütetes Ei wird horizontal gelegt, aus der Schale mittels Korundscheibe ein Dreieck von 1 cm Seitenlänge ausgeschnitten, die Schalenhaut mit einer feinen Lanzette angeritzt, allmählich 0,1 ml Verdünnung der Lymphe aufgetropft. Das Abfließen zur Chorioallantois wird dadurch unterstützt, daß die natürliche Luftblase über dem stumpfen Pol durch ein kleines Bohrloch mit einem Gummihütchen abgesaugt wird. Verschluß mit dem ausgeschnittenen Schalenstück und Paraffin. Auszählung der auf der Chorioallantois entstandenen Pockenherde nach 5tägiger Bebrütung bei 37° C und Berechnung entsprechend dem Verdünnungsfaktor. Die verimpften Verdünnungen liegen in der Größenordnung 10^{-5}, 10^{-6}, 10^{-7}. Für jede Verdünnung sind mindestens 4 Eier zu nehmen.

e) Herstellung der Verdünnungen:
Die Verdünnungen gehen aus von 0,5 ml Stammlymphe in 4,5 ml Ringer- oder Tyrode- oder Hanks-Lösung = 1 : 10. 30 Minuten im Frigo absetzen lassen, dann vom Überstand die Verdünnungen 10^{-2} bis 10^{-7} anlegen.

XV. Qualitätsbeurteilung des Impfstoffes

Für die Herstellung von Pockenimpfstoffen sollen keine Vakzinestämme verwendet werden, die im Tierversuch oder bei der Bruteiimpfung besondere Pathogenitätsmerkmale erkennen lassen. Dabei ist zu achten auf Ausfall der Vakzinereaktion auf der Haut des Kaninchens wie Größe der Pusteln, haemorrhagischer Einschlag, stärkere Gewebszerstörungen, Art der Schorfbildung, Zeitpunkt des Abfalles der Schorfe, und, bei Einbeziehung der intrazerebralen Kaninchenimpfung, auch die Beurteilung des allgemein klinischen Verlaufs, bei der Eihautimpfung die Stärke der entzündlichen Veränderungen der Eihaut und der Zeitpunkt des Eintritts der Generalisierung.

Vorbemerkungen zum Entwurf der Anlage 8

(für die Neufassung des Runderlasses des RMdI zur Durchführung des Impfgesetzes vom 19. April 1940)

Die Anlage 8: „Vordruck für einen Bericht an die staatliche Impfanstalt“ ist im Interesse einer Vereinheitlichung auf Grund der zur Zeit gebräuchlichen verschiedenen Berichtskarten der einzelnen Landesimpfanstalten erarbeitet worden. Die Berichtskarte dient dazu, der zuständigen Landesimpfanstalt einen Kurzbericht über den Impferfolg einer bestimmten Impfstoffcharge zu erstatten. Die Berichtskarte ist jeder für öffentliche Impfungen bestimmten Impfstoffsendung beizufügen und vom Impfarzt nach Verbrauch des Impfstoffes und Abschluß des Impftermins ausgefüllt der Impfanstalt zurückzureichen. Die neue Fassung der Berichtskarte berücksichtigt auch die Beobachtungen des Impfarztes über die Impfreaktion und eine allgemeine Beurteilung des Pockenimpfstoffes. Für den Fall, daß eine andere als die Schnittimpfungsmethode angewandt wurde, ist dies vom Impfarzt anzugeben.

Vorderseite

Entwurf der Anlage 8

Abs.: ....
....
....

An die

Staatliche Impfanstalt

(Dienststempel) ....

Rückseite

Versandbuch-Nr..................

Beifolgend .... Portionen Impfstoff Nr. .... vom .... mit der Bitte um umgehende Auskunft über den Erfolg auf dieser Karte.

Staatliche Impfanstalt zu ....

Der Impfstoff wurde verimpft am............................	Erst- Impflinge	Wieder- Impflinge	Erst- Impflinge	Wieder- Impflinge
Gesamtzahl				
Von ihnen der Nachschau entgangen				
durch Nachschau festgestellt als mit Erfolg geimpft				
ohne Erfolg geimpft				

Welche Impfmethode wurde verwandt? ....
Allgemeine Beurteilung der Vakzine: ....
Besondere Beobachtungen: ....
....
.... Impfarzt ....
.................................., den ....

Vorbemerkungen zum Entwurf der Anlage 9

(für die Neufassung des Runderlasses des RMdI zur Durchführung des Impfgesetzes)

Die ebenfalls als Neuerung vorgeschlagene Anlage 9: „Liste über die dauernd von der gesetzlichen Impfpflicht befreiten Personen" gründet sich auf die im vorliegenden Gutachten erörterten Maßnahmen zur Verhütung von Impfschäden. Die Liste soll vom zuständigen Gesundheitsamt geführt werden. Sie enthält neben den Personalien des dauernd Befreiten eine impfärztliche Begründung der Befreiung.

Entwurf der Anlage 9

Gesundheitsamt:
Kreisfreie Stadt*: ....
Landkreis*: ....
Regierungsbezirk: ....
Land:.......................................

LISTE
über die dauernd
von der gesetzlichen Impfpflicht
befreiten Personen

* Nichtzutreffendes ist zu streichen

(Original im DIN A 3-Format)

Lfd. Nr.	Jahr	Monat	Tag	Name	Vorname
1	2	3	4	5	6

Geburts- tag	Geburts- ort	Wohnort	ausführliche Begründung	Bemerkungen
7	8	9	10	11

Vorbemerkungen zum Entwurf der Anlage 10

(zur Neufassung des Runderlasses des RMdI zur Durchführung des Impfgesetzes vom 19. April 1940)

Eine weitere Neuerung zum Entwurf einer Neufassung des Runderlasses vom 19. April 1940 betrifft die hier vorgelegte Anlage 10: „Impfplan". Dieser wurde völlig unabhängig von den Bestimmungen der Durchführungsverordnung entwickelt. Durch Verfügung vom 4. August 1952 wurde für den Regierungsbezirk Düsseldorf angeordnet, daß aus den Impfplänen ersichtlich sein muß, an welchem Tage, zu welchem Zeitpunkt und in welchem Impflokal die Erst- oder Wiederimpfung durchgeführt wird, ferner, welcher Impfarzt die Impfung ausführt. Termine zur Vorlage der Impfpläne wurden auf den 1. April bzw. 1. September jeden Jahres festgesetzt. Das Verfahren kann durch die Bereitstellung eines Formvordrucks (Anlage 10) mit der entsprechenden Fragestellung zweifellos erleichtert werden.

Die Notwendigkeit, der Aufsichtsbehörde vor Durchführung der öffentlichen Impftermine Impfpläne vorzulegen, ergibt sich aus der Vorschrift der Überwachung bzw. Beaufsichtigung der Schutzpockenimpfung gemäß § 13 (a) der VO zur Ausführung des Impfgesetzes vom 22. Januar 1940 (RGBl. I S. 214) sowie § 41 (2 und 3) der Dritten DVO zum Gesetz über die Vereinheitlichung des Gesundheitswesens vom 30. März 1935 (RMBl. I S. 327).

Eine Überwachung ist nur möglich, wenn die geplanten Impftermine bekanntgegeben werden, weshalb auch in Absatz 2 § 41 der 3. DVO a. a. O. bestimmt ist, daß die Impflisten zur Aufstellung des Planes der Impftermine dem Gesundheitsamt rechtzeitig zu übermitteln sind. Die gleiche Bestimmung findet sich bereits in § 87 der Dienstanweisung für Kreisärzte vom 23. März 1901, wonach die Impfpläne zur Durchführung der Überwachung rechtzeitig den Kreisärzten mitzuteilen sind.

Nach § 13 (a) der VO vom 22. Januar 1940 a.a.O. werden die Impfärzte durch die Gesundheitsämter überwacht, wobei an die Stelle des Gesundheitsamts die höhere Verwaltungsbehörde tritt, wenn der Amtsarzt selbst Impfarzt ist. Hieraus ergibt sich, daß mindestens in den zuletzt renannten Fällen die Impfpläne der höheren Verwaltungsbehörde vorzulegen sind.

Entwurf der Anlage 10

Kreisfreie Stadt*:
Landkreis*: ....
Regierungsbezirk: ....
Land:......................................

Impfplan

für d...
für ....

* Nichtzutreffendes ist zu streichen

(Original im DIN A 3-Format)

Pockenschutzimpfung

Lfd. Nr.	Stadt- bzw. Amtsbezirk	Impfbezirk	Impflokal Ortschaft	Ob Erst- oder Wiederimpflinge
1	2	3	4	5

Tag und Stunde der Impfung	Tag und Stunde der Nachschau	Name des Impfarztes	Bemerkungen
6	7	8	9

Vorbemerkungen zur „Berichterstattung in einer Impfschadenssache"

Im Interesse der Bevölkerung sowohl wie des Impfarztes und der Aufsichtsbehörde, nicht zuletzt auch im Interesse der Forschung ist eine möglichst weitgehende Aufklärung jedes Impfschadensfalles sowie jedes Verdachtsfalles unerläßlich. Dies gilt in erster Linie für die postvakzinale Enzephalomyelitis, weil hier einmal diagnostische Schwierigkeiten häufig sind, zum zweiten mit besonders schwerwiegenden und nicht selten für den Rest des Lebens bestehenbleibenden Dauerfolgen zu rechnen ist.

Im RdErl. d. RMdI vom 19. April 1940 (RMBliV S. 835) ist diesen Tatsachen noch nicht Rechnung getragen worden. Für die Berichterstattung in einer Impfschadenssache wird zur Zeit ein Vordruck verwendet, der in dem Runderlaß vom 19. April 1940 nicht aufgeführt ist, und der auf eine Weisung des ehemaligen RMdI über die Berichterstattung in Impfschadenssachen zurückgeht. Dieses Formblatt (Formbogen 35, 3. DVO zum Gesetz über die Vereinheitlichung des Gesundheitswesens vom 30. März 1935 (RMBl. I, S. 327) mußte im Hinblick auf die in diesem Gutachten dargestellten Erkenntnisse bezüglich der postvakzinalen Enzephalomyelitis neu gefaßt werden.

Zu diesem Entwurf ist folgendes zu bemerken: Dem eigentlichen Bericht gehen die „Vorbemerkungen" voraus. Danach soll ein Bericht über eine Impfschadenssache erstattet werden, wenn ein Impfschaden im Sinne der S. 59 des vorliegenden Gutachtens vorgeschlagenen Begriffsbestimmung vorliegt, ferner in jedem Fall einer Krankenhauseinweisung wegen einer Impffolge, in jedem Fall einer Übertragung von Vakzine-Virus auf Personen in der Umgebung des Impflings mit schwerer Beeinträchtigung ihrer Gesundheit und schließlich in jedem Fall einer Anzeige wegen einer angeblichen Impffolge. Von großer Wichtigkeit ist die Meldung eines Verdachtsfalles von postvakzinaler Enzephalomyelitis, die vom Amtsarzt fernmündlich oder durch Fernschreiben an die Aufsichtsbehörde zu erstatten ist. Sie soll die vorgesetzte Dienststelle in die Lage versetzen, sofort die notwendigen Ermittlungen zu veranlassen. Das Hauptgewicht wurde bei der Aufstellung des Entwurfs auf die amtlichen Ermittlungen über die Entstehung der Krankheit gelegt. Zahl und Inhalt der Fragen wurden so gewählt, daß der berichterstattende Arzt angehalten wird, die Ermittlungen in einer zweckentsprechenden Reihenfolge und in dem erforderlichen Umfang durchzuführen.

Entwurf einer Neufassung

Kreisfreie Stadt*:
Landkreis*: ....
Regierungsbezirk: ....
Land: ....

Bericht in einer Impfschadenssache

Ein Bericht über eine Impfschadenssache ist vom Amtsarzt an die Aufsichtsbehörde und auf dem Dienstweg an das Bundesgesundheitsamt zu erstatten:

1. bei jeder der Dauer und der Schwere nach über das übliche Maß hinausgehenden Beeinträchtigung der Gesundheit des Impflings, die infolge der Impfung auftritt und ohne die Impfung nicht oder nicht in dieser Form entstanden wäre;
2. bei jeder Krankenhauseinweisung wegen einer Impffolge;
3. in jedem Fall der Übertragung von Vakzine-Virus auf Personen in der Umgebung des Impflings, bei dem diese hierdurch eine schwerere Beeinträchtigung ihrer Gesundheit erfahren haben;
4. wenn von dem Erziehungsberechtigten ein Impfschaden behauptet oder der Verdacht auf eine Impfschädigung geäußert wird;
5. bei Verdacht auf postvakzinale Enzephalitis. In diesem Falle ist die Aufsichtsbehörde fernmündlich oder durch Fernschreiben zu verständigen.

Vorbemerkungen: männl.*

1. Vor- und Zuname des Impflings: .... weibl.*
2. Geburtstag: .... Geburtsort: .... /Kreis: ....
3. Wohnort und Wohnung (Kreis): ....
4. Name und Beruf des Vaters oder des gesetzlichen Vertreters: ....
....
5. Tag der Impfung: ....
6. Öffentlicher Impftermin in: ....
7. oder Privatimpfung*: ....
8. Name und Wohnort des Impfarztes bzw. Privatarztes: ....
....
9. Woher stammte der Impfstoff: ....
10. Versand-Nr.: .... Ausgabedatum: ....

Ergebnis der amtlichen Ermittlungen über die Entstehung der Krankheit:

11. War der Impfling zur Zeit der Impfung krank? Diagnose? ....
12. Frühere Erkrankungen des Impflings: ....
    a) angeborene Krankheitszustände?
    b) zerebrale Erkrankungen oder Traumen?
    c) akute oder chronische Infekte, allergische Krankheiten?
    d) Hautkrankheiten?
13. Besondere Erkrankungen und Belastungen in der Familie: ....
14. Gab es gehäuft anderweitige Erkrankungen im Impfbezirk zur Zeit der Impfung und welche? ....
15. Erste Krankheitserscheinungen beim Impfling: ....
    Datum: .... Am .... Tag nach der Impfung
16. Art der Krankheitserscheinungen und weiterer Verlauf (Arztbericht anliegend): ....
17. Erst- oder Wiederimpfung: ....
18. Falls Wiederimpfung, waren Narben der Erstimpfung nachweisbar? ....
19. Zustand der Impfstelle bei der Nachschau und ihre weitere Entwicklung: ....
    Größe der Impfpustel, Beschaffenheit (z. B. haemorrhagisch, Area, Nebenpocken, Lymphknoten)
20. Bisherige Diagnose: ....
21. Wurde Material zur virologischen und serologischen Untersuchung entnommen? ....
    An welches Institut gesandt? .... Resultat (falls vorhanden)? ....
22. Name und Wohnung des erstbehandelnden Arztes: ....
23. Tag der Krankenhauseinweisung: .... Anschrift des Krankenhauses:
    ....
    evtl. Krankengeschichte des Krankenhauses: ....
24. Ausgang der Erkrankung: ....
    (Heilung, bleibende Folgen, Tod)
25. Bei tödlichem Ausgang: Tag des Todes: ....
    1. Welches Leiden hat den Tod unmittelbar herbeigeführt? ....
    2. Welche Krankheiten oder äußeren Ursachen sind dem Leiden ursächlich vorausgegangen? ....
    3. Andere wesentliche Krankheitszustände, die zur Zeit des Todes bestanden haben: ...
    ....
26. Hat eine vollständige Leichenöffnung stattgefunden? ....
    Auf wessen Veranlassung: .... Wenn nicht, Gründe: ....

* Nichtzutreffendes ist zu streichen

27. Name und Anschrift des Obduzenten: ....
28. Obduktionsbericht: ....
(kurz zusammengefaßt, evtl. Protokollabschrift)
29. Wurde Material an einen Neuropathologen gesandt? .... An wen? ....
30. Wird ein Zusammenhang zwsichen Impfung und Krankheit bzw. Tod (genauere Ausführungen) vermutet? ....
31. Wird von den Eltern ein Zusammenhang angenommen: ....
32. Sind noch andere Kinder, die in demselben Termin und mit dem gleichen Impfstoff geimpft wurden, erkrankt?............ Wie viele? .... Woran? ....
33. Ist das Impfverfahren des Arztes, der die Impfung vorgenommen hat, als einwandfrei zu bezeichnen? ....
34. Ist ein gerichtliches Verfahren gegen diesen Arzt eingeleitet? ....
35. Ist der Fall in der Presse behandelt worden? ....
(Hier sind tunlichst Ausschnitte aus Zeitungen oder Zeitschriften nebst Quellenangaben beizufügen)
36. Ist eine Berichtigung erfolgt? ....
37. Wo? ....
38. Wann? ....
39. Wortlaut: ....
(Hier ist tunlichst ein Ausschnitt aus der betreffenden Zeitung oder Zeitschrift beizufügen)
40. Bemerkungen: ....

...................., den ....

....
(Unterschrift des Amtsarztes)

Anhang 3

Entschädigungsregelungen der Länder bei Impfschäden

Nordrhein-Westfalen

1. Gesetz über die Entschädigung bei Erkrankungen und Körperschäden als Folge von Impfungen (Impfschädengesetz) vom 10. Februar 1953 (GV. NW. 1953 S. 166);
2. Verwaltungsvorschriften zur Durchführung des Gesetzes über die Entschädigung bei Erkrankungen und Körperschäden als Folge von Impfungen (Impfschädengesetz) vom 10. Februar 1953 — GV. NW. S. 166 — vom 31. August 1953.

Baden-Württemberg

Runderlaß des Innenministeriums Baden-Württemberg betr.: Aufopferungsanspruch wegen Impfschadens, vom 31. August 1953 — Nr. II 711/21 —.

Bayern

1. Bekanntmachung des Bayer. Staatsministeriums des Innern vom 28. Februar 1957 Nr. III 8 - 5168/1 über die Regelung der Entschädigung bei Impfschäden;
2. Runderlaß des Bayer. Staatsministeriums des Innern vom 19. Juni 1957 betr.: Regelung der Entschädigung bei Impfschäden — III 8 - 5168/4.

Hamburg

Vorläufige Richtlinien zur Regelung des Impfwesens für Pockenschutzimpfungen in der Freien und Hansestadt Hamburg vom 12. April 1954, § 13.

Hessen

Impfschadengesetz vom 6. Oktober 1958 (GVBl. S. 147).

Rheinland-Pfalz

Regelung der Anträge auf Impfdauerschaden im Lande Rheinland-Pfalz. RdErl. d. MdI vom 9. Oktober 1953 — Az. 771-01/0.

Schleswig-Holstein

Richtlinien für die Regelung der Entschädigung bei Impf-Dauerschäder. RdErl. d. Innenministers — I 60/61 - 531 A — vom 3. Juni 1954.